長尾大志 滋賀医科大学呼吸器内科

呼吸器内科 ただいま診断中!

CLINICAL DIAGNOSIS IN RESPIRATORY MEDICINE

中外医学社

呼吸器診断 OS インストーラー

　私が研修医の頃，外来を始めるようになってまず困ったのは，初診の患者さんの診断をどうやって進めていくかということでした．その都度指導医，上級医に尋ねて何とか日々を過ごしていましたが，本当にこれでいいのか，系統的に勉強する機会がなかなかなかったのが現実です．

　時が流れて滋賀に来て，学生さんや研修医の先生方に『どのように診断を進めていくべきか』を指導する立場になって，自分の身体診察スキルが我流であり，臨床推論に関しても真似事しかできていなかったことから，まずは人に教えることができるだけの力を身につけなくてはならない，ということで必死になって勉強しました．

　高名な先生方のお話を伺うと，呼吸器症状の診断手順において，病歴，身体診察，そして胸部画像をはじめとする検査が三位一体となって進められていくことがよく理解できます．病歴をとって診察所見を推測し，診察して画像を予測し，診察してまた病歴に戻り，検査をしてまた病歴に戻ったり，検査結果を参考に診察をしたり……．相互に関係が深く，お互いを理解することでさらに他の所見の理解が深まり，俄然興味が湧いてくることを経験しました．

　それまで疎かにしていた呼吸器疾患の診断過程，これをきちんと勉強すると，とっても面白いということが実感できたのです．

　でも世の中には呼吸器科医が少なく，大学でも一般病院でも不在であることは少なくありません．そのため，学生や研修医の段階で，呼吸器症状を呈する患者さんの診かたを系統的に学ぶ機会がなかなかないように見受けます．これでは，診断の面白さが伝わるわけがない……．

　私はこれまでにブログや出版を通じて，呼吸器の大切さ，面白さを多くの方々に伝える活動をしてまいりました．そこで今度は，研修医や若手の先生方，それに呼吸器に苦手意識のあるジェネラリストや非専門医の先生方のために，なかなか教

わる機会のない，診断に至る道筋，その奥深さと面白さをお伝えしたい，と思うに至ったのです．

　世の中には素晴らしい先生方が書かれた素晴らしい診断の本は少なからずあるのですが，それらは症状，身体診察所見，検査所見などが各々まとまって記載されていて，初学者にとってつながりが今ひとつ不明瞭なところがあります．

　あるいは，一つ一つ症例を取り上げて「こう診断した」ということが書かれている書籍があり，診断の流れを知るには適しているのですが，症状ごと，あるいは診察，検査所見ごとに，解釈や次の流れ，どのような検査をやるべきかということをいちいち教えてくれるものではありません．

　2012年2月に中外医学社さんからブログ書籍化のお話をいただき，ずいぶん年月が経過していたのですが，そういう思いもあり，呼吸器診断の道筋を，ロールプレイングゲームのように謎解きをして辿っていくような，楽しく大事なことが学べる本を作りたい，そのような想いを相談させていただき，この本の構想が浮かんできました．

　病歴～身体所見～検査をこう考える，こう理解する，というところの基本的な考えかた，これはパソコン，スマートフォンでいうところのオペレーティングシステム（OS）であります．バラバラのデータがあってもOSがなくてはパソコンが動かないのと同様，バラバラの知識があっても，基本的な考えかたが身についていないと適切に診断を進めることができません．

　昨今，画像診断装置が進化した，微量な物質の測定が可能になってきた，などによって，検査のみで「診断」ができるような錯覚に陥る若い先生が増えています．ですが，検査のみで確定診断ができるのは，画像診断による「存在」の証明，生検組織の病理診断くらいのものでして，通常は，少なくともコモンディジーズにおいては，病歴⇒診察⇒画像という順番で絞り込んで，検査前確率を上げることで，初めて検査が意味をもつことが多いのです．

　パソコンにOSをインストールするように，患者さんの診療に際して，診断の流れを追体験するように読み進めていただければ，いつの間にか病歴聴取も，診察も，検査のチョイス

も自信をもって進めていただけるようになるでしょう．

　書籍にするにあたり特に気をつけたことは，

- 初学者，初心者のために，読みやすいものにする．病歴聴取〜身体診察〜検査〜診断の流れを追体験して，初めて外来に臨む人にもすぐに役立ててもらえるよう，流れを重視したものにする
- 自分が非専門医の立場で呼吸器以外の書籍を読むときのことを考えると，できるだけさらっと読めるように，記載は簡潔なほうがいい．数字を多く引用するよりも「〜っぽい」という記載にする
- 流れに重点をおき，鑑別疾患のすべてを網羅する，というよりも，研修医の先生方，非専門の先生方に知っておいていただきたいコモンディジーズ，見逃しが命取りになる疾患など，重要な疾患を主に取り上げる

　というところです．さらなる鑑別に興味が湧いたら，教科書，成書をお手にとっていただけましたら幸いです．

　ずいぶん時間がかかってしまいましたが，何とか書籍としてまとめることができました．その間辛抱強くお待ちいただき，度重なる私のわがままを形にしてくださった宮崎さまはじめ中外医学社の皆さまには厚く御礼を申し上げます．

　また，キャラクターイラスト原案を作成してくださった滋賀医科大学の卒業生で現在，大阪府立急性期・総合医療センター研修医の香山京美先生，どうもありがとうございました．

　最後に，いつも助けていただいている呼吸器内科スタッフはじめ滋賀医科大学の皆さま，多くのことを教えていただいた患者さん方，いつも支えてくれる妻と課題を与えてくれる子どもたちに感謝します．

2015年9月

長尾大志

目次

第1章 病歴編 1
1-1 主訴・現病歴〜病歴聴取〜 2
- 1-1-1 急性の咳 4
- 1-1-2 急性の血痰・喀血 9
- 1-1-3 呼吸困難の発症様式〜急性か慢性か，はたまた突然か〜 11
- 1-1-4 急性の胸痛 23
- 1-1-5 慢性の咳〜慢性の咳の鑑別を考える〜 29
- 1-1-6 慢性の呼吸困難 54
- 1-1-7 発熱 59
- 1-1-8 健診発見・無症状 60

1-2 既往歴 62
- 1-2-1 内服歴 62
- 1-2-2 呼吸器疾患の既往 63
- 1-2-3 背景因子 64

1-3 家族歴 71
1-4 生活歴 72

第2章 身体所見編 79
2-1 パッと見〜視診〜 79
2-2 頭頸部の診察 80
2-3 胸部の診察 85
- 2-3-1 視診 85
- 2-3-2 触診 88
- 2-3-3 打診 89
- 2-3-4 聴診 90

2-4 疾患別の身体所見 110
- 2-4-1 喘息の身体所見 110
- 2-4-2 COPDの身体所見 111
- 2-4-3 肺癌の身体所見 118
- 2-4-4 間質性肺炎の身体所見 124
- 2-4-5 気胸の身体所見 125

2-4-6　肺血栓塞栓症の身体所見 ································· 126
　　2-4-7　肺炎の身体所見 ·· 127
　　2-4-8　胸膜炎の身体所見 ·· 133
　　2-4-9　肺化膿症・慢性膿胸の身体所見 ···················· 135
　　2-4-10　肺結核・非結核性抗酸菌・結核性胸膜炎の身体所見 ···· 136
　　2-4-11　心不全の身体所見 ·· 137
　　2-4-12　肺高血圧症の身体所見 ···································· 138
　　2-4-13　ヤバい胸痛の身体所見 ···································· 139

第3章　検査編 ·· 141
3-1　画像検査 ··· 142
　　3-1-1　呼吸器 common disease における
　　　　　　胸部画像の基本的見かた ···························· 142
　　3-1-2　肺に存在する「陰影」の表現法と考えられる鑑別疾患 ···· 164
　　3-1-3　副鼻腔のX線写真 ·· 178
3-2　喀痰検査 ··· 179
3-3　生理検査 ··· 182
　　3-3-1　心電図 ··· 182
　　3-3-2　肺機能検査（呼吸機能検査） ···························· 182
3-4　血液検査 ··· 188
　　3-4-1　基本的な検査項目 ·· 188
　　3-4-2　呼吸器系免疫不全状態におけるマーカー ···· 202
　　3-4-3　間質性肺炎のマーカー　KL-6, SP-A, SP-D ···· 204
　　3-4-4　自己抗体・ANCA ·· 206
　　3-4-5　免疫マーカー ··· 208
　　3-4-6　腫瘍マーカー ··· 209
　　3-4-7　抗体検査・ペア血清 ·· 211
3-5　抗原検査・尿中抗原 ···································· 213
3-6　気管支鏡検査 ··· 214
3-7　胸水検査・胸膜生検 ···································· 216

第4章　診断編 ·· 219
4-1　喘息の診断 ··· 220
4-2　COPD の診断 ··· 222
4-3　副鼻腔気管支症候群 ···································· 225

4-4	百日咳の診断	227
4-5	マイコプラズマ感染症の診断	230
4-6	間質性肺炎の診断	231
4-7	血痰・喀血の診断手順	238
4-8	肺結核・肺非結核性抗酸菌症の診断	240
4-9	気胸の診断	244
4-10	急性気管支炎・肺炎・胸膜炎の診断	248
4-11	肺化膿症・慢性膿胸の診断	257
4-12	肺癌の診断	267
4-13	サルコイドーシスの診断	272
4-14	肺血栓塞栓症の診断	273
4-15	肺高血圧症の診断	277
4-16	ヤバい胸痛の診断	279
4-17	心不全の診断	280
4-18	健診発見──どんな陰影かによって異なる次の一手	283

索引 286

第1章

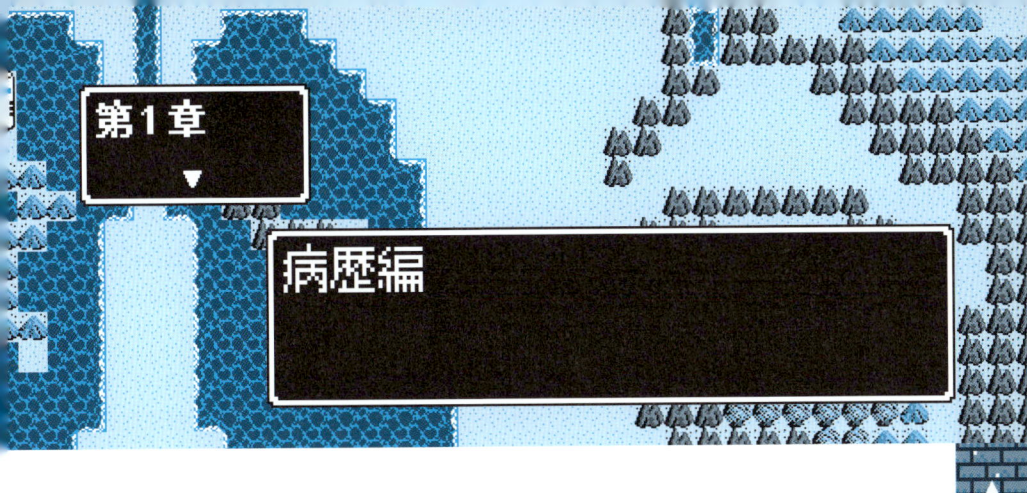

病歴編

診断手順の考えかた〜臨床推論〜

　患者さんが「訴え」をもって来院したときに，その訴えが「なぜ」起こっているか，ラベルを貼る作業が「診断」です．

　ラベルを貼ることで，初めてその患者さんを正しく扱う＝治療する，ことができます．そのラベルをいかに正確に，実態に即して貼るか，これをできるだけ体系立てて，論理的にやっていきましょう，というのが臨床推論です．

　診断のプロセスには，直感的思考と分析的思考があります．訴えだけ，あるいは特徴的な身体所見や検査所見でピーンとくる，そんな「オレって（私って），できる名医」感が自覚（勘違い）されるのが直感的思考．それに対して，いろいろな情報を集約し分析して，網羅的に多くの鑑別を検証してから診断に至るのが分析的思考です．

　経験を積んでくると直感的にひらめくことが経験されます．これは無意識のうちに，得た情報を分析して，過去の経験から「これじゃないか」と診断名に至っているわけですが，実際の現場ではそのひらめきを尊重しながら，さらなる「診断を確定する」ための材料，情報を収集し検討していくわけです．

　名医とよばれる方はこの「直感で出てくるもの」が多く正確なわけで，それこそがご経験の賜物であるわけですが，できる限りそれを再現していきたい．その手順とは，

①病歴聴取を行い，そこで得られた情報からとりあえずの鑑別診断を考える．ここがキモになります．ここでは，できる限りもれなく，ということと，可能性の高いもの（頻度の高いもの），という観点からある程度優先順位をつけて鑑別をあげていくことになるでしょう．common disease，特に呼吸

器内科領域では病歴聴取が診断のカギになる疾患が多いので，ここで診断，ということも少なくありません．

②あげた鑑別診断に合致する所見が得られるかどうか，という観点**も**（もちろん，**だけ**じゃありませんが）頭において，身体診察を行います．所見や情報ごとに，他の所見と合致するか矛盾がないか，確認しながら進んでいきます．身体診察から鑑別を絞り込み，ある程度確定に至ることもあるでしょう．

③そこで考えられる鑑別疾患をさらに絞り込み，診断に至るべく，オーダーする検査を選定します．この過程で，どの程度「根拠」をもって検査を選定できるかが，腕，実力を知るバロメーターとなるでしょう．

ある程度鑑別を絞って検査を行う，ということは，検査前確率を上げる，ということにほかなりません．その検査が陽性ならば，そう診断してもよい，そのぐらい絞り込めるのが理想です．もちろん，疾患によりますが．

この本では，診断に至る流れをできるだけ追体験していただけるように，ロールプレイングゲーム（RPG）のように病歴→診察→検査へつながる手順をご紹介します．

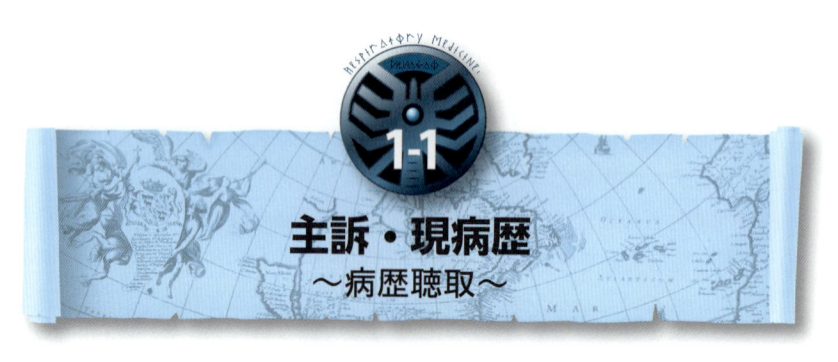

1-1 主訴・現病歴
～病歴聴取～

まずは経過が大切　突然経過・急性経過と慢性経過

まず病歴聴取です．common disease ではこれだけで診断をつけることも少なくありませんし，その後の臨床推論を展開していくうえで，きわめて重要な役割をもっています．

主訴を聴くときに必ず意識しておかなくてはならないのが，その訴えは，

- 突然（発症の時刻が特定できるほど）なのか
- 急性（せいぜい数日の経過）なのか

- 亜急性（数日〜せいぜい数週間）なのか
- 慢性（数週間〜数年）の経過なのか

ということです．これはどの臓器でも共通で，今後も繰り返し出てくる考えかたですから，必ず身につけておきましょう．つまり，「いつからその症状が起こったか」，「どのくらいの期間続いているか」ということ．これによって，ある程度疾患のカテゴリーを絞ることができます．

- 何時何分から症状が起こった，と特定できるほどの突然の経過は，「破れた」，「詰まった」系の疾患がほとんどです．呼吸器疾患であれば，「破れた」の代表は気胸，「詰まった」の代表は肺血栓塞栓症でしょう．呼吸困難症状であれば，虚血性心疾患も鑑別に入ります．

- 数日で起こってきている急性の経過は，感染症が考えられやすいです．たとえば細菌感染を考えますと，大腸菌は20分に1回細胞分裂します．すると1時間で8倍．3時間で512倍．数時間の経過で圧倒的に（倍々ゲームで）菌量が増えていくわけです．これが，比較的急速に症状が進んでくる理由です．

感染症でも膿瘍や慢性膿胸のように，閉じた空間で低酸素状態になっていると，菌の活動が低下しなかなか増殖しません．そういう状況では症状も急速な進行がなく，慢性であるものです．また，結核菌や非結核性抗酸菌のように，そもそも細胞分裂のスピードがゆっくりである菌による感染症も，慢性の経過を辿ります．

- 亜急性〜慢性になってくると，疾患のバラエティは豊富になります．これはひと口に語れるボリュームではありませんので，もっと特異的な情報を収集することが鑑別には必要です．

つまり，突然発症の場合には「破れた」，「詰まった」系，急性の経過では感染症を軸に考えると，まずとりあえずの鑑別を想起しやすい，ということになります．

JUMP！ 突然発症→気胸13ページ，肺血栓塞栓症14ページへGO！
急性発症→急性の咳4ページ，急性呼吸困難17ページへGO！

1-1 主訴・現病歴 〜病歴聴取〜

1-1-1 急性の咳

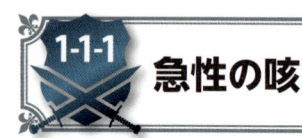

とにもかくにも受診動機として多いのは「咳」です．あらゆる分野を含めて，外来受診の動機として最も多いともいわれています．外来をやっていて「咳が出る」という患者さんが来ることはよくあるものです．

急性に（数日前から）起こってくる咳の原因となるのは，ほとんどが感染症といってもよいでしょう．まれに，見逃してはならない疾患として，急性心不全や急性肺塞栓症が含まれる程度ですが，このあたりはさすがにそれ以外の症状（心不全による症状，低酸素など）でわかります．

鑑別としては，

- 普通感冒
- 急性副鼻腔炎
- 急性気管支炎，急性肺炎
- 急性循環不全

などがあり，上気道症状というくくりで鑑別すべきものとして急性咽頭炎や急性喉頭蓋炎があげられます．急性の咳に関しては，咳そのものの特徴よりも，咳以外の症状が鑑別に役立ちます．

- 普通感冒：咽頭痛・鼻汁・咳が併存する
- 急性副鼻腔炎：片側の頬部痛・上歯痛・膿性鼻汁・圧痛
- 急性気管支炎，急性肺炎：高熱を伴う咳と痰，頻呼吸や SpO_2 低下
- 急性循環不全：頻脈（動悸）・赤色調の痰・夜間，労作時の呼吸困難・頻呼吸や SpO_2 低下
- 急性咽頭炎・急性喉頭蓋炎：強い咽頭痛があり咳や鼻症状に欠ける

それでは，具体的に各疾患の病歴上の特徴をみていきましょう．

▶ ❶普通感冒

急性に起こる咳で最も common なものは普通感冒（かぜ症候群）です．ただの風邪．

学生諸君に「風邪をひいたかどうか，どうやって判断する？」と聞くと，大

概「何となく」,「フィーリングで」,「経験から」みたいな返事が返ってきます．しかし，それでは困るのです．きちんと診断をつけたい．なぜか．
診断が治療介入法を大きく左右するからです．

普通感冒はウイルス感染症であるため，治療には抗菌薬を必要としません＝使わない．**これは日本でも欧米でも繰り返しガイドラインに記載されているほど，「大事なことでありながら守られていないこと」ではありますが……**．

細菌感染症には抗菌薬を使う．ウイルス感染症には使わない．コレが原則．ですから，普通感冒の治療方針を決めるのは，正しく「かぜ」と診断できるかどうかにかかっているのです．それでは診断はどうするか．

大原則をシンプルに書きます．
急性の咽頭痛に引き続き，鼻汁，咳がそれほどの重篤度でなく併存する場合は「かぜ」と考えて差し支えない．

ポイントは「併存する」というところです．細菌感染症では原則，一臓器（器官）が侵され，ひとつの場所に強い症状が出ますが，ウイルス感染では同時多発的に複数の器官が侵され，複数の症状が併存するわけです．
UpToDate® によると，初日に咽頭痛，翌日に鼻汁が出てきて，4〜5 病日には咳が強くなってくる，で，医療機関を受診する 2〜3 日目にはだいたいどの症状もある，という記述がありました．それで，水洟が固くなってきて，粘調の痰になって治る，みたいな，おおよそ 1 週間で治る感じ．何となく頷けますね．

というわけで，急性の咳で，咽頭痛や鼻汁が併存する場合は「かぜ」と自信をもって診断しましょう．もちろん，発熱や倦怠感といった非特異的な症状もあってよいですが，成人の場合は小児ほどの高体温にはならないのが普通です．

普通感冒は病歴だけで判断可能です．もちろんバイタルサインや SpO_2 などが問題のないことを確認する必要がありますので，診察は必要ですが，特異的な診察所見はありません．

▶ ❷急性副鼻腔炎

　急性の咳がおもな訴えで，普通感冒以外の疾患では，細菌感染症が主体になります．ですから，訴えのメインとなる臓器（器官）を押さえれば，診断はさほど難しくありません．

　急性の咳を呈する細菌感染症には，急性副鼻腔炎，急性咽頭炎・喉頭炎，急性気管支炎，急性肺炎などがあります．

　細菌性感染症の発症様式として，普通感冒など，ウイルス性上気道炎に引き続いて起こる，という特徴があります．すなわち，当初は複数臓器（器官）に症状が出てきて，それがいったん軽快してからひとつの臓器（器官）にドンと強い症状が出てくる，という経過です．昔からいう，「風邪をこじらせた」というやつですね．

　そこでさらに，症状を詳しく聴いていきます．「喉のところに痰が絡んで咳が出る」といった症状であれば，後鼻漏症状が考えられます（後述）．
　そうすると咳は鼻からきている．で，咽頭痛がない，となると，普通感冒ではなくて鼻症状をきたす副鼻腔炎を考える必要があるのです．副鼻腔炎っぽい症状は下記のとおりです．

- 片側の頬部痛，重い感じ
- 上歯痛
- 膿性鼻汁
- うつむくと症状が悪化
- 血管収縮薬（鼻うっ血除去薬）の効果が乏しい

　上記のような症状，症候が複数みられたら（多ければ多いほど）副鼻腔炎が考えられます．特に急性の経過の場合は，症状と診察所見で診断してもよいでしょう．

JUMP！ 副鼻腔炎の診察所見→81 ページへ GO！

▶ ❸急性気管支炎，急性肺炎

　急性の咳が主症状で，鼻症状や咽頭痛がないという場合には，下気道感染が考えられます．急性気管支炎と急性肺炎が代表です．
　何となく，咳や膿性痰，呼吸困難（＋発熱）があって，胸部 X 線写真を撮影すると浸潤影→肺炎，陰影がないと気管支炎，みたいな感じで診断されて

いることが多いと思いますが，もう少し症状から診断できないものか，と調べてみました．

特に肺炎を予測するためのルールは古くからいくつかあって，Diehr らのものは，

- 体温 37.8℃以上
- 呼吸数 25 回/分以上
- 1 日中喀痰が出る
- 筋痛
- 盗汗
- 咽頭痛（マイナスポイント）
- 鼻漏（マイナスポイント）

という項目ですし，他のものでは心拍数＞100，呼吸音減弱，crackles の存在，喘息の欠如などがあげられています．なかなか「これ」という決定版はないようですが，上に示した症状，所見が複数あれば「胸部 X 線写真を撮ってみよう」という根拠にはなると思います．

岸田直樹先生の本では，上記を洗練させて，以下のように，

- 悪寒戦慄を伴う体温 38℃以上の発熱＋咳
- 先行する上気道症状がいったん治まってから出てくる 38℃以上の悪寒を伴う発熱
- 高齢者，肺に基礎疾患のある患者で気道症状＋盗汗

があれば肺炎を疑うべし，とされていて，大変理にかなった考えかただと思います．後述しますが，おそらく最近は気軽に測れる SpO_2 も，大いに役立つことでしょう．エビデンスはあまりないようですが，SpO_2 低下があれば，「ただごとではない」と構えることになるでしょう．

JUMP！ 肺炎の身体所見→127 ページへ GO！

❹急性循環不全

急性の咳，最後に見逃してはならない疾患として，急性循環不全をあげておきます．これに含まれるものは，

- 急性心筋梗塞などによる左心不全

- うっ血性心不全の急な悪化
- 急性肺血栓塞栓症

あたりです.

　急性循環不全は，あまり「咳だけ」で受診されることは少ないかと思います．どちらかというと，呼吸困難とか，赤色調の痰とか，そういった症状が前面に出てくることが多いですが，ごく初期，高齢者などでは症状がわかりづらいということも経験されます．

　身体所見，バイタルのみどころは後述しますが，咳以外の症状として，

- 頻脈（動悸）
- 赤色調の痰
- 夜間，臥床時，労作時，突然の呼吸困難
- 胸痛
- 頻呼吸（SpO_2の低下）

がある場合には，急いでコトに当たる必要があるでしょう．

JUMP！ 心不全の身体所見→137ページへGO！

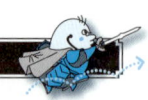

▶❺急性咽頭炎・喉頭炎

　咳以外の症状で，「喉が痛い」．咳とは外れてしまいますが，これもよくある症状です．さらに鼻症状があればウイルス性の普通感冒を考える（☞5ページ），これは大丈夫ですね．ではひとつの器官，特に咽頭，喉頭の痛みがはなはだしい場合はどうか．

　1器官の場合，細菌性感染症が考えられますから，細菌性咽頭炎・喉頭炎を考えたいところですね．しかしご注意！ A群β溶連菌による咽頭炎は，抗菌薬を使うべき細菌感染で「咽頭痛」があるものですが，Centorの診断基準のひとつに，「咳がない」という項目があるのです．

　ちなみにCentorの基準は，

- 扁桃滲出物の存在
- 圧痛を伴う前頸部リンパ節腫大
- 問診状の発熱

第1章　病歴編

● 咳嗽の欠如

　これらを 3 項目以上満たし，扁桃スワブの迅速抗原検査・培養陽性であれば抗菌薬投与，となっています．

　要は，気管支の症状がなくて，症状が咽頭周辺に限局している，それはウイルス性じゃないよ，ということを強調しているのだと思いますが，そういう意味では「咳の鑑別」には入ってこないでしょう．

　逆に考えると，まず咳ありき，で咽頭痛も同居している場合には，ウイルス性咽頭炎などで，抗菌薬を必要とするケースは少ない，といえるでしょう．

　激しい咳が続き，「それによって」喉が痛くなった，ということであれば，喉の症状は付随的なものになりますし．肺炎でも，「咳のしすぎで喉が痛い」ということはありますから，それ以外の症状も勘案するべきでしょう．それは後述します．
　もちろん，咳がなくて「喉が痛い」という場合には，前述の A 群 β 溶連菌による咽頭炎をはじめ，急性喉頭蓋炎，扁桃周囲膿瘍など，細菌性の重篤な疾患（killer sore throats）を除外する必要がありますが，呼吸器疾患からどんどん外れていきますので，ここではあえて取り上げないでおきます．
　それ以外にも，大動脈解離，心筋梗塞，くも膜下出血といった致死的な疾患では，「喉が痛い」ものの咳がない，あるいは軽いという症状で発症することがあります．感冒に伴う咽頭痛では「飲み込むと痛い」嚥下時痛がみられますが，これらの疾患では嚥下時痛はみられず，突然の発症であることが特徴的ですので知っておきましょう．

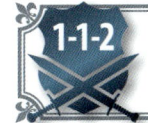

1-1-2 急性の血痰・喀血

▶ ❶喀血と吐血の違い

　咳の次は，痰つながりで血痰，喀血を取り上げます．血痰というのは，あくまで主体は痰でそこに血が混じっているもの，喀血は血そのものが喀出され，量は痰よりも多め，というふうに理解しましょう．
　血痰はさておき，喀血，それは本当に喀血でしょうか？　これを確認する

必要があります．というのも，消化管からの出血である吐血と喀血の鑑別はしばしば難しいからです．

症状としては，まず胸がもやもやする，咳とともに出る，鮮血の色で泡沫（あぶく）を含む，こういう episode であれば喀血の可能性が高いでしょう．また，呼吸器疾患の既往（気管支拡張症，肺結核，肺非結核性抗酸菌症）がある，重喫煙者である，などの既往も喀血を強く疑います．聴診でラ音が聴かれることも喀血を思わせる所見です．

一方，嘔気，嘔吐に伴い血を吐いた，タール便や下血を伴った，吐物が暗赤色である，吐物に食物残渣が混入している，などの症状・所見があれば吐血である可能性が高いといえます．

もちろん，肺から出た血液を飲み込んで吐血，あるいは逆に，吐血したものを誤嚥して喀血，ということもあり，これがすべて正しいかというとそうとは限りません．ですから，ある程度は「こっちかな？」と思っておいて，検査なりを進めていくことになるでしょう．

▶ ❷ 喉より上からの出血

吐血の場合はよほどのことがない限り，胃内視鏡を行うことになります．これ以上はここでは取り上げません．ここでは血痰・喀血について考えます．

血痰・喀血が生じているということは，呼吸器（鼻・口〜肺）のどこかに出血があるわけです．喉より上からの出血であれば鼻腔・副鼻腔・歯肉からが多く，喉より下からとなると気管支・肺からの出血ということになります．

喉より上あたりからの出血は，あまり深刻な疾患であることが少ないので，「こっちだったらいいな〜」と思いながら話を聴くわけです．

中高年ですと口腔内の清浄に問題があり，歯周病からの出血，という例をしばしばみかけるのと，鼻副鼻腔炎からの出血が多い印象です．これは口腔を観察してわかることもあります．

たとえば鼻をすすると出血する，鼻出血を伴う，という episode があるとわかりやすいのですが，後鼻漏様の症状，喉に絡んだ感じがあって，痰を切ると血が混じっていた，みたいな症状も鼻からっぽいです．もちろん大量喀血では鼻から出ることもあり，大量鼻出血との区別は時に困難です．

▶ ❸ 喉より下からの出血

喉より下からの出血となると気管支・肺からの出血ということになります．

喉より下からの出血は，典型的には胸がもやもやして，何かわき上がってきて，ゴホンと咳をしたら血が出た，みたいな症状が特徴的ではありますが，例外も数多くありますので，あまり症状で絞ってしまわないほうがいいように思います．

喉より下からの出血，鑑別診断は以下のようなものがあげられます．一応頻度別で．

- しばしば：肺癌・慢性気管支炎・気管支拡張症
- ときどき：肺結核・非結核性抗酸菌症・細菌性肺炎・肺膿瘍・肺真菌症・肺塞栓症
- まれ：異物・気管支腺腫・肺動静脈瘻・肺胞出血〔膠原病・Goodpasture症候群・多発血管炎性肉芽腫症（Wegener肉芽腫症）・出血傾向・子宮内膜症（月経随伴性）〕

このなかで特徴的なのは子宮内膜症でしょう．本来子宮にあるはずの子宮内膜が異所性に気道に存在すると，月経に伴って出血し，血痰，喀血を引き起こすのです．妊娠可能年齢の女性で反復して（月に1回）血痰，喀血がある場合，こちらも疑う必要があります．

それ以外の疾患は，症状からの鑑別は困難ですので，何はなくとも胸部X線写真，できれば胸部CTが必要です．出血している現場を押さえる，という意味では気管支鏡，というのも有効な検査です．たとえば陰影が複数ある，とか，限局していなくて肺胞出血を疑う，などの場合，出血点の確認や肺胞出血の診断目的に施行されることもあります．それに診断につながるサンプル採取もできます．

JUMP！ 気管支鏡検査→214ページへGO！
血痰・喀血の診断→238ページへGO！

1-1-3 呼吸困難の発症様式
～急性か慢性か，はたまた突然か～

血痰，喀血については，検査してみないと，というところもありますので病歴聴取はアッサリと終わります．続いては呼吸困難．息苦しさ，息切れともいいます．「呼吸苦」といういいかたは看護師さんがよく使われていて，私

1-1 主訴・現病歴 ～病歴聴取～

が研修医の頃は上級医に「アレは看護師さんの用語やから，カルテには『呼吸困難』と書け」と指導されたものですが，最近は広く使われていますね．

実は呼吸器疾患以外にも呼吸困難をきたす疾患は多いのですが，「息が苦しい」とやっぱり「肺が病気」と思われるのでしょうか，呼吸器内科を受診されることはとても多いので，しっかりと鑑別をしていただく必要があると思います．

ただし「どのように息が苦しいか」というところの表現は，一見特異性が高そうでありながら実は診断にはあまり寄与しないことがよく経験されます．教科書には「呼気性呼吸困難」，「吸気性〜」とかの分類があるのですが，患者さんは「とにかく苦しい」のであって，ご自分の症状を客観的に語ってくださらないことが多いのです．

たとえば喘息といえば「呼気性呼吸困難」とよく書いてありますが，以前ウチにおられた羽白高先生の調査では，喘息患者さんがご自分の症状を表現するのに「うまく空気が吸い込めない」という表現が最も多かったそうです．

ですので，実際の診断を考えるうえでは「どんな苦しさか」を尋ねるよりも，もう少し異なるアプローチをしていきたいところです．

具体的には……そうです，ここでもやっぱり，「急性か，慢性か」．これが大切です．また，特に呼吸困難の場合，「突然」という発症様式もあります．

❶突然の呼吸困難

突然，ということは，もう何時何分から起こった，っていえるということです．突然の発症，といえば，詰まった，破れた，が鑑別診断になりますね．突然発症した呼吸困難は，いずれにしても迅速な対応が必要です．ですから病歴から素早く，ある程度の鑑別をあげなくてはなりません．

「詰まった」の代表は肺血栓塞栓症，「破れた」の代表は気胸でしょう．他にもリストアップしますと……．

- 気胸
- 肺血栓塞栓症
- アナフィラキシー
- 気道異物
- 急性心筋梗塞

「アナフィラキシー，異物ともに気道が詰まる」とむりやり覚えておきましょう．

▶ ❶気胸

　気胸を思わせる病歴上の特徴，まず症状は突然に生じた呼吸困難，それに胸膜痛がよく知られています．胸膜痛は吸気時に増強する胸痛で，胸膜疾患に特徴的といわれています．他には咳が出たりもするようです．

　緊張性気胸になるとそれどころではなくショックをきたし生命の危機に瀕しますから，救急の現場では必ずマークしておかなくてはなりません．ただ若年者の緊張性気胸の多くは外傷性のものですから，外傷があるはずです．高齢者になると肺結核の既往など，部分的な癒着によって変に肺が裂け，緊張性になる印象です．

　気胸の程度が軽ければ「何か変」，「胸部違和感」ぐらいの症状にとどまることもあります．その場合，「突然の」発症かどうかハッキリしないこともあります．まあその程度であれば，緊急性は少ないわけですが……．

　発症の契機，きっかけについてもいくつかのことがいわれています．

　ひとつは咳，くしゃみ，いきみといった，気道内圧の急な上昇．そういうことがきっかけで破れたりします．また，陽圧人工呼吸中も気道内圧が高く，気胸発症のリスクになります．

　逆に気道外，胸腔外の圧力が低下する，低気圧，台風などのときも気胸のきっかけとなります．台風がくる直前（ぐっと気圧が下がるとき）に気胸の患者さんが続けて来られることはしばしば経験されます．

　他に特徴的なのは子宮内膜症でしょう．本来子宮にあるはずの子宮内膜が異所性に臓側胸膜気道に存在すると，月経に伴って気胸が生じることがあります．妊娠可能年齢の女性で反復して気胸がある場合，こちらも疑う必要があります．それから頻度は低いですがリンパ脈管筋腫症（LAM）も同様に，妊娠可能年齢の女性で反復して気胸を引き起こしますので，知っておきましょう．

　自然気胸の好発年齢，好発性別，好発体格は，若年，男性，やせ型，高身長です．身長がぐぐっと伸びる時期に上肺がフンのばされて，胸膜が裂けてブレブが生じる，そのブレブが，できてから数年以内に裂ける，と説明されています．

（レジデントのためのやさしイイ呼吸器教室．日本医事新報社より）

　台風を契機として気胸が発生すること，また，数年前に気胸になって話題をよんだ嵐の相葉雅紀さん（若年，男性，やせ型，高身長）にちなんで，

気胸＝嵐

主訴・現病歴 〜病歴聴取〜

と覚えれば覚えやすいでしょう.

　ところがコトはそれだけではなく，喫煙していた高齢者，ことに COPD や間質性肺炎といった肺疾患をもつ場合に気胸が発生することもしばしば経験されます．ですから高齢で喫煙経験あり，という場合には気胸のリスクを考慮する必要があります．

　もちろん気胸の既往を確認しておくことも必要です．1 回既往があると再発の可能性は 50％，2 回以上の既往では 80％と非常に高いものです.

> **JUMP！** 気胸を疑ったら，身体所見→125 ページへ GO！

▶ ❷肺血栓塞栓症

　突然発症の呼吸困難で「詰まる」系疾患の代表は肺血栓塞栓症です．肺動脈が詰まることでそのエリアの血流が途絶し，換気血流不均衡が生じることで低酸素血症になるものです．

　私の若い頃は診断確定が難しく，「鑑別から漏れがち」な疾患の代表でした．造影 CT などの検査で診断がすぐにできるようになったおかげで，最近はよく注意喚起され，鑑別に入れていただくことが多くなって喜ばしい限りです．

　肺血栓塞栓症と肺梗塞がよく混同されがちですが，肺動脈が「詰まった」までが肺血栓塞栓症，肺動脈が詰まってその支配領域の「肺が壊死した」となると肺梗塞，となります．

　特徴的な訴えとしては突然の呼吸困難と胸痛．肺梗塞をきたすと胸膜痛（吸気時に増強する痛み）を呈し，血痰をきたすこともあります．

　鑑別にあげる，存在を疑うにはまず，リスク因子としての既往歴，背景因子があることが重要です．以下のようなものがあります．

- 長期臥床
- 手術後
- 肥満
- 妊娠
- 外傷
- 骨折
- カテーテル検査・治療
- 中心静脈カテーテル留置

- 悪性腫瘍をはじめ凝固能が亢進する疾患
    （抗リン脂質抗体症候群・プロテインC欠乏症・プロテインS欠乏症・アンチトロンビン欠乏症など）
- 薬剤
    （経口避妊薬・エストロゲン製剤など）

もちろん深部静脈血栓症の既往，現在の症状，あるいは下肢静脈瘤の存在，それに肺血栓塞栓症自体の既往がある場合，当然ハイリスクであります．

こういったリスク因子の存在，あるいはそういう状況下で突然起こった呼吸困難，低酸素血症，胸痛などを診たら肺血栓塞栓症がピーンとこなくてはなりません．

JUMP！ 肺血栓塞栓症の身体所見→126ページへGO！

❸アナフィラキシー

突然発症の呼吸困難で「詰まる，破れる」系でない状態の代表がアナフィラキシーです．ジャンルとしてはどちらかというとショックに含むほうが多いかもしれませんが，突然，急速に進行する呼吸困難であり，対応を誤ると致死的でもありますから，知っておかねばなりません．

病歴としては比較的わかりやすく，虫咬や食物，薬剤摂取といった何らかの曝露をきっかけに，突然急速に進行する呼吸困難，それに他の症状として蕁麻疹や血圧低下，口周囲の浮腫，嘔吐や下痢などの消化器症状がみられます．多くの場合，重症例であれば多彩な症状が出てきます．

既往歴としては何といっても過去にアナフィラキシーがあったかどうか，ということが重要で，ただちに確認する必要があります．既往がなくても否定はできませんが……．

JUMP！ 喘鳴を診たら→103ページへGO！

❹異物による窒息

異物誤嚥で窒息や呼吸困難をきたすことがあります．有名なのは小児ですが，高齢者の義歯誤嚥などもしばしばみられるようです．

もともと脳血管障害，嚥下困難などを伴っている高齢者，これまでにも誤嚥のepisodeがある，そのような方が突然に，急に呼吸困難を訴える場合，

誤嚥の可能性を想定する必要があります．食事中であればなおさらわかりやすいです．

完全に閉塞しますとチョークサイン（手で喉をつかんで苦悶様表情になる）がみられることもありますが，そうなると緊急事態ですから，歩いて外来に来られることはないでしょう．

むしろいつの間にか誤嚥した異物によって，無気肺になったとか，閉塞性肺炎を起こしたとか，チェックバルブによる過膨張をきたしたとか，咳が続くとか，そういうことになりますと外来受診時に「食事中にむせやすいですか？」とひと言質問を加えることが診断に近づくカギとなるかもしれません．これらは「突然の発症」ではないでしょうが……．

JUMP ! 無気肺の身体所見→118 ページへ GO！
肺炎の身体所見→127 ページへ GO！

▶❺急性心筋梗塞・狭心症を思わせる病歴

まあこの手の疾患は，呼吸困難というよりは，胸痛，でおなじみだとは思いますが，胸痛が前面に出てこない急性心筋梗塞で心不全，とか，もともと心不全があって急性心筋梗塞で悪化，とかいうこともありますので，注意が必要です．何といっても，見逃しが致命的になりますから．

高齢，糖尿病，透析などのキーワードがあると，冠動脈疾患でも胸痛がハッキリしないことがありますから，このような既往があるかどうかを確かめておく必要があります．

もちろん動脈硬化のリスク因子（メタボリック）も確認しておく必要があります．既往では高血圧，高脂血症，それに喫煙歴の有無も確認しましょう．もちろん冠動脈疾患の既往も，です．

胸痛以外の症状としては，胸部の圧迫感や冷汗，嘔気などを伴うことがあげられます（胸痛がある場合は，放散痛が特徴的です）．

心不全をきたしている，あるいはもともとあった心不全が悪化した，という場合には，心不全に起因する症候がみられますから，そちらを参照してください．

JUMP ! 心不全の徴候→137 ページへ GO！
ヤバい胸痛の検査所見→279 ページへ GO！

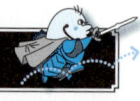

❷急性の呼吸困難

　突然とまではいかなくても，比較的急（数日程度の間）に呼吸困難の症状が出てきた，という場合の鑑別診断をあげてみましょう．

- ●呼吸器系：喘息発作・COPD 増悪・間質性肺炎急性増悪・急性間質性肺炎・急性気管支炎・肺炎・胸膜炎・過換気発作
- ●循環器系：狭心症・心不全
- ●気道系：急性喉頭蓋炎

　あたりかと思います．もちろん呼吸器疾患が主ですが，初診の患者さんの場合は，循環器や気道にも気を配っておく必要があるでしょう．

▶ ❶気管支喘息

　喘息予防・管理ガイドライン 2015 による喘息の定義は，「気道の慢性炎症を本態とし，臨床症状として**変動性をもった**気道狭窄（喘鳴，呼吸困難）や咳で特徴づけられる疾患」とされています．

　変動性，という言葉は少しわかりにくいので，さかのぼって喘息予防・管理ガイドライン 2012 をみてみると，喘息の定義は，「**繰り返し**起こる咳，喘鳴，呼吸困難，生理学的には**可逆性の**気道狭窄と**気道過敏性の亢進**が特徴的で，気道が過敏なほど喘息症状が著しい傾向がある．（後略）」となっています．このほうがわかりやすい．

　喘息を喘息たらしめている，というか，特徴づけているのがこの「繰り返し」，「可逆性の」，「過敏」であることを肝に銘じましょう．

　これらのキーワードにつながってくる病歴をあげますと……．

- ●繰り返し→「毎年この季節になると」，「これまでにも何度か」
- ●可逆性→「まったく症状のない時間帯・期間・季節がある」，「自然に治る」
- ●過敏→「○○で悪化する」

　症状は当初咳主体〜症例によって次第に喘鳴，呼吸困難，という感じでしょうか．

　喘息を喘息として診断することを最優先とする場合，問診の順番として「これまでに同様のエピソードが繰り返しているか」をまず確認して，繰り返しの要素がある場合，どんどん可逆性，過敏性に関して「突っ込んで」質問

をするのがよいように思っています．

具体的に患者さんから聞かれるセリフは，たとえば……．
「毎年この季節に風邪っぽい症状がしばらく続く，ということがよくあったものの，しばらく経つと自然に治っていた．でも今回はちょっと長い（症状がきつい）」．

てな感じです．よくよく聴いてみるとそれは「風邪症状が続いていた」ということではなく，咳<u>だけ</u>が続いていた，あるいはゼイゼイいっていた，ということであったりします．
「この季節」は秋（寒くなる時期）が多いですが，春先にも少なくありません．季節の変わり目，気温が上下するときに気道が過敏になるわけです．「自然に治っていた」がゆえに，なかなか患者さんが呼吸器内科を受診されない，定期的に通院していただけないわけです．

可逆性を疑うべき具体的な病歴はこんな感じでしょう．

- 繰り返す「咳や喘鳴，呼吸困難のエピソード」の間に，まったく症状のない時間帯・期間・季節がある
- 特に投薬，治療がなくても自然に治っていた
- 夜（から朝にかけて），咳や喘鳴が多く，咳で目覚めたりもするが，昼間はどうもない

「どんな感じですか？」と尋ねてしまうと，思うような答が得られないことがあります．「こういうこともありますか？」みたいに，具体的に水を向けるようにすると「そうそう，あります」みたいな回答を得られるように思います．

過敏性についても，具体的に質問しましょう．

- 温度変化（前日より3℃以上の低下）・湿度変化（乾燥）・気圧変化（低気圧）で悪化する
- 感冒など，感染を契機に悪化する
- 労作・過換気で悪化する
- 喫煙，間接喫煙，煙の吸引で悪化する
- 刺激物質（香水・花など強い臭気）・アルコールで悪化する

第1章　病歴編

- ストレス，感情の起伏に伴って悪化する
- 特定の薬物，食物で悪化する

たとえば，

- 「夏場は咳も出ず，調子がいいのだが，寒くなってくると咳き込んだり，ぜいぜいいったりするようになる」
- 「風邪をひくと咳が長引く」
- 「（特定の）きっかけがあると咳込みが続く」

などのセリフが聞かれると，クサイです．

JUMP！ 気管支喘息の身体所見→110ページへGO！

❷COPD増悪・間質性肺炎急性増悪

比較的急（数日程度の間）に呼吸困難の症状が出てきた，という場合の鑑別診断には，COPDや間質性肺炎の急性増悪もあげられます．

この場合，COPDや間質性肺炎が基礎に存在しているのかどうかの判断が重要になってきます．まずは，COPDに特徴的な病歴〜身体所見，あるいは間質性肺炎に特徴的な病歴〜身体所見の有無を確認しましょう．

JUMP！ 慢性の咳（COPD）→39ページへGO！
慢性の咳（間質性肺炎）→53ページへGO！

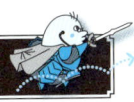

慢性に経過しているCOPDや間質性肺炎が急に悪化すること，これを増悪といいます．COPDの増悪，ガイドライン第4版による定義は「息切れの増加，咳や喀痰の増加，胸部不快感・違和感の出現あるいは増強などを認め，安定期の治療の変更あるいは追加が必要となる状態」とされています．

ひと口にいうと，「ベースラインより明らかに症状が悪化して手当てが必要となる」状態を増悪と考えるとわかりやすいと思います．まあ言葉そのままですが．

間質性肺炎が急に悪化した場合を特に急性増悪といいますが，2004年厚労省の基準案では「①呼吸困難の増強，②HRCTですりガラス影が新たに生じた，③PaO_2が10 mmHg以上低下した，①〜③すべてを満たし，明らかな肺感染症，気胸，悪性腫瘍，肺塞栓や心不全を除外する」とされています．

平たくいうと「ベースラインより呼吸状態の明らかな悪化があって，すりガラス影が増えた状態」を急性増悪と考えるとわかりやすいでしょう．

ですから初診の患者さんの場合，まずは病歴，身体所見，検査所見から基礎疾患の存在を診断し，それから増悪かどうかの判断をするということになります．

特に間質性肺炎の急性増悪と急性間質性肺炎の鑑別は時に困難です．増悪かどうかの判断には，過去の画像との比較が重要ですので，初診の場合でも以前の検査結果を他院から取り寄せるなどして，参照するべきです．

逆に，間質性肺炎の急性増悪と特発性急性間質性肺炎，急性期の治療法はそれほど異なるものではありませんので，バタバタしている急性期にむりやり鑑別する必要はないかもしれません．しかし安定期には違ってきますから，そのときまでには鑑別をしておきたいものです．

それから，急性に発症する間質性肺炎のなかには，病歴が特徴的，かつ治療法や予後の異なる急性好酸球性肺炎がありますので知っておきましょう．

▶ ❸急性好酸球性肺炎　（acute eosinophilic pneumonia：AEP）

基礎疾患のない若年者で，有毒ガスの吸入などの契機なく，急速に生じる著しい呼吸困難があれば想起すべき疾患です．特徴的な病歴として，煙草を初めて吸いはじめ，しばらく（1〜2週間）してから発症，というケースが多く報告されています．また，しばらくやめていた人が久しぶりに吸い出しても発症したりします．このあたりが何ともアレルギーっぽいなぁと思います．男性に多いようですが，男性に喫煙者が多い以外の理由があるのかどうかは不明です．

JUMP！ 急性好酸球性肺炎の検査所見→194ページへGO！

▶ ❹急性気管支炎・肺炎・胸膜炎

急性の気管支〜肺感染症は急性感染症ですから，多くの場合発熱を伴います．発熱しているということは頻脈があるでしょう．倦怠感や脱水もみられるかもしれません．

気管支〜肺の疾患ですから呼吸器系の症状がみられるはずです．代表は咳と痰ですが，高齢者，特に昨今増えている誤嚥性肺炎患者では咳反射の低下

第1章 病歴編

がみられ，痰の喀出力も弱っているケースが多い（だから肺炎になるわけですが……）ため，必ずしも症状として出てくるとは限りません．咳が出ているときはもちろん，咳の鑑別と同様の考えかたでいいのですが．

　咳が出ていないときの呼吸器症状としては，呼吸困難，低酸素血症，頻呼吸があげられます．さらには全身状態の悪化を反映して何となく元気がない，食欲がない，とかそういう非特異的な症状もみられます．また，そのような症状に加えて吸気時の胸痛など，胸膜刺激症状がある場合には胸膜炎の存在も疑われます．

> **JUMP！** 肺炎の身体所見→127ページへGO！
> 胸膜炎の身体所見→133ページへGO！

❺過換気発作

　特徴としては若い女性（喘息以外の器質的疾患をきたしにくいお年頃ですね）に多く，非発作時には何ともない，ということで，他の器質的疾患はなかなか考えにくい状況であることが多いですね．あるとすれば喘息が鑑別にあがります．

　ですから，まずは気管支喘息に特徴的な症状を除外することになります．とはいっても，喘息はしばしば情動発作から悪化しますから，合併していることもあります．というわけで，まず喘息の要素があるか，そして情動の要素があるかを各々評価する必要があるでしょう．

　情動の要素については，「何かそれっぽい」雰囲気，というのが，けっこう当たっていたりします．また，喘息や他の器質的疾患とは違って，安静時（患者さんが自らの症状に注目しやすい状況なのです）に起こりやすい傾向があるようです．

　よく聞く症状としては，

- 「息が吸えない」
- 「手足がしびれる，チクチクする」
- 「息苦しくて圧迫感がある」
- 不安兆候，恐怖感など

　こういう症状が聴かれたら，情動の要素を鑑みながら診断を進めていきましょう．とはいっても情動を確定診断する検査はありませんから，胸部Ｘ線写真などで器質的疾患の除外をしていくことになるでしょう．

▶ ❻循環器系―狭心症

　急性の呼吸困難（息苦しさ），続いては循環器系疾患です．代表は心不全ですが，どちらかというと「胸痛」のほうで取り上げられる狭心症についても，ここで補足しておきます．

　狭心症で「息苦しい」と表現されるときは，ニュアンスとして「胸が重苦しい」，「不快感」という表現を聴くことが多いです．それと労作時の息切れ感，いずれもあまり特異的な症状とはいいがたいですが．

　症状の特徴としては持続時間で，通常1～3分，長くても10分程度の持続です．また，安静やニトログリセリンの服用で寛解することも特徴になります．

▶ ❼循環器系―心不全

　心不全に象徴的な症状として，多くの方が思い浮かべるのが以下の症状かと思います．

- 夜間発作性呼吸困難
- 起座呼吸
- 労作性呼吸困難

　実際，各種研究でもこれらの症状は心不全に特異的なものとしてあげられています．

　それ以外に病歴上の特徴としては既往に，以下のようなものがあると心不全らしさが高まるようです．

- 心不全
- 心筋梗塞や冠動脈疾患
- 高血圧
- 糖尿病
- 心房細動

　また，実際のところは，臨床医が最初に診療に当たったときの第一印象，臨床的判断が診断には重要である，ということもいわれています．これはおそらくパッと見のしんどそうにみえる，とかむくみであるとか，訴えであるとかそういったものを総合的にみての判断になろうかと思いますが，臨床的なセンスともいえるかもしれません．センスを磨かねば……．

▶ ❽急性喉頭蓋炎

　こちらも，呼吸器疾患ではない急性呼吸困難の原因，であります．しかも，致命的になりうる重要疾患であります．ここではあまり詳しく取り上げませんが，急性呼吸困難を訴える場合には除外しなくてはなりません．
　ポイントは，

- 唾を飲み込めないくらい激しい咽頭痛＋呼吸困難
- 苦しくて横になれない，仰臥位では苦しい

ということで，これらに当てはまったらすぐに耳鼻科コンサルトが必要です．

1-1-4　急性の胸痛

❶ヤバい胸痛（循環器疾患）を見つけ出す

　胸痛の鑑別疾患は多岐にわたります．特に虚血性心疾患など，循環器系の疾患を除外するのがけっこう大変，というかかなり重要になってきます．ここでは，呼吸器内科医の立場として，特に緊急事態であることが多い循環器疾患を除外し，呼吸器疾患を拾い上げるために，どういったことをおもに聴取すべきかを考えていきます．

　たとえば沖縄県立中部病院グループでは，痛みの訴えがあるときに聴くべき10カ条をあげておられます．完全に写すのも芸がないので，おもなものをあげてみますと，

- 場所
- 発症時間と持続時間
- onset（発症）
- 強さ
- 放散痛
- 増悪・寛解因子
- 関連する症状

などとなります．だいたい，皆さんもこのあたりのことは聴取しておられ

るでしょう．では，このなかでヤバい，というか，虚血性心疾患を考えるべき病歴にはどのようなものがあるでしょうか．

まずは，

- onset が突然〜急性であること
- 少なくとも数分以上持続し（狭心症で数分以上，心筋梗塞では1時間程度），圧迫感，締めつけられる感じがあり（これまでに経験したことのある狭心痛とは違う）かなり強い痛みであること
- 放散痛：特に右肩（両肩）・顎〜上肢に放散すること
- 労作性に発症していること
- 冷汗，嘔気，呼吸困難，意識障害を伴うこと

などなど．

こういう病歴がある場合には，「ヤバい」と思わなくてはなりません．
　もちろん高齢者や糖尿病がある場合，症状はアテにならない，ということも知っておきましょう．つまり，上のような病歴でなくても虚血の可能性がある，ということです．そういう場合は，よくわからなければ気軽に（？）12誘導心電図や心筋酵素検査などを施行するほうがよさそうです．

もうひとつのヤバい胸痛，それは大動脈解離でしょう．大動脈解離はまれではありますが，死亡率が高く，見逃されるとエラいことになります．

まず病歴ですが，

- 突然発症して早期にピークに達し，数時間にわたり持続する
- 前胸部痛，頸部・背部・腹部へ放散する，引き裂かれるような感覚の非常に激しい痛み，移動する痛み

が典型的です．疼痛が主訴でない場合は失神，片麻痺，対麻痺や下肢のしびれなどの神経症状，血流障害などの症状も特徴的とされています．

大動脈解離のリスク要因として，

- 高血圧
- 喫煙

- Marfan 症候群，Ehlers-Danlos 症候群などの結合組織異常
- 大動脈弁疾患・心血管奇形
- 大血管炎
- 家族歴

などがあげられています．

❷呼吸器関連胸痛（≒胸膜関連痛）を見つけ出す

　ヤバい胸痛を除外できたら，呼吸器疾患による胸痛を診断したいところですが，実は！　呼吸器疾患による胸痛って，それほどなかったりするのです．なぜか？　それは肺内に痛みを感じる神経がないから．

　「胸が痛い」ということで呼吸器科を受診される方はとっても多いのですが，呼吸器科医がお役に立てることって，それほど多くなかったりします．そうはいっても，もちろん呼吸器疾患による「胸痛」もあるわけで，それは神経のある，胸膜や胸壁の痛みであります．

　胸膜による痛みの特徴は，胸膜が進展するときに痛むということで，**深吸気や咳に伴って痛みが増強する**のが特徴です．そういう性質の痛みを訴えられたら，以下の胸膜関連疾患を鑑別にあげたいものです．

- 気胸
- 胸膜炎（肺炎）
- 肺梗塞

▶ ❶気胸

　突然に生じた呼吸困難，それに胸膜痛がよく知られています．他には咳が出たりもします．

> **JUMP!** 気胸の身体所見→125ページへGO！

▶ ❷胸膜炎（肺炎）

　比較的急（数日程度の間）に出てきた発熱，頻脈，倦怠感や脱水といった全身炎症症状，それに呼吸困難，低酸素血症，頻呼吸，咳と痰などの呼吸器（肺）症状がみられるはずです．

肺炎球菌性肺炎の場合，胸膜にまで炎症が波及しやすく，胸膜痛がみられることがあります．もちろん胸膜炎をきたすと吸気時の胸痛など，胸膜刺激症状が生じるのです．

JUMP！ 胸膜炎の身体所見→133ページへGO！

▶ ❸肺梗塞

突然の呼吸困難（低酸素血症）と胸痛，時に血痰です．リスク因子として，長期臥床，凝固能が亢進，深部静脈血栓症などの既往歴があると大変それっぽくなります．

JUMP！ 肺血栓塞栓症の病歴→14ページへGO！

❸胸膜痛以外の，胸部疾患による胸痛

呼吸器疾患で胸膜痛以外の胸痛を呈するものとなると，胸壁の（痛覚神経を刺激する）病変が考えられます．ここからは必ずしも急性の経過をとるとは限りませんが，胸痛のカテゴリーとしてこちらで紹介します．

- 肋骨骨折
- 肋骨腫瘍
- 胸肋関節炎
- 肋間神経痛・帯状疱疹

などですが，これらの診断には，視診と触診，時に打診が有効です．今さらですが，「痛いといわれたら，そこを触ること」は基本中の基本．パソコンばっかりみていないで，患者さんをみて，「診察」をしましょう．

▶ ❶肋骨骨折

激しい咳や慣れない運動，胸部の打撲などをきっかけに，割とピンポイントの痛みが生じます．触ったり圧したりすると痛みは増強します．数本の肋骨の近接した場所が同時に折れている，ということもありますので，圧して痛い場所は1カ所とは限りません．

深吸気や咳などでも骨折部は刺激を受けて痛みは増強しますので，胸膜痛との鑑別が必要ですが，こちらは圧痛があるのが特徴です．

「咳のしすぎ」でも下方の胸郭が痛むことがありますが，咳に伴う胸郭運動のしすぎで生じた筋肉痛であることもあります．この場合，両側であることも多く，圧痛はありません．

▶ ❷肋骨腫瘍

肺癌などの肋骨転移が多く，骨腫瘍は少ないです．これといったきっかけなしに徐々に痛みが強くなってきます．

肋骨骨折であればせいぜい数週間で痛みは軽減してきますが，こちらはどんどん痛みが増してきます．腫瘍ですから胸壁が膨隆して触知することもあります．

▶ ❸胸肋関節炎

胸骨と肋骨のつなぎ目（胸肋関節），あるいは肋骨と肋軟骨のつなぎ目に起こる炎症で，けっこう頻度が高いです．やはりこれは局所（つなぎ目）の圧痛がありますから，触ってみなけりゃわかりません．

▶ ❹肋間神経痛・帯状疱疹

肋骨骨折や胸肋関節炎が原因で起こってくる神経の痛みは原理的に肋間神経痛ですが，病名として「肋間神経痛」というときには，上記のような誘因，原因がなくて起こってくる，肋骨の走行に沿った痛みのことを指すことが多いです．

多くは側彎や姿勢によって神経が圧迫を受けることによって生じ，通常は片側です．何だかよくわからない胸痛に「肋間神経痛」という名前がつけられることもありますが，同部位に水疱がみられる，あるいは出てきたら，これは帯状疱疹です．決して見過ごさないようにしましょう．

▶ ❺食道疾患による胸痛

胸痛の鑑別，心臓・大動脈，胸膜関連，胸壁ときて，残りは食道疾患による胸痛を考えましょう．胸痛の原因としてけっこう多いといわれています．というより，呼吸器疾患より多いものです．以下のようなものがあります．

- 胃食道逆流症・逆流性食道炎
- びまん性食道痙攣
- 食道破裂

食道疾患の診断には上部消化管内視鏡を必要とすることが多いです．少なくとも，器質的疾患の除外には必須であるといえるでしょう．しかし，ある程度は症状で目星をつけることができます．診断のカギは痛みの位置，それと随伴症状です．

　逆流性食道炎やびまん性食道痙攣では胸骨の裏側あたり，背部や腕・顎へ放散する痛みが特徴的です．場所や放散痛は虚血性心疾患と似ていますが，あまり急性に発症，ということではなく慢性に起こる点，痛みの強度自体がそれほどでない点は違います．

　それから食事によって悪化する点，痛み以外の症状として，胸やけや呑酸，嚥下困難などが食道っぽいですね．

　胃食道逆流症では臥位や前屈位での悪化がみられ，びまん性食道痙攣ですと冷水や炭酸飲料の飲用が誘因となります．

　特発性食道破裂（Boerhaave症候群）は，飲酒などの後嘔吐して発症するのが典型的です．嘔吐後急に生じた胸痛，という病歴があり，身体診察上，縦隔気腫や皮下気腫を伴っていれば診断はそれほど難しくありません．ただし典型的でないと，CTを撮らない限り診断困難なこともあるようです．

▶ ❻その他の原因による胸痛

　胸痛，その他の原因には以下のようなものがあります．

- 胆石・胆嚢炎
- 横隔膜下膿瘍
- 不安

　横隔膜より下の腹部臓器疾患であっても，胸痛を認めることがあります．これは疼痛刺激を伝える自律神経と皮膚を支配する脊髄神経が同じ高さで脊髄に入り，関連痛として認識されるからとされています．

　急性胆嚢炎，典型的には発熱，嘔気，右季肋部痛が3徴といわれていますが，必ずしもそろわないことも多いようです．それ以外に診断に有用な，それだけで特徴的な病歴や身体診察所見というものはないようで，

- 発熱
- 食欲不振・嘔吐

- 右上腹部痛
- 筋性防御
- Murphy 徴候（右季肋部を圧した状態で深吸気すると痛みが生じる）

などの情報を組み合わせた「臨床的全体像」を用いての診断になります．

あと，「不安」の診断はこれという基準があるわけではありませんが，ため息，あえぎ呼吸，頻呼吸や肩呼吸などが伴う，お話ししていて感じるソレっぽさ，などが手がかりになると思います．

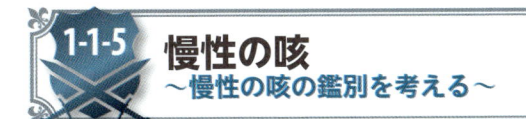

1-1-5 慢性の咳
〜慢性の咳の鑑別を考える〜

急性の咳，鑑別の多くは「感染症」でしたが，亜急性〜慢性の咳となりますとこうはまいりません．アレルギーをはじめとする，さまざまな原因で咳が出るのです．慢性の咳をきたす疾患はとっても common なものが多く，結果，「慢性の咳」を訴えて受診される患者さんもとっても common なのであります．

あまりにも common すぎて，「また咳か」みたいな対処をされている風景をよくみかけます．特に非専門の先生方に大変冷淡な扱いをされているのが，我らが（？）咳の患者さんだったりします．「メジコンとムコダインね，ハイ終わり」みたいな．

急性の咳，特に普通感冒（かぜ症候群）だったら，まあそれで何とかならなくもないので，目の前に来た患者さんをよくわからないけど何とかする，という目的にはけっこう使えたりしてしまう処方なのですが．しかし，慢性の咳の場合，それでうまくいくことは少ない印象です．まあ，うまくいかなかった患者さんばかり診ているから，そう感じるのかもしれませんが．

で，common な訴えである「慢性の咳」をきたす common な疾患の鑑別には，病歴がかなり「ものをいう」ことを強調しておきましょう（まあ，急性の咳もそうでしたが……）．というのも，呼吸器の common な疾患には，特異的な状況証拠（病歴，身体所見）がとっても多いからなのです．

そのため，病歴聴取のコツ，みたいなものを身につけるのに，咳の鑑別をしてみることは大変オススメなのです．咳の鑑別ができたら病歴聴取はできるぞ，みたいな感じ．

前置きが長くなりましたが，慢性の咳が起こる疾患にはどのようなものがあるでしょうか．咳嗽に関するガイドライン第2版をチラチラみながら，ざっとあげてみましょう．

- 咳喘息
- 感染後咳嗽・アトピー咳嗽
- COPD
- 後鼻漏・副鼻腔炎・副鼻腔気管支症候群
- 百日咳・マイコプラズマ感染症
- 胃食道逆流症
- 薬剤・誤嚥
- 心因性・習慣性咳嗽
- 肺結核・非結核性抗酸菌症
- 肺癌・間質性肺炎

　これは頻度順，というわけではありません．多分頻度は施設によって異なるでしょう．ただ，いいたいことは，前にも書きましたが「咳喘息は多いですよ」ということ．人口の10％，1割になろうかという勢いです．慢性の咳を訴える患者さんの半分ぐらいは咳喘息なんじゃないか，と思うぐらい多いです．

▶❶慢性咳嗽の鑑別で尋ねるべき事項

　咳の鑑別のために聴くべきことは，各々の疾患に特異的な要素をいかに拾い上げられるか，という点を主眼に聴くのがよいと思います．具体的には，以下のような項目があげられます．

- 乾性（痰の産生がない）か，湿性（産生あり）か
- 痰があれば色調，膿性か，血痰，喀血の有無
- 初めてのepisodeか，繰り返すものか
- 持続性か，on-offがあるものか
- 他の症状が伴うか（胸痛，逆流症状など）
- 強い時間帯
- 誘因，悪化要因と改善要因，姿勢
- 喫煙歴

● 乾性か，湿性か

　慢性の咳ですと，種々の呼吸器疾患が鑑別にあがります．そこで教科書的

には，乾性（痰の産生がない）か，湿性（産生あり）かを確認することになります．これは診断のためにはそれほど特異的な情報ではありませんが，それでも，ある程度の目星はつけられます．

　乾性の咳は痰の産生によらず，咳受容体の（痰以外の）直接的な刺激によって出る咳です．咳受容体は分布している場所によっていろいろなものがあります．

- 機械的受容体：気管分岐部・上部気道
- 化学受容体：末梢の気管支・細気管支
- 伸長受容体：終末細気管支・肺胞

　たとえば誤嚥による直接の落ち込みは，機械的受容体を刺激しますし，喘息などのアレルギー，刺激性ガス吸入などによる化学的刺激は化学受容体を刺激して咳を出します．また，肺線維症（線維化），胸膜炎，気胸による牽引性の刺激は，伸長受容体を刺激して乾性の咳を出すのです．
　このような機序で，痰の産生を伴わない咳が出るわけですが，それが必ずしもアテにならないこともあります．たとえば痰が少量であったり，高齢女性だったりすると，「痰は出ません」となるかもしれません．
　喘息でも，粘液栓が痰となって出ることもあり，感染を合併すると膿性痰が出ることもあります．後鼻漏では「痰が絡む」ものの，たくさん出るわけではない．なかなか判断が難しいところです．

　一応，乾性咳嗽といえば……，急性のものでは気胸，ウイルス感染，非定型病原体の感染，急性の間質性肺炎，肺血栓塞栓症など，慢性のものでは咳喘息，胃食道逆流症，慢性の間質性肺炎，薬剤性などをあげておきます．

● 痰の性状

　湿性咳嗽は痰の産生があり，痰による刺激で出る咳です．湿性咳嗽をきたす疾患は，急性であれば細菌感染がほとんどで，肺炎・気管支炎，副鼻腔炎，胸膜炎，肺膿瘍など．慢性疾患は肺結核，肺癌，気管支拡張症，COPD，肺水腫など，いろいろとあります．鑑別のために，痰の色調，膿性か漿液性か，血痰，喀血の有無を確認します．

- サラサラ，透明（漿液性）の痰は，おもに分泌亢進のみによる産生の増加によります．

　たとえば喫煙など，吸気中のさまざまな物質が気道に沈着して，それをお掃除するために粘液の分泌が亢進する．あるいはアレルギーなどの刺激，感染症でもウイルス感染など，壊死などを伴わない炎症であれば，痰は産生されても透明なサラサラしたものです．

- ドロリとした粘液性の，着色した痰はおもに細菌感染などにより，蛋白・白血球に富む浸出液が産生され，分泌物とブレンドされて色がつきます．

　細菌の産生する物質や赤血球とのブレンド具合によって痰の「色」，「性状」がある程度決まるといわれていて，時に診断に役立つことがあります．いくつか教科書的なものをあげてみましょう．

- 黄色：痰の中に細胞が多い
- 黄色〜緑色の膿性：細菌性・化膿性病変　細菌・炎症細胞・壊死した組織を含む
- 緑色（＋膿性）：緑膿菌をはじめ緑色の色素を産生する菌
- 鉄さび色：肺炎球菌，古い肺出血（凝血）を含む膿
- オレンジジェリー様：クレブシエラ（肺炎桿菌），粘張度が高い
- 茶色：古い血液・食物・タバコの混入
- ピンク色・泡沫（あぶく）状：肺水腫，血管内から水（少量の血液が混入）が肺胞内に溢れ出し，肺胞内の空気を混じて喀出されたもの
- 鮮赤色：血痰
- におい（悪臭・腐敗臭）：嫌気性菌

- 初めての episode か，繰り返すものか？　持続性か，on-off があるものか？

　繰り返す，on-off があるといえばアレルギー性疾患です．症状が咳や喘鳴だけでしたら気管支喘息（咳喘息）ですね．こういう要素があれば，

- 強い時間帯
- 誘因，悪化要因と改善要因，姿勢
- 喫煙歴

などを確認したいところです．気管支喘息（咳喘息）であれば，症状が強

第1章　病歴編

い時間帯は夜間〜朝方です．また，「刺激」に対して「過敏」である，という点も喘息を連想させます．姿勢そのものでは誘発される印象はありませんが，「就寝時横になると咳が出る」という症状を訴えられることもあります．

喫煙は喘息の悪化因子です．間接喫煙であっても刺激になりますが，疾患特異性はあまりありません．

● **咳以外の症状**

咳だけではなく，他の症状が伴うかどうかも，鑑別を進めるうえで重要なポイントです．まあしかし症状は多岐にわたりますから詳細は各論に譲りまして，ここでは代表的なものだけあげておきます．

- 発熱，夜間盗汗がある場合：感染症や炎症性疾患が鑑別にあがります．
- 胸痛がある場合：吸気に伴って増強する痛みは胸膜痛です．この場合，気胸や胸膜炎などの胸膜疾患が鑑別にあがります．
- 逆流症状，すなわち胸やけ，食後胃重感，喉頭違和感，呑酸（酸っぱいものが上がってくる感覚），おくび（ゲップ）などがある場合は，胃食道逆流症を疑います．

● **咳が強い時間帯**

咳が強い時間帯も確認しましょう．よく知られているのは，咳喘息や気管支喘息において夜間から朝方にかけて咳がひどい，咳き込んで目覚める，といった訴えですが，同様に就寝中に咳き込んで目覚めるのが百日咳，マイコプラズマです．

咳喘息の発症初期と百日咳などは症状だけでは鑑別が困難です．そのため「繰り返し」，「on-off」といった要素を経過で勘案する必要があるのです．また，進行した肺線維症でも夜間の咳に難渋することがあります．

それから注意が必要なのが，臥床によって悪化する疾患です．こちらも，「夜間に出る」と症状を訴えられることがありますが，夜間臥床することで悪化している可能性も考える必要があります．

夜だから出るのか，横になるから出るのか．時に区別が難しいのですが，たとえば「昼間や夕方に横になったら咳は出ますか？」とか，臥床に焦点を絞って尋ねてみることもしています．まあ，あまり昼間や夕方に臥床されるケースは多くありませんが，それでも時々重要なヒントが得られたりするものです．

あと，タイミングとして「食事中，食後に咳が出る，痰が絡む」という訴えがある場合は，誤嚥の要素を考えます．これはあまり迷うところはありませんね．

●**誘因・姿勢・喫煙歴**

- ●温度変化（前日より3℃以上の低下）・湿度変化・気圧変化
- ●運動・過換気
- ●刺激物質（煙草・強い臭気）・アルコール
- ●月経・妊娠

などのような「刺激」，「誘因」に対して「過敏」である，という特徴は，喘息を連想させます．

咳の誘因となる姿勢，軽快する姿勢も確認が必要です．夜間の咳で喘息と鑑別が必要な，臥床自体が誘因となる疾患の代表は胃食道逆流症，後鼻漏（仰臥位で悪化，腹臥位で軽快）です．胃食道逆流症も後鼻漏も，物理的に臥床で胃内容や鼻漏が流れ込むことによって咳が出ます．ですからこれらは，純粋に臥床で咳が出るわけです．

また，起座呼吸で有名なうっ血性心不全，これも立位や坐位のときには下半身に溜まっている水が，臥位になって肺内に流れ込んでくることで間質に浮腫が生じ，咳や呼吸困難が生じます．ただ，夜間は交感神経活動が低下することや，呼吸中枢の反応性が低下することから，昼間よりも症状が出やすいことも確かなのです．

一方，喘息の場合は，臥床で出る，という要素よりは「夜間」，「布団」という要素のほうが，より発症に関与しています．上にも書きましたが，夜間は副交感神経が優位になるため，気管支が収縮しやすく症状が出やすい．それがちょうど丑三つ時（午前2〜3時）頃だったりします．さらに，もう少し経過して午前4〜5時頃になると，空気が急激に冷え込んできて刺激になり，気管支収縮を起こす，という機序もあります．

また喘息で寝入り端に布団に入ると咳が出る，という現象は，布団に入って急に温度が変わることが原因です．これも臥床による，というよりは温度差ですね

喫煙歴に関しては，別に取り上げます．

JUMP！ 喫煙歴→72ページへGO！

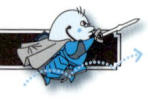

▶ ❷咳喘息・気管支喘息

　私は「慢性の咳」を訴えられたときに，まず咳喘息の除外，診断を考えます．慢性の咳を呈する疾患は数多くあるのですが，なぜでしょうか……？
　確かに咳喘息は多いです．増えています．でも，咳喘息を特別扱いする理由はそれだけではありません．多いからといって，何でもかんでもそれで済ませよう，というわけでもないのです．

　理由は，**咳喘息は，早期介入が予後を大きく改善させるから**．逆に，治療介入が遅れると慢性化して予後はよろしくありません．他の疾患だとなかなかこうはまいりません．やはり，よくなる可能性のある疾患をピックアップして早く治療する，大事なことじゃないでしょうか．
　特に非専門医の先生のところで，長らく喘息という診断を受けられずに治療介入が遅れ，喘息が重症化，慢性化した例を多く診ていると，とにかく，救える方をできるだけ救いたい，こう思うようになったわけです．
　ですから，「多い」ということだけでなく，「発見することが重要である」度合いが大きいので，慢性の咳，といわれたときに「咳喘息センサー」をしっかり張り巡らせて，お話を聞いていただきたい，こう思うわけです．

　定義としては，ホンマモンの喘息の前段階が咳喘息，咳喘息が高じると気管支喘息を発症，という理解でいいと思います．最初は咳だけの症状であったものが，あるときからひどくなって喘鳴，呼吸困難が出てくるということです．咳喘息の段階で介入に成功すれば治癒，進展防止が期待できますが，治療が遅れると具合が悪い，ということでした．
　咳喘息であっても，気管支喘息同様，生理学的には可逆性の気道狭窄と気道過敏性の亢進が特徴的でありますから，病歴上の特徴も似通っています．では，気管支喘息を疑う病歴には，どのようなものがあったでしょうか……．

> **JUMP！** 気管支喘息の病歴→17ページへGO！

　喘息を喘息たらしめている，というか，特徴づけているのが「繰り返し」，「可逆性の」，「過敏」であることを肝に銘じましょう．繰り返し，可逆性，過敏性について確認できたら，もうほぼ診断できたも同然．あとはアトピー素因や危険因子について尋ねておきます．

- 花粉症や鼻炎などのアレルギー疾患に以前から罹患している
- アレルギー疾患の家族歴
- 室内犬，猫などのペット飼育

あと，他疾患を除外するのに，このあたりを尋ねましょう．まあ，合併していることは多々あったりしますが……．

- 発熱はない（感染の除外）
- 咽頭痛はない（感染の除外）
- 浮腫はない（心不全の除外）

ちなみに，咳喘息による咳症状は，かなり激しくて鎮咳薬ではとても治まりません．

- 咳が激しくて眠れない，咳で目が覚める

という症状も，割と特徴的なものですが，咳喘息以外であれば百日咳・マイコプラズマも連想されます．そこで，そのようなことがこれまでにも繰り返しているか，あるいは「日によっては」咳が激しくて眠れない，咳で目が覚めることはあるものの，調子がよいときもあるのかという「繰り返し」，「可逆性」を確認します．

ここまで病歴を明らかにすれば，「喘息かも」と見当はつくでしょう．病歴から見当がついたら，次のステップは身体所見です．

JUMP！ 喘息の身体所見→110 ページへ GO！

▶ ❸後鼻漏

そもそも，「後鼻漏ってなんやねん」って話ですよね．鼻漏が後ろに流れる．鼻漏は鼻水（＝おもに鼻腔内の鼻粘膜から分泌された液体）で，前（＝鼻孔）から出たものを通常，鼻汁とかよんでいます．で，鼻腔には前の出口（＝鼻孔）以外に後ろにも出口がありまして，咽頭につながっています（図1-1）．

この，後ろの出口に鼻漏が流れる現象を後鼻漏とよびます．後ろに流れる鼻漏は咽頭に溜まり，刺激となって咳が生じます．溜まった鼻漏が「喉に絡む痰」と意識されます．

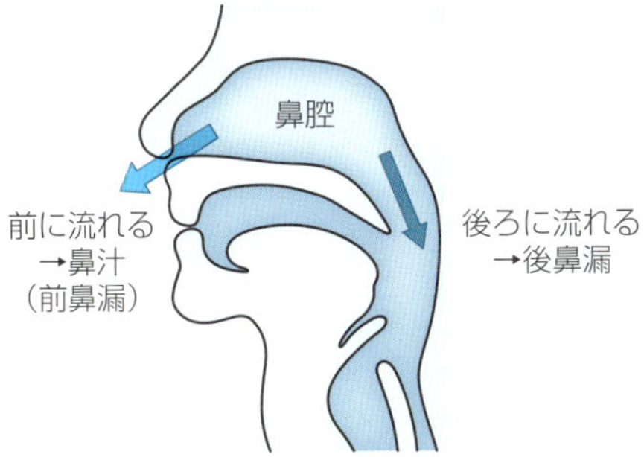

図1-1 後鼻漏
（レジデントのためのやさしイイ呼吸器教室．日本医事新報社より）

　私も後鼻漏もちですが，私ぐらいのベテラン（？）になりますと，「きたな」という感覚がわかります．鼻の奥に何か溜まってくる感覚．ただしこの感覚が養われて（？）いないと，「喉に絡む痰」としか認識できません．前の鼻の穴から鼻汁が出ないものですから，鼻の症状として感じない患者さんも多いのが現状です．

　後鼻漏をきたす原因は，アレルギー性鼻炎や副鼻腔炎など．また，UpToDate® によると，かぜ症候群で出る咳，原因の多くも後鼻漏だそうです．まあ欧米人と日本人では鼻腔のつくりも違うのかもしれませんが，思いのほか，後鼻漏という現象は「急性の咳」の原因としても多いのかもしれません．

　呼吸器外来の看板をあげていると，「咳が止まらない」という患者さんがたくさん来られますが，こういう「慢性の咳」の原因として，咳喘息の次に多いのは後鼻漏かなあ，という印象です．

　後鼻漏という病態や，点鼻薬で治療をすることを理解していただくのが難しかったりしますが，「なかなかよくならなかった咳がスッキリよくなった」といっていただけるのはうれしいものです．

　後鼻漏を疑う特異的な症状として，まず「喉のいがいがした感じ」，「喉に痰が絡む感じ」があるかどうかを聴きましょう．ある年代よりも上の方は，風邪薬のCMで聞いたことがある「エヘン虫」という表現で「それです！」となるかもしれません．

ネバッとしたモノが，常に喉というか鼻というか，奥のほうにベタッとついているような違和感，むずがゆさ．切りたくて何度も咳払いをしても，なかなか切れない．切れるとスッキリするんだけど……そんな感覚です．

それ以外の特徴として，ひとたび痰が切れたり，飲み込んだりすると咳がしばらく止まる，というのも特徴的です．分泌物の存在が咳を誘発しているということがよくわかります．

上を向くと鼻漏が流れやすくなるからか，上を向く姿勢，つまり仰臥位で咳が出やすくなります．仰臥位に限らず，側臥位でも，急に頭の向きを変えるとドロッと流れて咳につながりますが，**腹臥位になりますと分泌物が後ろに流れなくなるため，咳は軽減**します．これも特徴的な episode です．

時間帯としては，特にいつが多い，ということではなく，その他の要因で左右されます．昼間に多いのは，しゃべるときに引っかかるから咳き込む．夜間就寝時には仰臥位になるから出る，という具合です．ただ，寝ついてしまうとあまり目立たなくなるようです．

また，うがいをする際に上を向くと，モノが流れ込んで「オエッ」となったりむせたりする，という経験も個人的にはよくあるものです．これも仰臥位，というか上向きになるからでしょう．

一度ご説明して患者さんに感覚を言語で理解していただくと，次からは「鼻水が喉に落ちてくる感覚が〜」などといっていただけるようになります．

JUMP！ 副鼻腔の診察所見→81ページへGO！

▶ ❹アトピー咳嗽

さて，アトピー咳嗽．実は取り扱いには少々困っております．咳嗽に関するガイドラインに記載があり，私が開設しているブログでも以前取り上げましたが，私自身の実感として，当時からアトピー咳嗽と診断できるケースが少ないように思っていまして，最近ではここに分類されるケースがほとんどない，という印象をもっております．

アトピー咳嗽は気道過敏性がなく，気管支拡張薬が効かず，抗ヒスタミン薬が効く中枢気道の好酸球性炎症，というのが定義ですが，患者さんをみていると，気道過敏性がなく，気管支拡張薬が効かず，抗ヒスタミン薬が効くのはたいてい後鼻漏があるケースで，純然たるアトピー咳嗽にはなかなかお目にかかれないところです．

もっと情熱をもって診断に励めば，アトピー咳嗽症例も増えるのかもしれ

第1章 病歴編

ませんが……．UpToDate® にも記載がなく，後鼻漏とひっくるめて（？）Upper airway cough syndrome というくくりで語られています．自分でもあまり鑑別に熱心ではない，ということもあり，また，診断基準が治療的診断に基づくこともあり，ここ（病歴聴取の項）ではこれ以上の言及はしないで，次の項目に進ませていただきます．

▶ ❺喫煙による咳

「慢性の咳」，続いては喫煙による咳を考えます．というのも，**喫煙していれば必ず咳が出る**からです．高濃度の有毒物質を毎日気道内に吸引し，有毒物質が気道粘膜に沈着しているので，それを排除するために粘膜の粘液腺，杯細胞が過分泌をして痰が増えます．痰が増えると線毛が頑張って運動し，お掃除をします．結果，痰を喀出するために咳も増えることになるのです．

この反応は次項で出てくる COPD になっていなくても，喫煙していれば普通に起こります．他の疾患があっても，喫煙が症状を増悪させることもしばしば経験されます．喫煙がリスクになる肺疾患もたくさんあります．ですから，咳が出る，息苦しい，といった訴えがあれば，喫煙の有無を確認する，これは必須事項であります．

喫煙による咳を証明するには……，

- タバコをやめて，咳症状が改善するかどうかを確認する

ことが必要です．まあ要するに，喫煙中で咳が出ているという患者さんには，まず禁煙をお薦めする，ということになります．これは喫煙の各種リスクを勘案しても，大切なことだと思います．

▶ ❻COPD

喫煙を長く続けていると，2 割程度の方が COPD を発症されます．全員ではありません．じゃあ，どのくらい吸っていたら COPD になるのか．

どのくらい吸っていたのか，を表す数字として，ブリンクマン指数と pack-years があります．同じようなことですが，日本ではブリンクマン指数を多くみかけ，最近の論文や海外文献では pack-years が多いようです．

まずはナマの数字として，1 日○本×○〜○歳，と記載します．最近は値上げもあって禁煙に踏み切る方が多いので，やめた年齢を記載．これが一番わかりやすい．そんでもってブリンクマン指数なり pack-years を計算します（☞ 72 ページ）．

　　　　ブリンクマン指数＝1日○本×○年
　　　　pack-years＝1日○箱×○年

　だいたいですが，ブリンクマン指数400，20 pack-yearsで肺癌やCOPDの発症リスクが上がってくるようです．あくまで数字は目安で，20 pack-yearsの喫煙者において，COPDの発症率は19％という報告がありますから，多くないといえば多くない．まあしかし，こういう統計は，（禁煙していただくのが目的ですから）大げさにいっておいてちょうどよいくらいでしょう．

　ちなみに禁煙治療が保険適用になるのは2015年現在，ブリンクマン指数200以上の方です．

　重喫煙者の定義は60 pack-years以上で，その70％の方にCOPDが認められます．男性では大体そのくらいで，女性はその半分の30 pack-yearsで在宅酸素療法に移行することが多い，といわれています．女性のほうがタバコに弱い，ということです．

　で，COPDに「特異的な」症状はあるのでしょうか．COPDっぽい症状というのはあります．喫煙高齢者で，徐々に悪化する咳，痰，（労作時）呼吸困難．

　……って，慢性呼吸器疾患だったらたいていそうじゃない？
　そうですね．つまり，これは「特異的な」症状ではないのです．ということは，「症状のみから」COPDの診断を絞っていくことは難しい，こうなるわけですが，ここで「頻度」によるマジック（？）を使ってみましょう．

　2003年に行われたCOPDの大規模な疫学調査，NICE（Nippon COPD Epidemiology）studyでは，日本人のCOPD有病率は8.6％，そして70歳代に限ると15％程度がCOPDであろうと推測されています．これは喫煙経験を問わない有病率であります．
　ですから，喫煙者に限ると，COPDの有病率はずいぶん高くなります．まして，「咳や痰や呼吸困難を自覚するようになった高齢の喫煙者」に占めるCOPD患者の割合は相当に高くなるでしょう．
　そう，つまり，高齢でそれなりの喫煙者で，「咳や痰や呼吸困難，あと喘鳴

など」を訴える場合には，COPD の可能性を十分念頭において診療にあたるべき，ということです．これが若年者では喘息，高齢の場合心疾患が鑑別すべき疾患として重要になってきます．

COPD は喘息と異なり，

- あまり発作性の on-off はない（可逆性の欠如）
- 就寝中〜朝方に症状は出にくい
- 温度などの「変化」には敏感でない（過敏性の欠如）
- アトピー素因は発症とは関係ない

わけですから，その気になれば除外できる……．ハズなのですが，実は最近の問題として，COPD と喘息のオーバーラップが増えているという事実があります．

喫煙は COPD のみならず喘息のリスク因子でもあり，多くの方が機密性の高い住宅や欧米化の生活習慣など，喘息のリスクに多く曝されていることを反映して，COPD 患者の 20〜40％が喘息を合併していると報告されているのです．

心不全も然り．高齢者は大なり小なり，心は不全なもの．まして喫煙者となれば，それなりに傷んでいるでしょう．慢性心不全患者さんの COPD 合併率は 20〜30％ともいわれています．

ともかく NICE study で強調されていることは，「COPD が診断されていなさすぎ」，「もっと早期に診断をして，早期介入を図るべき」ということですから，COPD の可能性がある人を多く拾い上げ，スパイロメトリーなどでスクリーニングを行う，という意味でも，高齢喫煙者で，咳や痰や呼吸困難，喘鳴などを訴える場合には，COPD の可能性を想定しておくことが大切でしょう．

JUMP！ COPD の診察所見→111 ページへ GO！

❼じん肺・肺ランゲルハンス細胞組織球症・肺リンパ脈管筋腫症・閉塞性細気管支炎

● じん肺

じん肺に特徴的な病歴は，やはり職歴です．粉塵を繰り返し，相当な量吸い込まないとじん肺にはなりませんから，通常は何かをガリガリ削ったり

（鉱山，はつり），ゴシゴシこすったりジョキジョキ切ったり（アスベスト加工，配管工），溶接したりという作業を1日のうち相当時間行っていた，というのが典型的な病歴です．

　吸い込むものによってはそれほどの曝露でなくとも肺に病変が生じることもありますので，どのような物質を扱っていたか，具体的にどのような作業であったかを根掘り葉掘り尋ねましょう（☞ 75 ページ）．

●肺ランゲルハンス細胞組織球症（Langerhans cell histiocytosis: LCH）

　喫煙関連肺疾患に含まれていますので，喫煙歴は必ず確認．また，合併症として起こる自然気胸や尿崩症，骨病変（打ち抜き像：punched-out）の有無も重要です．

●肺リンパ脈管筋腫症（lymphangioleiomyomatosis: LAM）

　20〜40 歳代の女性に多く，繰り返す自然気胸，徐々に進行する（当初は労作時の）呼吸困難が特徴です．若い女性の呼吸困難ですが，喘息とは異なり，on-off はなく，進行していくのが特徴です．

　若い女性で似た感じの経過を辿るものには，特発性肺動脈性肺高血圧症（idiopathic pulmonary arterial hypertension：IPAH）もあり，（特に国試において……）しばしば鑑別が問題となります．こちらは血管の疾患ですから閉塞性障害はきたしません．

●閉塞性細気管支炎（bronchiolitis obliterans: BO）

　有名なところは骨髄移植，肺移植後の発症ですが，リウマチなどの膠原病に合併することも知られていますので，そのあたりの基礎疾患を確認しましょう．

　それ以外に，有毒ガスの吸入やマイコプラズマ感染，ウイルス感染が原因のこともあります．ガスの吸入歴，周囲での流行などを確認しておきましょう．

▶ ❽副鼻腔気管支症候群

　上気道の好中球性気道炎症である慢性副鼻腔炎に下気道の炎症性疾患である気管支拡張症，びまん性汎細気管支炎などが合併した病態と定義されています．

慢性咳嗽の鑑別として，副鼻腔気管支症候群（sinobronchial syndrome：SBS）をあげることに違和感をもたれる方もおられるかもしれません．UpToDate® をはじめとして海外のガイドラインを参照していると，この病名にはお目にかかりません．強いていえば上気道咳症候群（upper airway cough syndrome）に含まれるというか．なので英文至上主義の方にはなじまないと思われる病名です．とはいえアトピー咳同様，日本の「咳嗽に関するガイドライン」では第1版，第2版ともにガッツリと述べられていますから，やはり考察する必要があるでしょう．

　「ガイドラインへの記載が彼方ではなく，此方ではある」という現象の理由は2つ考えられます．ひとつは，その疾患の発症頻度に差がある．もうひとつは，その疾患の理解に差がある場合です．
　たとえばびまん性汎細気管支炎（diffuse panbronchiolitis：DPB）．こちらは多くの考察がなされた結果，アジア，特に日本に多いとされています．一方で，嚢胞性線維症は日本にはほとんどなく，欧米に多い．遺伝素因とかいろいろいわれていますが，いまいち理由はハッキリしません．
　まあその流れで，副鼻腔〜気管支の線毛機能が低下していると考えられる，「副鼻腔気管支症候群も日本に多いのかな」と想像すると理解しやすいように思います．欧米では副鼻腔炎，ということでそちらに含められていて，副鼻腔炎症状のある症例に特にいちいち胸部X線写真やCTを撮ることはないのかもしれません．でも咳が長引けばさすがに検査するでしょうか．

　副鼻腔気管支症候群をあえて独立した診断名で診断するほうがいい，とする理由は，やはり治療のところに関わってくる問題があるからです．DPBでおなじみのエリスロマイシン（マクロライド）少量長期療法，それはもう劇的に効きます．その印象があれば，副鼻腔気管支症候群であればまずエリスロマイシンを使ってみようかな，という気になる，これには同意できるかと思います（エビデンスという点ではアレですが……）．
　もしこのエリスロマイシン少量長期療法がなければ，副鼻腔気管支症候群の治療は去痰薬，それに副鼻腔炎治療としての点鼻薬，となり，副鼻腔炎と何ら変わりがないことになってしまいます．
　ひょっとしたら欧米で独立した診断名とされていない理由は，その「治療に何ら変わりがない点」にあるのではないか，と思うわけです．いってみれば，欧米は合理的考えかたで，本邦では原理的考えかた，といってもいいのかもしれません．欧米の特にガイドラインでは，治療に直結するように診断

名を分類していて，本邦のガイドラインでは，あくまで疾患概念，分類に重きをおき，提唱した先生に敬意を表する，みたいな感覚が感じられるのです．

　私自身は，細かい鑑別よりも治療介入をキッチリ行うことが大事，と思っているので（アトピー咳嗽の記事をご覧いただいてもおわかりいただけるように），欧米の考えかたに近いかとは思いますが，それでも副鼻腔気管支症候群は，エリスロマイシンを使ってみる価値がある，という点で独立させた疾患として扱ってもいいのかもしれません．

　ただ，昨今とっても増えている非結核性抗酸菌症，特にMACの結節・気管支拡張型はしばしば中葉，舌区に気管支拡張と粒状影をみますから，紛らわしい存在です．MAC症に対してクラリスロマイシンを単剤でダラダラ用いることは厳に慎まなくてはなりませんから，MAC症との異同を含め，診断には慎重であるべきです．

　さて，副鼻腔気管支症候群に特徴的な病歴はあるでしょうか．定義上，副鼻腔炎の存在は必須ですから，副鼻腔炎の症状である後鼻漏感や咳払いがあれば疑う必要があります．

　咳嗽に関するガイドライン第2版による診断基準には，「8週間以上続く呼吸困難発作を伴わない湿性咳嗽」，「14・15員環マクロライド系抗菌薬や去痰薬による治療が有効」という項目（☞226ページ）が含まれていますが，症状だけでいいますとそれほど特異度は高くなく，診断には視診や検査所見を組み合わせる必要がある，ということでしょう．

JUMP！ 副鼻腔炎の診察所見→81ページへGO！

▶ ❾百日咳・マイコプラズマ感染症

　百日咳とマイコプラズマ感染症．これらは感染症であるにもかかわらず，長期間（3週間以上）にわたって咳嗽をきたしうる疾患たちであります．それゆえに特に「慢性の咳」を鑑別する際，しばしば頭を悩ませる存在であるところです．

　百日咳，以前は小児の疾患でしたが，近年では成人症例の増加が報告されています．小児の場合，ガイドラインに明記されている「発作性の咳き込み」，「吸気性の笛声」，「咳き込み後の嘔吐」のいずれかひとつ以上を伴っていれば

臨床的に診断可能ではありますが，成人では実際，なかなかそのような典型的な症状とはなりません．

症状の特徴としては，百日咳，マイコプラズマともども「激しい咳き込み」，「2週間以上続く」，「乾性咳嗽」，「夜間眠れない」などの訴えがあります．しかしこれらは喘息でも同じ．一部機序的に近いところもあるようですし，マイコプラズマ感染後に喘息を発症，という報告もありますから，似たような症状になるのはやむなしでしょうか．

そうすると，よりどころはその「感染性」と，喘息の特徴である「繰り返し」，「可逆性」，「過敏性」ということになります．

前者は周囲の流行，地域の流行状況を確認することである程度目星がつきます．もちろん，周囲の人が皆，百日咳やマイコプラズマの診断がなされているとは限りませんから，「周りできつい咳をしている人はいませんか」，「咳のかぜが流行っていませんか」などといった訊きかたになるでしょう．
そして後者に対しては「これまでにこのようなepisode，これほどひどい咳がありましたか」という質問をします．初めてのepisodeであるからといって感染と決めつけるわけにはまいりませんが，少なくとも複数回繰り返している，あるいは幼少時気管支炎を繰り返していたとか喘息といわれていたとかいうことになると，喘息の可能性がグンと高まるでしょう．

実際はマイコプラズマなんかですと再感染があるといいますが，「毎年同じような時期の繰り返し」であれば，喘息と考えてよいでしょう．

JUMP！ 百日咳・マイコプラズマの診断，検査所見→227ページへGO！

▶ ⑩胃食道逆流症

胃食道逆流症は慢性に続く咳の原因として，「あまりよく知られていなかった」ということもあり一時脚光を浴びましたが，思ったほど頻度が高くない，ということがいわれています．しかしながら，食生活の欧米化などで今後増加が予想され，多くの医師が咳の原因として知っておくべき病態であることは間違いありません．

症状は割合特徴的で，いわゆる胸やけとか酸っぱいものが上がる，といっ

た食道由来のものがみられます．それ以外に，咽頭や喉頭における逆流症状として咳払い，喉頭違和感，喉頭痛，嗄声なども認めます．

通常よくあるのは，下部食道括約筋が一過性にゆるんで胃酸が食道へと逆流することで，下部食道の迷走神経を刺激するという機序が考えられています．この機序ですと立位時や覚醒中，要は腹圧が上昇するような場面で好発するため，咳は昼間に多く食道症状を伴いにくいとされています．

それとは異なり，食道裂孔ヘルニアなどで常に括約筋がゆるんでいて，逆流内容が上部食道，咽頭～下気道を直接刺激するという機序もあり，その場合は食道症状や咽喉頭症状を伴いやすく，臥位での逆流や夜間の咳の頻度が高いようです．

ということをふまえて，「咳嗽に関するガイドライン第2版」による診断基準は以下のとおりとなっています（一部記載を追加しています）．

- **治療前診断基準**
    8週間以上持続する慢性咳嗽で，以下のいずれかを満たす．
    - 胸やけ，食後胃重感，呑酸，おくびなど，胃食道逆流の食道症状を伴う
    - 咳払い，喉頭違和感，喉頭痛，嗄声など，胃食道逆流の咽喉頭症状を伴う
    - 咳が会話，起床，上半身前屈，体重増加などで増強する
    - 咳嗽の原因となる薬剤（ACE阻害薬など）がなく，気管支拡張薬，吸入ステロイド薬，抗アレルギー薬などの治療が無効，あるいは効果不十分

- **治療後診断**
    胃食道逆流に対する治療（プロトンポンプ阻害薬，H_2受容体拮抗薬など）により咳嗽が軽快する．
    PPI試験投与，みたいにいわれたりしますが，まあこれは症状というよりも診断的治療ですね．

▶ ⓫薬剤性の咳

続いては，薬剤が原因で出る咳です．といっても，これには2種類あります．

ひとつは薬剤が咳のみを誘発する場合．代表はアンジオテンシン変換酵素（ACE）阻害薬です．ものによりますが頻度は10〜30％程度とされています．意外とけっこうあるのですね．

　多くの例では最初に内服してから数時間以内に起こりますが，数週間とか数カ月とか，それなりに長い間内服を続けてから咳が出だす，ということもあるようです．この場合の診断は，正しい病歴聴取がすべてといえるでしょう．咳が出だした頃に降圧薬を飲み始めたか，薬の種類は何か，これを確認すれば診断は容易です．

　機序としては，本来 ACE によって分解されるべきブラジキニン，サブスタンス P といった咳を誘発する物質が，ACE を阻害することによって肺や上気道に蓄積する，ということが考えられています．まあ直接咳の原因物質が増えるわけですが，なぜか全員に起こるわけではなく，女性や非喫煙者に多いようです．

　で，作用点がよく似たアンジオテンシンⅡ受容体拮抗薬（ARB）ではACEが阻害されないのでそういったことが起こらない，結果，咳が出ない，ということになります．そういうこともあってか，日本ではACE阻害薬は忌避されるようになり，ARB 全盛となりました．この事なかれ感が，いかにも日本的というか何というか．

　ともかくそんなわけで，ACE阻害薬はARBに取って代わられ，昨今ではこの機序の咳は減っているように思います．

▶ ⑫薬剤性肺障害とアスピリン喘息

　薬剤が原因で出る咳，もうひとつとは，薬剤性間質性肺炎や肺胞出血，アスピリン喘息のように，薬剤が原因で肺病変が発症した場合，です．

　これは特に昨今多く発売されるようになった分子標的薬をはじめとする抗癌剤，生物学的製剤にとどまらず，漢方薬やサプリメントに至るまで，さまざまな薬剤で発症する可能性があります．

　ですので，まずはACE阻害薬同様に，咳が出だした頃，出だす前に何か薬を飲み始めたかどうか．漢方薬，健康食品，サプリメントを含めて，それを確認することが大事です．

　ある程度慣れてくると，そういう事象を引き起こす薬の種類が何となくわかってくるものですが，どんどん新しい薬も出ていますので，

　　● pneumotox（http://www.pneumotox.com/）

●医薬品医療機器情報提供 HP（http://www.info.pmda.go.jp/）

などを確認する習慣をつけておきたいものです．なかなか健康食品やサプリメントの情報を得るのは難しいものですが……．

あと，病歴に特徴があるのがアスピリン喘息です．
喘息患者の1割程度がアスピリン喘息を伴うといわれており，注意が必要です．
消炎鎮痛剤（痛み止め）によって喘息発作が起こる，そういう患者さんのことですが，原因として（消炎鎮痛薬として有名な）アスピリンの名前をつけているゆえに，しばしば「アスピリンだけで起こる」，「ピリン系で起こる」と誤解されがちですが，そんなことはありません．

アスピリンに限らず多くの消炎鎮痛剤で（湿布でも！）起こります．病歴のポイントは消炎鎮痛剤を内服・使用した後，数分から数時間以内に強い発作が現れる，という点です．

尋ねかたとしては，間違っても
「アスピリンを飲んだ後に喘息が出たことがありますか？」
ではなく，
「何か薬とか湿布を使った後に，咳がよく出るとかゼイゼイいうとかした経験はないですか？」
のように具体的に，かみ砕いて聞くとよいでしょう．

また，患者さんの特徴として，

- 30歳以降の発症
- 慢性鼻炎や鼻茸がある
- 発作が急に激しく起こる

ということがありますから，このあたりも確認しましょう．

▶ ⑬誤嚥

高齢化ですから，誤嚥による咳もしばしばみかけます．80歳（もっと前から？）を超えてきたら，大なり小なり不顕性誤嚥はありそうで，今後も増加することは間違いないでしょう．

さて，そういう方が「咳が出る」といわれたからといって「咳止め」を使うとどうなるか．

●咳止め＝中枢性鎮咳薬

　咳止めとはすなわち，咳中枢の感度を鈍らせて咳を止めるものです．誤嚥がある場合に中枢性鎮咳薬を使用すると，咳の感度が鈍ってしまい，誤嚥の悪化＝誤嚥性肺炎発症の危険性があるため，誤嚥の有無を見極める必要があります……．というか，高齢者には禁忌と考えたほうがよいと思います．

　で，本題ですが，誤嚥で出る咳は病歴，特にタイミングが特徴的です．

　基礎として高齢者，それに/または脳血管障害の既往がある患者さんで，食事中，食後に出る咳，痰の絡んだ感じ．

　あと，ガラガラ声も特徴です．

　初期はあまりそれ以外に症状は出ないので，食事との関連，それ以外では咳が出ない，という病歴を捉えることができたら，診断は可能です．誤嚥の治療はなかなか困難ですが，個人的には半夏厚朴湯をよく使います．けっこうよい感じです．

▶ ⓮心因性・習慣性咳嗽

　そもそも咳中枢は大脳皮質によってもコントロールされているため，ストレスそのものでも咳が出ることがあります．それが習慣になってしまうと，慢性咳嗽の原因にもなるのです．

　まあ，多いのは小児〜思春期で，チック的なクセ，咳払いの習慣など，いくつかの分類があります．成人の場合，他の器質的，機能的咳嗽（特に喘息，胃食道逆流症などなど）と合併している場合，つまり器質的疾患は別にあって，情動的要素がもともとある疾患を修飾している場合が多いようです．

　この機序で生じる咳に関しては，何か検査をしてそれでわかる，という性質のものではありません．問診，というかお話をしていて，「ん？　ストレスが多そう……」，「今，いろいろなことが気になっていそう……」などなど，精神的，情動的要素が感じられる場合には，考えに入れる必要がある，ということです．

ということで，器質的疾患があるという診断に間違いがない，にもかかわらず，治療が想定どおりに進まない，そして問診，会話から精神的な要素が感じられる場合には，情動的要素による修飾の可能性を考える必要があるでしょう．これは，しばしば経験されるところです．

▶ ⓯肺結核・肺非結核性抗酸菌症

　呼吸器の領域で，慢性の経過をとる感染症といえば，何といっても結核・非結核性抗酸菌症を考えるべきでしょう．特に結核は，ヒトに迷惑をかける点から鑑別の上位にあげておくべきです．

　それ以外には，膿瘍形成系．慢性膿胸，副鼻腔炎など，長い間ひっそりと膿瘍が溜まっていたりします．さらに慢性のウイルス感染症，真菌感染症など日和見感染症も頻度は少ないながら考えられます．

　ということで，結核や非結核性抗酸菌症を診断するための病歴は……有名な格言（？）．

　　結核は　忘れた頃に　やってくる

　これがすべてかもしれません．とにかく，その存在を忘れないことが大事です．

　肺結核は，他人にうつすという意味から社会的に最も重要な疾患です．したがって慢性の咳を訴える症例では，必ず除外をしておかねばなりません．でも最近では幸か不幸か，結核症例をみる機会が減っています．診ることがないと，ついつい忘れがちになってしまう．で，なぜか（確率的に？）忘れた頃に……となってしまうのです．

　結核に特異的な症状とか所見というのはありませんが，症状としては多くの場合，慢性の痰を伴う咳，それに微熱，倦怠感，寝汗（夜間盗汗），体重減少などの感染を思わせる徴候に注意が必要です．結局は「慢性」，「感染」がキーワードです．

　ただしこれらの症状がなくても，安易に否定すべきではありません．少なくとも原因が確定していない，慢性に続く何らかの（呼吸器）症状に対しては，喀痰検査や胸部Ｘ線写真，あるいはCTを確認する必要があります．

　特に下にあげるようなリスク因子をもつ症例は，常日頃から結核の発症に

注意を払っておく必要があります．

結核のリスク因子

- 多量喫煙
- 糖尿病
- 胃切除後
- AIDS その他の血液疾患
- 担癌状態
- 人工透析中
- ステロイド治療・免疫抑制薬治療
- 珪肺

　それから，既往としての結核治療歴には注意が必要です．というのも，結核はいつ頃どのような治療を受けていたかによって再発の可能性が異なるからです．

JUMP！ 結核既往歴の聴取→63 ページへ GO！

　肺非結核性抗酸菌症の方は，他人にうつすというエビデンスは今のところなさそうで，そういう意味での「たちの悪さ」はないのですが，逆に決め手となるような薬もなく，ひとたび悪化・進行しだすとなかなか根治は難しいという「たちの悪さ」があります．

　症状としては結核同様，慢性の痰を伴う咳，息切れ，それに微熱，倦怠感，寝汗（夜間盗汗），体重減少などの感染を思わせる徴候があげられます．ただし，結節・気管支拡張型では，胸部 X 線写真で異常がみられるのに症状がまったくない，という症例も決して少なくありません．その場合，健康診断が発見動機となることもあります．

　非結核性抗酸菌はそもそも水環境や土壌などに常在し，結核菌とは異なりヒト体外でも生存できるため，ヒトの体内に入る必要もありません．そんな彼らを吸いこんで，その菌が肺に「たまたま」定住，増殖すると肺非結核性抗酸菌症となるのです．
　この発症にはおそらく宿主側の（免疫学的機序による？）要因が関与していると考えられているのですが，発症の機序を含め，まだまだわかっていな

いことが多いです．肺非結核性抗酸菌症がどういう方に発症しやすいのか，ある程度知られているのは，以下のようなケースです．

- 膠原病・IFN 抗体の存在する例
- シャワーの乱用
- 女性ホルモンの低下
- 痩せ型

何となく，高齢のほっそりした女性，というイメージですね．
（レジデントのためのやさしイイ呼吸器教室．医事新報社より）

JUMP！ 非結核性抗酸菌症の身体診察所見→136 ページへ GO！
結核・肺非結核性抗酸菌症の検査所見→240 ページへ GO！

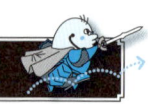

▶ ⑯肺癌

　高齢化，それに高齢者の高い（過去の）喫煙率を反映して，肺癌はまだまだ増加傾向にあるようです．肺癌を早期発見できるかどうかは，予後を大きく左右しますから，症状などから肺癌の存在がわかると有用なのですが……．
　実際はなかなか難しいところです．少なくとも「早期」の段階で症状が出る，というのはよほど中枢にあるか，直接症状に関係ない陰影が偶然 CT を撮影したらみつかったとか，そういう episode だったりします．
　中枢に生じた癌をはじめとする腫瘤性病変では，慢性に咳，痰などの症状が出ますが，症状としてはまったく特異的ではありません．血痰，となってきますと，少し癌らしくなりますが，他にも血痰をきたす疾患は多く，鑑別には検査を必要とします．

JUMP！ 気管支鏡検査→214 ページへ GO！

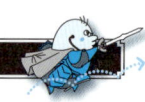

　かといって，「見逃し」が大きな損失になることは間違いありません．ですから少なくとも中年以降の喫煙者の，明らかな感染徴候を伴わない，「慢性の咳」の場合，必ず胸部 X 線写真，何だったら胸部 CT を一度は撮影し，肺癌の否定をするべきでしょう．
　私が若い頃，中年以降の喫煙者で肺炎をきたした症例では，胸部 X 線写真と喀痰細胞診をとるよう指導されたものです．というのも，しばしば中枢の肺癌による閉塞性肺炎が経験されていたからです．
　胸部 X 線写真のみですと，中枢の気管支内に存在するポリープ様の病変を

見逃すこともありますから，診断精度を上げるために喀痰細胞診を併用していたのですね．

JUMP！ 肺癌の身体診察所見→118 ページへ GO！
肺癌の診断→267 ページへ GO！

▶ ⓱ 間質性肺炎・過敏性肺炎

　ひと口に「間質性肺炎」といっても，山ほど分類がありますが，いわゆる間質性肺炎に特異的といえる病歴は，ハッキリしたものはないと思います．COPD その他の慢性呼吸器疾患と同じで，「慢性の」，「咳」，「労作時の息切れ」から始まってきます．

　強いて特徴的なことをいいますと，咳は多くの場合乾性で，痰の産生が少ないこと，拡散障害のために労作時の息切れが著しくみられることなどがあげられますが，なかなかそれらの点で他の疾患と鑑別するのは難しいでしょう．

　ですから，間質性肺炎の診断には，やはり身体所見（捻髪音＝fine crackles）と画像所見が重要であり必須なのです．で，むしろ間質性肺炎と診断してから，改めて問診が重要になる，といったほうがよいでしょう．

　問診が重要になる間質性肺炎の代表が過敏性肺炎です．過敏性肺炎はアレルギー機序で発症するため，抗原に曝露すると症状（乾性の咳，呼吸困難，発熱など）が出て，抗原から隔離されると症状が軽快する，という比較的特徴的な病歴がみられます．

　具体的には自宅近くに大量に住む鳥やペット，自宅の隅に生えたカビ（和風木造建築で古い家に生えやすい）などが抗原であれば，自宅に帰ると症状が出るでしょうし，抗原が職場で吸入する粉塵であれば，出勤のたびに症状が出ることになります．

　そういう，アレルギーっぽい病歴が判明したら，家の造り（木造建築かどうか），築年数（夏型過敏性肺炎）から自宅や近隣での鳥の飼育に羽毛布団の使用（鳥飼病），加湿器の使用（加湿器肺），職場での干し草の取り扱い（農夫肺），化学物質（イソシアネート）の使用や職場環境などを根掘り葉掘り聞くことになります．それ以外にも，特定の物質を継続的に吸入するようなことはないか確認します．

　特に鳩小屋は，意外に住宅街のなかにあったりします．通勤途上にある鳩

小屋で発症，というケースもあったそうですので，注意が必要です．
　また，ある薬剤を内服してから症状が出始めた，という病歴では薬剤性肺障害の鑑別が必要になります．「薬」のみならず，漢方薬，健康食品の類やサプリメントに至るまで，ありとあらゆる「新しく服用しはじめたもの」の情報が必要です．

　高齢化を反映して多剤を内服されている患者さんも少なくありませんが，使用している薬剤などのうち，これまでに薬剤性肺障害を引き起こしたという報告が多いものが有力な鑑別診断と考えられますので，そういった情報の収集も大切です．

　治療が難しいケースの多い間質性肺炎にあって，原因物質の回避によって治療に結びつく過敏性肺炎と薬剤性肺障害を診断することは，患者さんにとって大いに有用なことです．ぜひ根掘り葉掘り生活歴を聴取してください．
（月刊 KOKUTAI 2014 年 2，3 月合併号．医学教育出版社より）

JUMP！ 間質性肺炎の身体診察所見→124 ページへ GO！

1-1-6 慢性の呼吸困難

❶鑑別疾患

　慢性に呼吸困難をきたす疾患はたくさんあります．慢性の咳であげた疾患たちと一部かぶりますが，

- COPD
- 気管支喘息
- 心不全
- 肺結核・非結核性抗酸菌症
- 気管支拡張症・びまん性汎細気管支炎
- 肺癌（胸水・無気肺）
- 肺結核や肺癌以外の胸水

- 間質性肺炎
- 肺化膿症・膿胸（☞55ページ）
- 肺高血圧症（☞55ページ）
- 上大静脈症候群（☞56ページ）

肺以外の病変では,

- 貧血（☞57ページ）
- 肥満（☞57ページ）
- 筋障害（神経筋疾患・廃用性萎縮）（☞57ページ）
- 気道狭窄・鼻閉

などなどでしょうか.

▶ ❷肺化膿症・慢性膿胸

　上にあげた鑑別診断の多くは，すでに「慢性の咳」のところで述べられています．まだ述べられていない肺化膿症・慢性膿胸について，病歴上の特徴をあげてみましょう．といっても，症状としてはあまり特異的とはいえない，慢性の呼吸困難や微熱などが主なものです．

　嫌気性感染を思わせる「口臭」,「口腔内清掃状態がよくない」,「誤嚥リスク」も聴取すべき病歴ではありますが，肺化膿症の診断そのものには寄与しません．

　膿瘍形成，膿胸の診断には胸部CT写真が必要なのです……（☞262ページ）.

JUMP！ 膿胸の身体所見→135ページへGO！
膿胸の検査所見→261ページへGO！

▶ ❸肺高血圧症を思わせる病歴

　慢性の呼吸困難をきたすものとして昨今脚光を浴びているものに肺高血圧症があります．脚光を浴びる，というのはいろいろと薬剤が開発されたから，なのですが.

　肺高血圧症にもいろいろな種類があります．基礎疾患のない特発性と，おもに膠原病など他の疾患に合併するものからなる肺動脈性肺高血圧症（PAH），それ以外にも左心系疾患に伴う肺高血圧症，肺疾患や低酸素に伴う肺高血圧症，慢性血栓塞栓性肺高血圧症など．詳しい分類についてここで述べるのは本筋ではありませんが……．

基礎疾患のあるものはそれぞれに特有の症状などが見受けられると思いますが，その基礎疾患に「肺高血圧症」が合併してきたときにどのような症状がみられるか……それが 呼吸困難 なのです．

　基礎疾患の症状に上乗せする形で，比較的慢性に，かつ進行性に息切れ，呼吸困難が進行してくる．肺動脈圧が上昇することで右心系の圧が上がり，肺を環流する血液のうっ滞が起こることから酸素の運搬に障害が起きて低酸素，呼吸困難をきたします．一方で，肺胞や気管支が傷害されるわけではないことから，咳や痰といった症状は出にくい，となります．

　というわけで，なかなか特徴的な症状というものはありませんが，徐々に進行する呼吸困難，というものが主な症状であるとはいえるでしょう．それ以外に胸痛や失神発作といった症状がみられることもあります．

JUMP！ 肺高血圧の身体所見→138ページへGO！

▶ ❹上大静脈（SVC）症候群

　慢性に呼吸困難をきたす疾患，最後に上大静脈（SVC）症候群をあげてみましょう．

　上大静脈症候群の機序は，本来頭頸部や上腕からの静脈環流を集めて心臓に送っている上大静脈が，おもに肺癌などによって狭窄し，流れがせき止められると……，頭頸部や上腕の血流がうっ滞し，顔面や上肢の浮腫が生じます．生じた浮腫によって，頭痛やめまいとともに呼吸困難が起こってきます．

　症状の経過は比較的慢性に頭頸部の浮腫やそれに伴う症状が起こってくることが多いですが，原疾患の進展速度，あるいは側副血行路のでき具合などによって，割と急に症状が出てくることもあります．

JUMP！ 上大静脈症候群の身体所見→119ページへGO！

▶ ❺肺以外の病変による呼吸困難

　慢性に呼吸困難をきたす疾患で肺以外の疾患では，以下のようなものをあげました．

● 貧血

- 肥満
- 筋障害（神経筋疾患・廃用性萎縮）
- 気道狭窄・鼻閉

　他に胃食道逆流症でも呼吸困難感が生じうるのですが，こちらは慢性の咳で取り上げましたので割愛します．

● **貧血**

　貧血の場合，症状としては労作性呼吸困難以外に易疲労感，それに動悸などがありますから，そういった症状を確認します．急性の失血では立ちくらみ（起立性低血圧）もみられます．また，顔色が悪い，蒼白になったという徴候も高度の貧血ではよくみられるようです．

　貧血の原因として多いのは消化管出血や子宮筋腫などによる過多月経といった出血による失血ですので，黒色便，タール便や血便の有無を確認します．それに女性では月経時の出血量も必ず尋ねます．

　既往歴として，胃切除後では大球性貧血のリスクとなりますので確認が必要です．

　生活歴として飲酒は呼吸器疾患ではそれほど重要ではありませんが，貧血を疑う場合には食生活とともに要確認ですね．

● **肥満**

　肥満については，まあみたらわかるといいますか，体重の「増加」がポイントですね．でも体重を定期的に量っていない場合もあるでしょうから，ズボンのベルトの孔がずれたとか，着ているものが小さくなったとか，具体的に聞き出す工夫も必要でしょう．

● **筋障害**

　筋障害は筋の脱力，易疲労性，日頃の ADL やできていた動作を確認します．声が出にくい，嗄声なども特徴的な症状です．

● **気道狭窄・鼻閉**

　気道狭窄では喉が詰まった感じ，息が吸えない，といった症状になります．鼻閉も鼻閉として自覚できることが多いでしょう．

（月刊 KOKUTAI 2013 年 8 月号．医学教育出版社より）

▶ ❻ふんわりした「息が苦しい」の鑑別

「息が苦しい」という訴えがあっても，酸素飽和度は低くなく，頻脈その他バイタルサイン，はたまた身体所見にも何も異常がみられないことがしばしばあったりします．そういう場合，訴えのなかに神経質，ストレス，といったキーワードがあることも少なくありません．

他覚的，客観的指標で低酸素であったり，気道狭窄であったり，という所見が得られない場合，いくつかの可能性が考えられます．

①病態に波があって，診察時に捉えられない
②下気道以外に病変がある
③精神的要素

①病態に波があって，診察時に捉えられない．平たくいえばアレルギー性疾患の存在です．
「息が苦しい」だけであれば，まず気管支喘息の存在は想定すべきでしょう．これが発熱を伴うと過敏性肺炎ですが……．喘息特有の on-off，繰り返し，各種刺激に対する過敏性といった episode があるかどうか，注意深い問診が必要です．喘息はしばしば情動発作に合併，あるいは悪化の契機になることがあり，安易に「精神的要素」と片づけないほうがよろしいかと思います．

②下気道以外の気道病変，ひとつは上気道病変です．アレルギー性鼻炎による鼻閉とか，副鼻腔炎など，本人が気づかない鼻症状，既往がないか，しっかり確認しましょう．鼻鏡やファイバーで観察できればいいのですが，やや習熟が必要です．ある程度目星をつけて，点鼻薬などで改善が得られれば，診断を確定できるでしょう．
もうひとつは食道病変による，圧迫感やつまり感，違和感を「息苦しい」と表現されている場合．慢性の咳のところでも述べましたが，胃食道逆流症に伴う胸やけ，呑酸，おくびなどの症状，姿勢による増悪などがあるかどうか，注意深い問診が必要です．こちらは上部消化管内視鏡で確認できることもありますが，内視鏡的にびらんなどをきたさないケースを含め，PPIの試験投与で確認が必要です．

③これらの器質的疾患を否定して，なお症状が続く，そしていかにもそれっぽい病歴，診察所見がみられたら，ここでストレス・自律神経失調ともい

われるものを考えることになるでしょう．ひょっとすると，暫定的にここに入れておいて，という症例はけっこう多いかもしれませんね……．あくまで暫定的に，ですが．

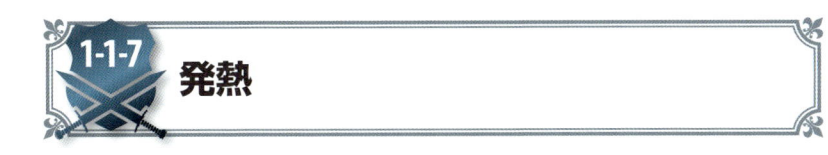

1-1-7 発熱

　熱そのものはきわめて非特異的な症状で，熱型，最高何℃まで上がったか，という情報は，本人の免疫力，体力による要素が大きく，診断を絞るための役には立ちそうにありません．
　一般的には発熱プラスアルファの症状が大事です．基本，熱以外の症状を参照していただければいいかと思いますが，疾患特異性の高い情報をいくつかお示ししておきます．

　熱自体に特異的な情報があるとすれば，悪寒戦慄の有無，比較的徐脈（発熱の割に脈拍数が増えない）あたりでしょう．
　悪寒戦慄は菌血症を診断するきわめて特異度の高い症状であり，この訴えがあったら血液培養が必須です．
　比較的徐脈をきたす呼吸器感染症はレジオネラ，嫌気性菌あたりで，特に重症肺炎のときはレジオネラを疑う手がかりになる，重要所見であります．ただし，他のウイルスや非定型病原体による感染症，βブロッカーを内服しているときや悪性リンパ腫，腫瘍熱や薬剤熱などでもみられますので，これのみで「レジオネラ」とはいえません．

　発熱の発症様式でも，ある程度のことがわかります．

- 急性の熱：急性感染症
- 慢性の熱：さまざまな疾患が鑑別にあがりますが，感染症では抗酸菌感染症，膿瘍形成，慢性膿胸などを忘れずに
- 繰り返す，on-off がある：アレルギー性疾患です
　　　　　　　　　　　熱＋咳，呼吸困難を繰り返す≒過敏性肺炎
- 微熱＋咳の持続→副鼻腔炎（膿瘍みたいなもん）
　　　　　　　　結核，非結核性抗酸菌症など

1-1-8 健診発見・無症状

　ということで健診発見，無症状で受診となった場合．
　まずは「何が異常所見であるか（＝何が問題で引っかかったか）」を確認します．多くの場合，胸部X線写真などの画像所見か，せいぜい肺機能障害の異常です．あ，最近は，否定的な意見の多い腫瘍マーカー異常でも来られます．
　健診発見，無症状で受診された方については，まずは症状が本当にまったくないのかを確認し，持参された検査結果をもう一度評価することから始めましょう．
　指摘された異常が的外れなものでないかはもちろんですが，指摘された異常以外にも何かあるやもしれません．健診機関の見立ても参考にしつつ，自分なりに評価して次の検査を決めましょう．
　そしてやはり諸悪の根源，喫煙歴の確認は必要ですね．しかしながら症状がないので，それ以上根掘り葉掘り伺う手がかりもないのが実際のところでしょう．

　健診で発見された異常影，大きく分けると

- 腫瘤系：腫瘍，腫瘤形成性感染症（抗酸菌，真菌など）
- びまん系：間質性肺疾患
- びまん性の粒・腫瘤系：サルコイドーシス，リンパ増殖性疾患，びまん性に存在する腫瘍

になるかと思います．いずれも，陰影がある程度の大きさに達するまでは無症状ですので，読影が診断へのカギになります．

　異常影の性状によって，さらなる診断には，以下のようなアプローチを行います．

▶ ❶腫瘤系（孤発性の腫瘤影）

　経気管支生検，経皮針生検，それでアプローチできない場合には胸腔鏡下生検を行います．何よりも物的証拠である生検が決め手になります．喀痰検

査で判明することも少ないながらあります．

　状況証拠としては腫瘍マーカー，たとえば比較的感度，特異度が高いといわれている CEA・シフラ・ProGRP（☞ 209 ページ）などを採取します．

▶ ❷びまん系（両側びまん性のすりガラス影，浸潤影）

　診断には病歴と画像診断が重要です．病歴で過敏性肺炎が疑われたら沈降抗体検査を行ったり，家庭訪問をしたりします．また，入院で改善する，on-off があれば診断の根拠になります．

> **JUMP！** 過敏性肺炎の病歴→75 ページへ GO！

　状況証拠としては KL-6，SP-A，SP-D（☞ 205 ページ）が高値であれば，間質性肺炎であると判断することはそれほど困難ではありません．しかし過敏性肺炎以外の間質性肺炎にもいろいろありまして，診断に迷う場合には，気管支肺胞洗浄や肺生検を考慮します．

▶ ❸びまん性の粒・腫瘤系（両側びまん性に存在する腫瘤影）

　BHL（☞ 272 ページ）など，サルコイドーシスを疑う場面では，気管支肺胞洗浄（BAL ☞ 214 ページ），経気管支肺生検と眼など他臓器の検索を行います．状況証拠としては ACE（☞ 198 ページ）とリゾチームを測定します．

　あちこちのリンパ節が腫れている，リンパ増殖性疾患の診断には，体表からアプローチできる頸部や鎖骨上窩，腋窩，鼠径部などのリンパ節腫脹があれば，まずはそこの生検を考えます．縦隔リンパ節だけが腫脹している場合は胸腔鏡下の生検になります．状況証拠としては IgG4 や IL-6，sIL-2R（☞ 208 ページ）をみておくと疾患特異性に問題があるものの参考にはなります．

　肺野にびまん性に存在する粒状影・腫瘤影は腫瘍の血行性転移や粟粒結核などを考えます．粒状影のなかに 1 カ所大きな腫瘤があったりすると，そこが原発巣かな，と考え，生検することになります．肺内に原発巣がなさそうな場合には，他臓器にも範囲を広げて原発巣を探す必要があります．

1-2 既往歴

　呼吸器症状を呈する症例では，既往歴の聴取をする際にどのようなことに気をつければいいのでしょうか．

　まずは一般的に「これまでに大きな病気をされたことはないですか」と尋ねるわけですが，内科系の疾患と外科手術歴を分けて確認しておきます．また，その際には必ず，病名のみならず，罹患年齢，治療歴も聴取しましょう．ここではおもに内科系疾患の既往がどのように呼吸器疾患に影響するかを取り上げたいと思います．

1-2-1 内服歴

　ここで話の流れに乗って，現在内服している薬剤を確認します．研修医になったばかりのときは，ここで知らない薬の名前がぞろぞろ出てきて心が折れそうになりますが，逆に「薬の名前を覚えるチャンス」と捉えて，前向きに聴きまくり，知識を増やしましょう．

　投薬歴を尋ねる際には，いわゆる「処方薬」のみならず，市販のOTC薬，それに健康食品やサプリメントの類まで，根掘り葉掘り聴き出しましょう．特に間質性肺炎，薬剤性肺障害が疑われる場合，原因薬の診断は「服用していた」という情報なくては不可能です．どのようなものであれ，包み隠さず（？）話していただくことが重要です．

　また，薬剤によるアレルギー，副作用歴も薬の話ついでに確認しておきます．このように関連する話を次々に聴いていけば，患者さんも話しやすいですし，聴取漏れを防ぐこともできる，有用なテクニックです．

1-2-2 呼吸器疾患の既往

　既往の話に戻りますと，特に呼吸器疾患の既往は，現在の症状に連なっている可能性もありますから重要です．入念に確認しましょう．

▶ ❶自然気胸

　自然気胸は再発が多いですから，起こった側，何回起こったか，手術は行ったかを確認しておきます．

▶ ❷結核

　結核は特に，治療歴とその年齢（いつ頃治療されたか）が大事です．というのも肺結核において，最新の4剤（INH＋RFP＋EB＋PZA）併用×2カ月＋2剤継続×4カ月（計6カ月）治療を行うと99%再発は起こらないといわれている一方で，不完全な治療では再発が起こりがちであるからです．

　具体的には，1971年以降RFP中心の化学療法が普及し，最新の4剤（INH＋RFP＋EB＋PZA）併用が標準療法になったのは1996年でありますので，その後抗結核薬治療を受けた症例ではほぼ再燃することがなくなっているのに対し，それ以前のRFPが使えなかった時期では化学療法が不完全で，再燃の可能性が多分にあるのです．

　また，結核が忌み嫌われていた時代には「結核」という言葉をダイレクトに使うことが避けられていて，「肺浸潤（＝肺結核）」，「肋膜（＝結核性胸膜炎）」という言い換えがなされていました．したがって，特に高齢の患者さんで「結核になったことはありますか？」と尋ねてもピンとこられず，「肺浸潤」，「肋膜」という用語を使って初めて「あ，それはかかったことあります」といわれ（てズッコケ）ることもあります．注意しましょう．

　結核がない場合でも，BCG接種やツベルクリン反応で問題がなかったかどうかは確認しておきます．ただし，（私もそうですが）記憶が定かでないことがしばしば．

▶ ❸慢性気道感染

　気管支拡張症や気道感染の既往がある，あるいは繰り返している症例では，線毛機能の低下が考えられますから，副鼻腔炎の有無を確認しなくてはなりません．最近どの抗菌薬をいつ頃使われたか，は次の治療薬を決定するために必要な情報です．

▶ ❹アレルギー

　花粉症などアレルギー疾患，アトピー素因の有無は喘息のリスクとなりますから，「アレルギーの病気はありますか？」と尋ねるわけですが，「アレルギー」というとアナフィラキシーみたいな，蕁麻疹や激しいやつを連想される方も少なくないです．「アレルギーはないです」の後に「花粉症とかもないですか？」と尋ねると，「あ，花粉症はあります（だってあれはアレルギーじゃないでしょ）」といわれてまたズッコケることもあったりします．それで，花粉症や鼻炎は独立して尋ねるようにしています．

　いわゆる「アレルギー」の原因としては，薬剤なのか，薬剤ならその名称，わからなければどういうときに使われたどういう系統の薬か，根掘り葉掘り尋ねます．よくあるのは，「風邪をひいたときに使った注射」みたいな，抗菌薬なのかNSAIDsなのか判然としないお話ですが，可能な限り確認しておきます．
　薬以外に食べ物や自然界にあるもので生じたアレルギーも，原因物質をしっかり確認します．
　アレルギーでは，出た症状も確認しておきましょう．気道症状，消化器症状，皮膚症状の有無をしっかり尋ねます．

1-2-3 背景因子

　ある種の疾患では，それが発症しやすくなる背景因子というものがあります．いくつか例をあげますと，

- 免疫力の低下：感染症
- アレルギー体質・アトピー素因：気管支喘息，アレルギー性鼻炎他アレルギー疾患

- 使用薬剤：薬剤性肺障害
- 膠原病や血管炎など：間質性肺炎
- 幼児期の健康状態：喘息・気管支炎の既往→喘息，副鼻腔炎→線毛機能低下
- 結核や非結核性抗酸菌症の既往：気管支拡張症
- 遺伝的要因：遺伝病などさまざま
- メタボリックシンドローム：虚血性心疾患，心不全
- 臥床（ADL），静脈瘤，凝固能亢進：肺血栓塞栓症
- 喫煙：COPD，間質性肺炎
- 月経に伴う症状（1カ月に1回）：子宮内膜症

ですから主訴や現病歴から想定される疾患について，背景因子を意識して聴取するようにします．

他に，これまでに受検していた健診で，検査値などで異常を指摘されたことがないか，詳細に問診します．もちろん，胸部X線写真があれば取り寄せると現在の写真と比較読影が可能になります．

免疫低下状態

既往歴で他に気をつけるのは，免疫の低下に関わる疾患，薬剤の存在です．免疫力の低下では感染症が発症しやすくなりますが，どんな種類の免疫力低下でどんな種類の感染症が生じやすくなるか，ある程度は知っておくほうがよいでしょう．

大ざっぱに把握する方法としては，防衛システムとその対象ごとに分けて理解するのがよいでしょう．

- 好中球：細菌などと最前線で，直接素手で戦う乱暴者
- マクロファージ：とにかくめくらめっぽうに何でも喰らう
- Tリンパ球：マクロファージを刺激したりするシグナル（サイトカインなど）を出すことで，病原体の処理を行う
- 抗体など液性免疫：前線で戦う戦闘員を援護する遠隔攻撃システム
- 線毛：物理的に気道内の異物を除去する掃除装置

気道内に入った異物，病原体は，気道内にある粘液で絡め取られ，線毛運動で喉頭のほうへ運搬されます．ある程度の大きさになると，「痰」という体

裁になり，咳によって口へと飛ばされます．

　病原体をみつけたら，マクロファージ，好中球，NK細胞といった自然免疫系の防衛軍がまずガーッと集まってきて，最前線で戦います．マクロファージは手当たり次第に食って食って食いまくり，好中球は暴れ回り……．一般細菌相手には，これらの荒くれ者たちでだいたいカタがつきます．

　これに対して，細菌以外の，ちょっと変わった病原体になると，目につく敵を片っ端からやっつけるだけでは退治しきれません．たとえばウイルスや非定型病原体がそうなのですが，連中はマクロファージに食われても生きているのです．で，細胞内に寄生して，細胞内で増殖（遺伝子複製）を行い，バーッと出てくる．細胞内にいると，好中球も手出しできませんから，特殊な対応（特殊部隊）が必要になります．

　その対応をするのがおもにT細胞です．T細胞で有名なものにはCD8陽性のキラーT細胞とCD4陽性のヘルパーT細胞があります．キラーT細胞はその名のとおり，病原体に寄生されている細胞を攻撃して破壊・処理しますので，こっちが重要なような気がするのですが，キラーT細胞に仕事をさせるヘルパーT細胞も重要で，ヘルパーがいないとキラーが働かないのですね．

　T細胞系は荒くれ者部隊に対して，統率がとれているエリート集団みたいな印象です．単に暴れるだけではなくて，チームプレイで敵を殲滅するのです．

▶ **❶線毛機能低下**

　まずは線毛機能の低下による，お掃除能力の低下を考えます．線毛は気道内に入ってきたゴミを絡めて，口のほうへポイする働きがありますが，この働きが落ちてしまうと，気道内にゴミが溜まってしまいます．

　で，線毛機能の低下する原因ですが，まずは先天的に低下している状態があります．

　線毛機能が少し低下したような状況では，掃除の大半を線毛に頼っている副鼻腔や，もともと気道のクリアランスが悪い中葉・舌区に慢性の感染が生じます．

　中葉，舌区の気道クリアランスが悪い理由は，構造上の問題であるとか，心臓の拍動によるなど諸説あります．

　このように中葉・舌区に慢性下気道感染が起こって気管支拡張症となり，

肺が縮むような病態を中葉舌区症候群といいます．昨今では"one airway one disease"の考えかたが強調され，中葉舌区症候群を含む「副鼻腔気管支症候群」という名称がよく使われます．ちなみに中葉舌区症候群で副鼻腔炎が合併していないものは，その多くが非結核性抗酸菌症だったりします．

　逆にいいますと，線毛機能が落ちているかどうか，というのは副鼻腔炎の有無を確認すればいいのではないか，と思い至ります．既往に蓄膿症（「副鼻腔炎」という言葉は患者さんにとって多少耳慣れない言葉ですから）がないか，ひと言確認するとよいでしょう．ハッキリとした診断がなくとも，繰り返す鼻症状や膿性鼻汁など，症状を尋ねておきましょう．

JUMP！ 副鼻腔炎の病歴→6ページへGO！

　もう少し線毛機能が低下すると，中葉や舌区だけでなく，肺全体の細気管支にゴミが溜まり始めます．細気管支は大変細くて，咳によって痰を移動させることが難しく，掃除のほとんどを線毛に頼っているのではないかと推測します．
　それで発症するのがびまん性汎細気管支炎．副鼻腔炎に加えて，びまん性に（肺全体に）細気管支炎が生じます．こちらの診断にも，副鼻腔炎の存在が必須です．

　線毛機能低下の一番極端なものになると，胎生期に線毛が働かないことで，内臓の配置がうまくいかなくなり，内臓逆位が起こります．もちろん，先にあげた副鼻腔炎や中葉・舌区の慢性下気道感染も合併します．これがKartagener症候群です．

　Kartagener症候群の3徴は，

- 内臓逆位（右胸心）
- 慢性副鼻腔炎
- 気管支拡張症

　ここでも慢性副鼻腔炎の存在が必須ですね．慢性副鼻腔炎≒線毛機能低下，と考えましょう．

　線毛機能は，後天的に気管支拡張や慢性気道感染の結果低下する，ということもあります．しかしながら，後天的に最も多いのは喫煙による線毛機能

低下でしょう．喫煙者の気道に *Haemophilus influenzae* や *Moraxella catarrhalis* が持続感染し，しばしば肺炎の原因となることはよく知られています．DPBなど線毛機能の低下がある症例でも，*H. influenzae* の持続感染はよくみられます．

また，小児における肺炎，中耳炎，副鼻腔炎の原因菌として，肺炎球菌以外に *H. influenzae* や *M. catarrhalis* が多くみられるというところも示唆的であります．

これはすなわち喫煙によって線毛運動，気道クリアランスが低下し，*H. influenzae* や *M. catarrhalis* がはびこるようになる，そして小児においては線毛運動が未熟であるからか，喫煙者と同様に *H. influenzae* や *M. catarrhalis* が定着している，というように考えるとしっくりくる，というか覚えやすいですね．

また，インフルエンザ（ウイルスのほう）後にブドウ球菌による肺炎，肺膿瘍が起こりやすい，とされていますが，これも，線毛とは少し異なるかもしれませんが，組織の破壊，破綻によってある意味，局所の免疫が落ちているわけです．インフルエンザ（ウイルス）感染症も免疫を落とす臨床情報として重要です．

▶ ❷好中球の働きが減退すると

好中球は，細菌などと最前線で直接戦う乱暴者です．暴れ出すと手がつけられなかったりしますが，いろいろな状況下で機能が低下します．

- 糖尿病
- 腎不全
- アルコール多飲
- ステロイド内服

これらの状況では数は減りませんが，遊走能や貪食能，殺菌能の低下といった機能障害が起こるといわれています．

好中球機能が低下すると，マクロファージの貪食をすり抜ける，クレブシエラや他のグラム陰性桿菌，ブドウ球菌感染症が起こりやすく，また治りにくくなります．

癌の化学療法など，好中球が全然なくなってしまう（500 未満になる）ような状況下では，天敵がいなくなったということで，細菌があっという間に増殖します．大変ヤバい状態．

第1章 病歴編

そういう状態下で発熱したものは，間違いなく菌血症，敗血症→分単位で悪化してしまいますから，「発熱性好中球減少症（febrile neutropenia：FN）」として特別扱いし，直ちに対処します．

発熱してすぐの状態，すなわち好中球減少時にまず生えてくる菌はグラム陰性桿菌が中心です．したがって，グラム陰性桿菌に広く効く，広域の抗菌薬を選択します．血液疾患の化学療法のように，好中球減少の期間が5日以上になると真菌，特にアスペルギルスが生えてくるといわれています．

アスペルギルスは，好中球がほとんどいないところに生えてきます．一定期間以上全身の好中球がなくなると，肺内を遠慮なく侵してきて，侵襲性肺アスペルギルス症となります．

それに対して，空洞など，局所に好中球がない状況では，その場所だけにアスペルギルスが生えてくる，菌球（アスペルギローマ）という状態になります．

つまり，好中球がない部分にアスペルギルスが生えるゆえ，好中球がどんな風にないのかによってアスペルギルスの病型が決まってくる，ということになります．
（免疫不全者の呼吸器感染症．南山堂より）

▶ ❸細胞性免疫の働きが減退すると

細胞性免疫の中心となるTリンパ球は，おもに細胞内に寄生する病原微生物に対して，チームプレイで対応します．ヘルパーT細胞がいろいろなシグナルを出し，キラーT細胞が病原体に寄生されている細胞を攻撃して破壊・処理するのです．

その細胞性免疫が破綻すると，Tリンパ球が普段対応している相手が蔓延ることになります．呼吸器領域で問題になる感染症は結核とニューモシスチス肺炎，アスペルギルスやクリプトコッカス，それにサイトメガロウイルスが代表でしょう．

細胞性免疫が弱る病態としては，以下のようなものがあげられます．

- AIDS（HIV感染）CD4細胞数が減少
- 血液悪性腫瘍（リンパ系）
- 糖尿病
- 腎不全（透析）

- 移植後
- ステロイド投与
- 免疫抑制薬投与
- 生物学的製剤投与

これらの背景がある場合，上記の感染症が起きやすくなっていると考えられます．

▶ ❹液性免疫の働きが減退すると

　液性免疫の主体はB細胞が産生する抗体，それから補体です．どちらも細胞の外にいる病原微生物を攻撃する，遠隔攻撃システムで，病原体を直接攻撃したり，標的にくっついて貪食されやすくしたり（オプソニン化）します．
　特に莢膜，という膜状のバリアーみたいなものをもっている菌は，オプソニン化によって貪食されているところがありますから，液性免疫が低下すると，オプソニン化がうまくいかなくなり，莢膜をもつ細菌の貪食がうまくいかなくなります．
　莢膜をもっていて，貪食するのにオプソニン化が必要な菌としては，肺炎球菌が呼吸器領域ではダントツで多いですが，それ以外に *H. influenzae* なんかも重篤な感染症を引き起こします．

　で，このように液性免疫の低下が問題になるのは，まれな原発性を除けば，脾摘後など，脾臓の問題であることが多いです．それ以外はリンパ球がおかしくなるリンパ増殖性疾患や，HIVや免疫抑制剤など，免疫抑制状態ということになります．
　というわけで，既往歴に「脾臓摘出後」のある方は特に，それ以外にも液性免疫不全の要素がある方は，重症の肺炎球菌感染症などに注意が必要，となります．もっといえば，肺炎球菌ワクチンを接種しておくべき，ということになるでしょう．

1-3 家族歴

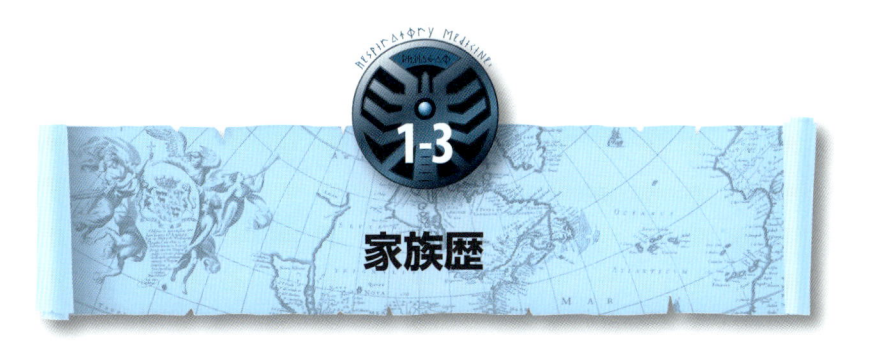

　単に「家族歴」という言葉で考えると，「ご家族で同じような病気の方はいらっしゃいますか？」とか，「ご家族で大きな病気をされた方はおられますか？」みたいな尋ねかたになってしまいがちですが……．そのような尋ねかただと，情報が抜けてしまうことがあります．

　家族歴を尋ねるうえでのポイントは，「同居家族」と「遺伝歴」を分けて考えることです．

- 同居家族の疾患→感染・伝染性疾患
- 血縁関係→遺伝性疾患

　特に急性の咳が主訴の場合，感染症が疑われますから，同居家族に同様な症状があるかどうか，必ず確認する必要があります．
　また，アレルギー性疾患を疑う場合，遺伝歴は必須となります．
　もちろん肺癌やADL低下症例などで，今後の同居家族による介護などがカギになる状況であれば，同居家族と患者さんに関われる度合いを最初から聴取しておくのは大切なことです．診断とは別の話ですが．

　とはいえ呼吸器疾患では，それほど家族歴が重視される疾患は多くありません．むしろ，診断のために根掘り葉掘り聞くべきは生活歴であります．

1-4 生活歴

　私たちは常に呼吸をすることで，体外の環境に存在するさまざまな粒子を体内に取り込んでいます．その粒子がさまざまな疾患の原因になるため，呼吸器疾患における生活歴聴取はとっても大切なのであります．疾患によっては，生活歴だけでもある程度診断が可能であったりします．

▶ ❶喫煙歴

　まず，何はなくとも喫煙歴を確認します．記載の方法は人それぞれですが，まずはナマの数字として，1日○本×○〜○歳，と記載するのが一般的であろうと思います．最近では社会情勢や値上げなどあり，ex-smoker（タバコをやめた人）も多いので，いつやめたかをしっかり確認します．

　以前は喫煙指数（ブリンクマン指数），ということで1日の喫煙本数×喫煙年数で表していました．400 を超えると肺癌のリスクが高くなる，的な使われかたをしていました．

- ブリンクマン指数＝1日○本×○年
- 1日20本，20年ならブリンクマン指数＝20×20＝400

　今では海外論文で使われる pack-years（1日○箱×年数）での表記が一般的だと思います．まあ，喫煙指数を 20 で割っただけですが……．60 pack-years 以上の重喫煙者では 70%に COPD がみられているとか，剖検肺組織でも 50 pack-years の喫煙者のうち 35%に気管支の炎症性変化や気腫性病変が観察される，というデータがあります．

- pack-years＝1日○箱×○年
- 1日20本＝1箱，20年なら pack-years＝1×20＝20

　喫煙そのものが疾患特異的，ということはありません．しかし多くの呼吸器疾患にとってのリスク因子である以上，喫煙の有無を確認するのはきわめ

て重要なことであろうと思います.
　喫煙がリスクになる肺疾患は次のとおりです.

- COPD（肺気腫・慢性気管支炎）
- 肺癌
- 気管支喘息
- 肺結核他の感染症
- 自然気胸
- 喫煙関連間質性肺炎（DIP・RB-ILD）
- ランゲルハンス細胞組織球症
- 急性好酸球性肺炎

　逆に, 喫煙歴がなければ, 原因のほとんどが喫煙によっている疾患（COPDとか）を, ほぼ否定することができる, ということはいえるでしょう.
　また, 含有されるタールなどの量がタバコによって異なることから, タバコの銘柄も明記すべき, という意見もあります.

　呼吸器科研修において, 病歴聴取で喫煙歴を尋ねていない＝シバかれる, と思いましょう.

▶ ❷飲酒歴
　飲酒歴は喫煙歴のように記載方法がハッキリ決まっているわけではありませんが, 喫煙同様, およそ1日にどの程度飲んで, それを何年続けているか, という記載方法が一般的です. ただ, 酒の種類によって含有されるアルコールの割合がずいぶん異なりますので, ビールなのか, ウヰスキーなのか, はたまた水割りかストレートか, あたりも確認できる範囲で確認します.

　アルコールをどの程度摂取すると健康に悪影響があるか. これも個人差が大きいですから, 一般的なカットオフ値はないと思います. ビールコップ1杯でも致死量, という人もいれば, 日本酒1升でもOKという人もいるわけです.
　目安としては, 日本酒5合/日以上×10年以上あたりで大酒家, とされることがあります. が, 重要なのはアルコール依存症かどうかです. これは社会生活に支障をきたしていかどうかで判定しますが, 飲酒量は関係せず, たとえば次のような質問票で判定します.

> **アルコール依存症スクリーニングテスト CAGE 質問票**
>
> 1. 飲酒量を減らす必要があると思ったことはありますか（Cutting down）
> 2. 他人があなたの飲酒を非難するので不快に思ったことはがありますか（Annoyance）
> 3. 自分の飲酒について罪悪感を感じたことはありますか（Guilty feeling）
> 4. 朝起きて神経を落ち着かせたり，二日酔いを治すために，「目覚めの１杯」を飲んだことがありますか（Eye-opener）

　各項目末尾の英単語の頭文字でCAGEです．２項目以上該当する場合，依存症の可能性が高いとされています．ひとつも当てはまらなければ大丈夫そう．

　呼吸器疾患で飲酒が絡むといえば，大酒家で好中球機能が低下しクレブシエラや肺炎球菌感染が起きやすくなる……というあたりですね．肺炎を疑うときには要注意です．

▶❸職業歴

　続いては職業歴です．職業を確認することで，患者さんのバックグラウンドを理解することにもつながります．職業で偏見をもつわけではなくとも，職業から人となりは何となく想像できるものです．

　診断的な面からも職業歴はきわめて重要です．仕事で取り扱うモノは毎日それなりの時間取り扱う（≒吸入する）ことが多いわけですから，仕事でどんなモノを取り扱うか，どんな作業をしておられるかを根掘り葉掘り確認する必要があります．仮にアスベストを取り扱っても，粉塵が出ない作業であれば問題ないわけですが，削ったり，切断したり，という作業では粉塵が出るわけです．

　どのような機序であっても，毎日一定以上の粒子を吸入し続けると呼吸器疾患発症のリスクとなることは想像に難くありません．ですから呼吸器疾患の診療において，吸入していたであろう粒子について確認することは重要です．

　たとえば無機粉塵によるじん肺にはおもに下記のようなものがありますが，さすがに防塵マスクをはじめ，労働環境がキッチリ規制されるようになってきたのと，現場の機械化が進んできたのと，鉱山などがなくなってきたなどのため，日本国内での新規発症は少なくなっています．

- 珪肺：遊離珪酸……鉱山，トンネル工事，建築現場（建物解体）
- アスベスト肺：アスベスト（石綿）……石綿工場，配管工，造船
- 溶接工肺：鉄粉……溶接工場
- アルミニウム肺：アルミニウム……金箔製造工場

じん肺では症状の起こりかたは慢性で，徐々に徐々に進行してきます．

じん肺ではありませんが，職業上吸引する刺激ガス（塩素，亜硫酸ガス，硫化水素，二酸化窒素やアンモニアなど）による肺障害にも注意が必要です．こちらは比較的急性に症状が出てきます．

また，抗原となるような物質，有機粉塵，菌類の吸引では過敏性肺炎が発症します．こちらの症状は「繰り返し」，「on-off」で発症する呼吸困難，発熱，咳などが特徴的です．

- 夏型過敏性肺炎：*Tricosporon cutaneum*
- 農夫肺：好熱性放線菌
- 鳥飼病：羽毛や排泄物
- きのこ肺：胞子
- 小麦粉肺：穀物粉塵
- 塗装工肺：イソシアネート

ちなみに夏型は職業性ではありませんが……．

他には職業性喘息，こちらも過敏性肺炎同様，アレルギー機序によりますから，「繰り返し」，「on-off」の発症様式が特徴的となります．多種多様な原因物質がありますが，職場で生じる明らかな喘息様症状，職場を離れると軽快する，という病歴があれば診断は困難ではありません．

私が印象深かったのは，それまで20年間毎年同じ時期に症状があったのに，まったく診断されていなかったホヤ喘息の一例です．若い頃に，病歴聴取の大切さ，醍醐味を思い知った，印象深い経験でした．

▶ ❹住環境・ペットなど

職場と並んで日常的に吸い込む外気に最も多く関わる要素は，やはり住環境でしょう．

有名なものでは夏型過敏性肺炎における住宅環境です．日当たりが悪く湿度の高い木造家屋の壁面，柱，畳などに生えた Tricosporon asahii, Tricosporon mucoides などが原因抗原となります．したがって，住居が木造か，築何年か，という情報は診断を考えるうえで参考になります．必ずしも木造に限ったものではありませんから，あくまで参考ではありますが．

　過敏性肺炎の一種である鳥飼病はその名のとおり，羽毛や排泄物由来の蛋白が抗原となりますから，小鳥や鳩の飼育歴，あるいは鳩小屋や鳥の集まるところが近所にあるかどうかまで聴取します．ついでに，寝具で羽毛布団を使用しているかどうかもひと言聞いておきましょう．

　他の過敏性肺炎で，加湿器肺というものがあります．これは加湿器の水入れを長期間洗わずに放置して，中に好熱性放線菌や真菌が繁殖した結果，部屋中にばらまかれた抗原を吸入して過敏性肺炎を起こすものです．加湿器使用の有無，定期的にちゃんと水入れを洗っているか，なども確認しておきましょう．

　住環境ではペットの有無も重要です．動物の種類（毛やフケが出やすいかどうか），室内で飼っているか（同じ部屋にいることが多いか）屋外かも確認します．体毛のあるペットの毛やフケは，気管支喘息やアレルギー性鼻炎の増悪因子になります．

▶ ❺旅行・渡航歴など

　直近の旅行についても確認すべきことはあります．まずは有名な海外旅行歴．これにもいくつかの側面があって，ひとつは海外で曝露・接触するあれこれ．その土地特有の花粉，粉塵，真菌（コクシジオイデス，ヒストプラズマなど）のように吸入するモノであったり，食物と一緒に摂取する寄生虫的なモノであったり，はたまた，性的接触で伝染するモノ（HIV など）であったり．

　特に日本にないモノによる疾患であれば，正しい知識がないと鑑別すらあげられません．たとえば非結核性抗酸菌だって真菌だって，土地によってずいぶん分布している菌種が異なるのです．わからない場合は行ってきた場所を確認してから調べましょう．しばらく移住していた，あるいは海外から移住してきたような場合でも，その土地特有の，風土病的なものもあります．

　もちろん海外だけでなく，普段住んでいる地方でないところに行って変わったものを食べた，ということも重要な情報です．サワガニやイノシシ肉生食で吸虫症とか．「変わったものを食べているか」と尋ねても，本人は変

わったものと思っていないこともあるので,「普段食べたことのないもの,たとえば○○なんかを食べませんでしたか」のような尋ねかたがいいでしょう.

　また,HIVといえばなぜか東南アジアの旅行で中高年男性がハメを外してハメて……みたいな印象がありますが,旅行とは関係なくとももちろん,ニューモシスチス肺炎が疑われるような場合には,(最初に聞いていなくても,後ででも)性的な何らかの(男性同士,パートナー以外,不特定多数,プロフェッショナルなど)接触がなかったかどうかを確認する必要があります.

▶ ❻水辺の話

　水辺,水環境に住んでいる病原微生物はけっこうたくさんいます.
　まずは非結核性抗酸菌.ヒトへの曝露はシャワーヘッドや公園の水飲み場が有名ですが,実際には水環境や土壌中に広く棲んでいます.もちろん曝露したから発症する,というものでもないため,非結核性抗酸菌症診断のための問診における,水環境への接触の重要性はさほどでもないと思っています.
　例外は hot tub lung.24時間循環式の浴槽で増殖したMACの菌体を大量に吸入して起こる過敏性肺炎です.これは感染症という意味での非結核性抗酸菌症ではなく,過敏性肺炎なので,病歴が大事なのですね.
　同様に,過敏性肺炎である加湿器肺の原因となる真菌も水環境で生育しているものですから,病歴が大事であることは先述しました.

　そして皆さん大好きな温泉旅行,24時間風呂の使用ではレジオネラ肺炎,これは有名ですが,潜伏期間が2〜10日間ですので,せいぜい発症2週間以内の旅行歴になります.
　レジオネラの感染経路は温泉だけでないというところにも注意が必要です.必ずしも水が高温である必要もなく,噴水・スプリンクラー・ビル冷却塔・上水道の破損といった,水がエアロゾルというか霧状になる環境で肺に入りやすいようです.
　そうなってくると孤発例では感染源が定かではないこともありますが,集団発生であればわかりやすいですね.ここでも周囲で同様の症状,病状がないかを確認することは大切なのです.

第2章
身体所見編

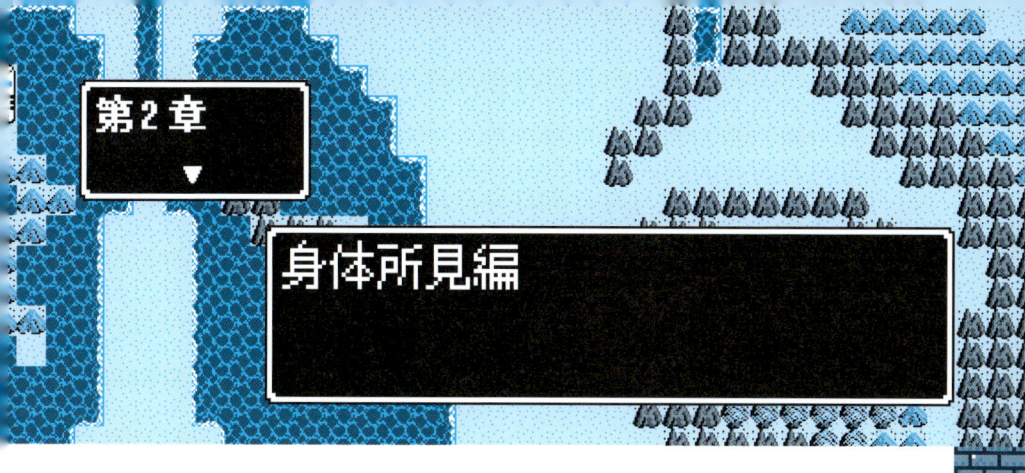

　ここでは，呼吸器疾患を診るにあたって知っておきたい，身体所見をあげていきましょう．何となく全身〜上から順番に記載していきますが，ここでも「特異度の高い所見」を中心に取り上げたいと思います．

　まずは全身ということで，身長，体重，BMI，おもに体重の増減を確認します．数日間など，急に増えた体重は水であることが多いので，心不全などを想定し，下腿などの浮腫を（寝たきりの状態であれば体感の浮腫も）同時に確認します．
　逆に体重が減っている場合は，癌による悪液質，COPDの進行による痩せ，抗酸菌など，慢性の感染症，あるいは慢性炎症による消耗などの存在が考えられます．

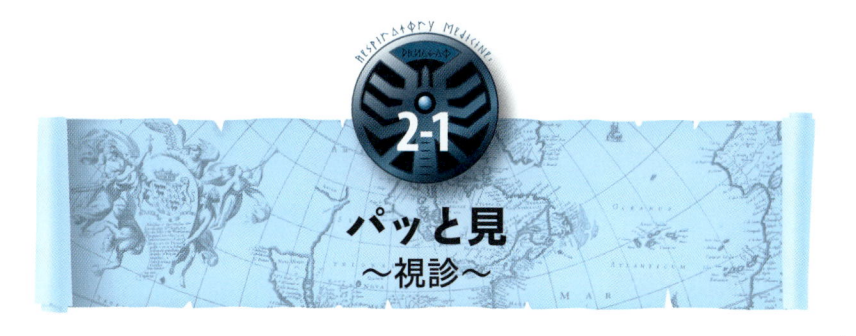

2-1 パッと見
〜視診〜

　視診，すなわちパッと見の印象はけっこう大事です．元気そうか，しんどそうか，シャキッとしているか，しなびているか……．

　パッと見，顔貌の印象を表すのに，苦悶様顔貌という言葉があります．ま

さに苦しそうな顔つきで，低酸素血症であるとか，癌や炎症，その他疾患による疼痛を示唆します．顔をみればチアノーゼの有無もわかります．

　パッと見，しんどそうかどうかの目安になるのが呼吸パターンです．頻呼吸，あえぎ様呼吸は低酸素がありそうですし，呼気の延長や口すぼめ呼吸があれば閉塞性障害がありそうです．

　パッと見，胸郭の変形もすぐにみてとれます．側彎や漏斗胸はしばしばみられ，はなはだしい場合換気不全，呼吸困難の原因になります．樽状胸郭はCOPDの存在を示唆しますし，胸部外傷のケースでは胸郭の変形や奇異性運動（損傷部位が周囲と逆に動く）が観察されます．

　パッと見，胸郭運動の低下があれば，左右差があるか，対称的かを確認します．対称的であればCOPDや肺線維症を想定します．COPDに特徴的な奇異性呼吸（胸壁と腹壁が反対に動く）やHoover徴候（吸気時に拡がるはずの季肋部が狭まる）をパッと確認しましょう．

JUMP! COPDの身体所見→111ページへGO！

胸郭運動に左右差がある場合，気胸や胸水の存在も想定されます．

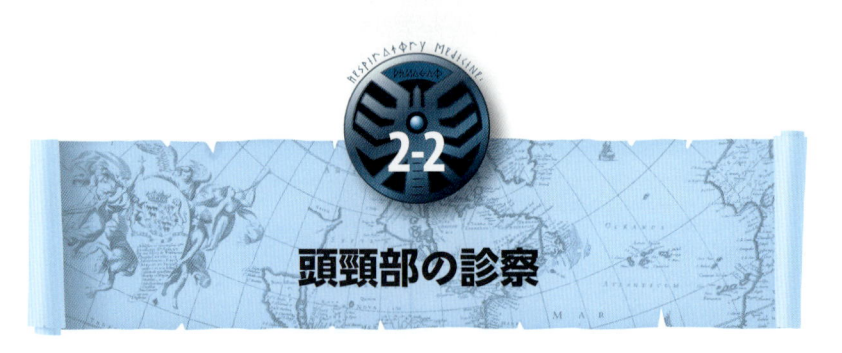

JUMP! 気胸の身体所見→125ページへGO！
胸水の身体所見→133ページへGO！

2-2 頭頸部の診察

▶ ❶眼の診察

　眼瞼結膜の蒼白は貧血を示唆します．呼吸困難の訴えがある場合，脈拍数とともに確認します．眼球結膜の黄染は黄疸です．

　片眼の縮瞳を伴った眼瞼下垂はHorner症候群といい，同側顔面の発汗減少も伴います．肺尖部の腫瘍によるPancoast症候群（☞119ページ）に含

まれます.

▶ ❷副鼻腔の診察

　副鼻腔の診察では，触診（圧痛の有無を確認），打診，それに透光性をみる検査があります．

　触診，打診では片側性に痛みを感じれば陽性所見であり，症状と併せて副鼻腔炎の診断が可能です．外から触れる場所としては，前頭洞が前額部，上顎洞は頬部になりますので，そのあたりを指で圧したり，軽く叩いたりして痛みの有無を確認します．
　頬部（上顎洞）の圧痛は図2-1のように診察します．

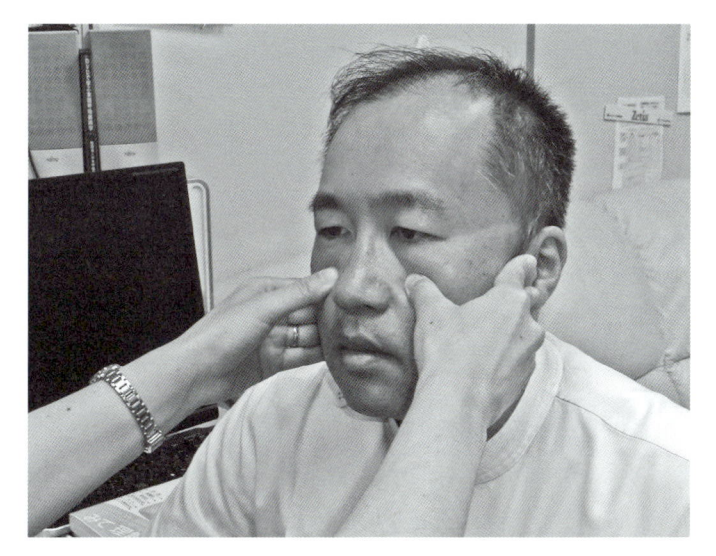

図 2-1 副鼻腔の診察

　透光性をみるのは，上顎洞のちょっと上あたりに光源を当て，口腔内から観察するやりかたです．左右差があれば光の弱いほうに上顎洞炎あり，ということになります．
　副鼻腔炎の診断にはX線写真も使います．

JUMP！ 副鼻腔のX線→178ページへGO！

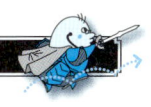

▶ ❸咽頭の診察

　咽頭の観察では，咽頭の発赤と，扁桃の腫大，発赤，膿の付着など上気道感染症でみられる所見を観察しますが，明らかな扁桃腫大や膿の付着など，細菌感染を思わせる所見以外，たとえば単なる「咽頭発赤」なんかは判断が難しいといわれています．なお，咽頭・喉頭に炎症があるかどうかの判断には，見た感じが赤いか，よりも嚥下時痛があるかどうか，のほうがわかりやすいです（図2-2）．

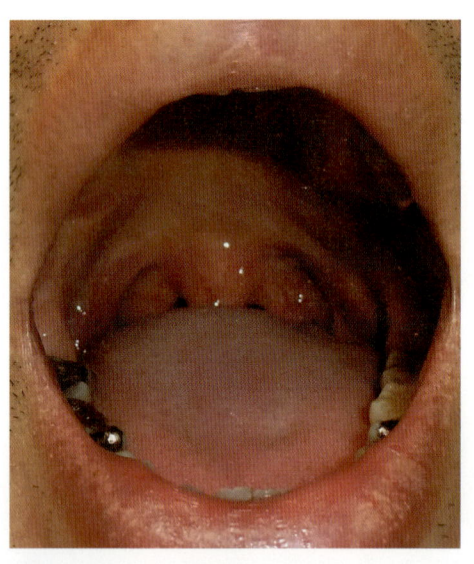

図2-2 咽頭の観察（正常像）

　肥満のある症例で，咽頭が狭苦しい感じ，あるいは扁桃肥大のみみられる，そういう場合は睡眠時無呼吸の存在が想定されます．昼間の眠気やいびきの指摘がないか，確認しておきましょう．

　後鼻漏を疑うときの診察は，直接咽頭を観察したり，後鼻鏡を用いたりすることで，咽頭に鼻からの分泌液が流れ込んでいる様子を直接確認できれば診断は確定です．なかなかそこまでガッツリしたたれ込みがみられることは多くありませんが……．
　後鼻鏡で観察すると，咽頭後壁に敷石状の隆起を認める場合，後鼻漏や慢性炎症の存在が考えられます．

❹頸部の診察

　頸部に関しては胸部疾患に関連して，いろいろとみるべきポイントがあります．ひとつは頸静脈．頸静脈は体表からみえる，心臓に一番近い静脈です．特に右の頸静脈は右房と直結していて，右房圧が上がったりするとダイレクトに反映するとされています．

　頸静脈のみかたは，患者さんに半坐位（頭部の角度を45°に上げる）で座ってもらって頸静脈の拍動を観察します．静脈なので動脈の拍動とは異なり，皮膚が全体的に盛り上がったり下がったり，フンガフンガ動揺してみえます．

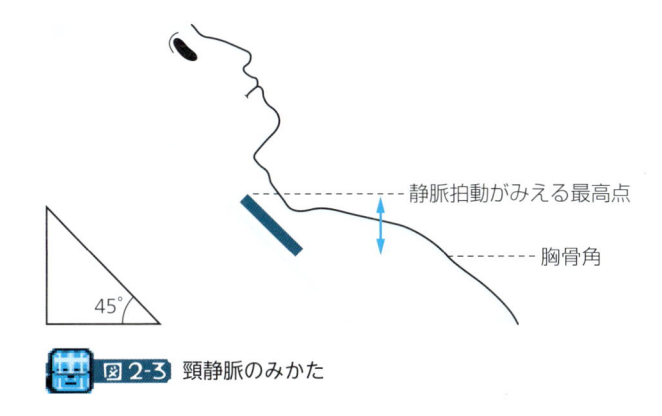

図2-3 頸静脈のみかた

　その拍動（動揺）が，観察できる最も高い場所（最高点）の，胸骨角からの高さ（青矢印）を頸静脈圧（jugular venous pressure：JVP）といいます（図2-3）．最上部が胸骨角から垂直に何cmか．胸骨角が右房より5cm上方であることから，JVP≧4cmであれば右心不全を示唆します．

　なかなか患者さんを45°にできない，とか，外来で……とかの場合，とりあえず坐位（90°）で拍動がみえるかどうか，みえれば異常かもしれない，と簡易的に判断してもいいでしょう．

　この頸静脈が膨張して，拍動がまったくみえなくなった状態を頸静脈怒張といいます．これは上大静脈がパンパンに張ってしまった状態で，普通は緊急事態です．

頸静脈怒張をきたす疾患は，

- 緊張性気胸
- 心タンポナーデ
- 肺梗塞
- 上大静脈症候群

です．

　頸静脈圧が上昇している状態を頸静脈怒張とよんでいる方が時々おられるのですが，ここは緊急事態を表す言葉として，ハッキリ区別しておくほうがいいと思います．

　で，実は頸部の診察が大切なのは，COPD症例です．

JUMP! COPDの身体所見→111ページへGO！

　特に重症例になると，

- 気管短縮
- 胸鎖乳突筋の発達
- 吸気時に鎖骨上窩が陥凹
- 吸気時に頸静脈が虚脱

といった所見がみられます．

　甲状腺の触診をするときに，ついでに甲状軟骨の下から胸骨上切痕までの距離をみます．2横指に満たなければ気管短縮ありとされています．

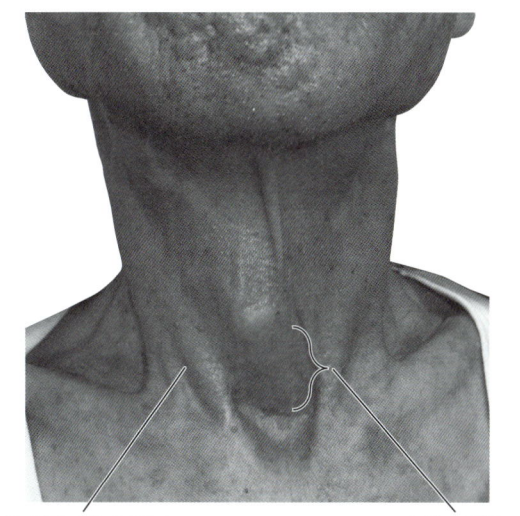

胸鎖乳突筋の肥厚　　　　　　　気管の短縮

図 2-4 COPD 症例の頸部

　胸鎖乳突筋の発達は視診でわかります．安静呼吸時にも胸鎖乳突筋を使っているようであれば，相当重症の COPD と思われます（図 2-4）．
　他に肺内腫瘍の存在が指摘されている場合には，頸部リンパ節の触診を入念に行います．

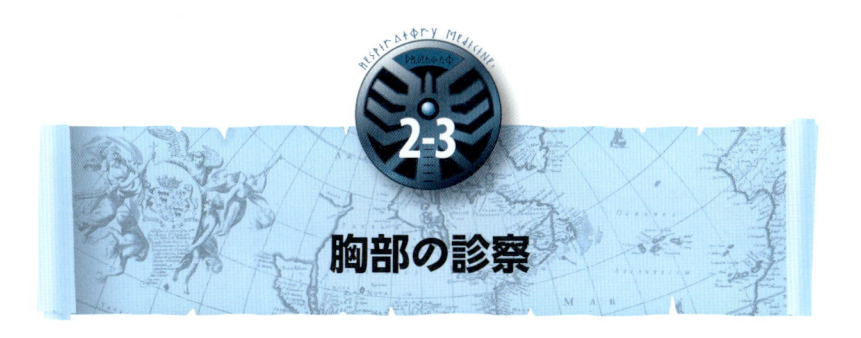

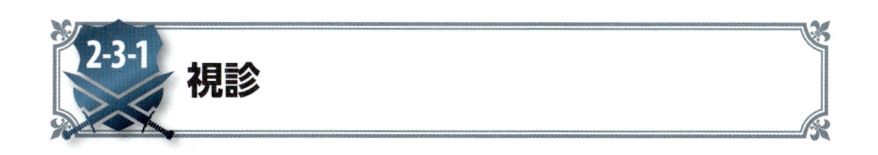

2-3 胸部の診察

2-3-1 視診

　いよいよ胸部の診察です．まずは視診．視診では胸郭の形，呼吸運動，左

右対称性をおもに観察します．

　胸郭の形では漏斗胸や鳩胸，側彎，それに樽状胸郭などを確認します．特に側彎が著しいと胸郭運動が妨げられ，拘束性障害をきたしたり，換気量が低下したりします．
　逆に側彎の著しい症例をみた場合，拘束性障害はないか，CO_2貯留はないか，ということを意識して検査結果をみます．

JUMP! 肺機能検査→182ページへGO！

　呼吸運動そのものの観察では，何といっても大切な呼吸数，それに呼吸のリズムとパターン，それに左右差や呼吸補助筋の使用状態などがわかります．

　呼吸数は個人差もあり，いわゆる検査値のごとき正常値，というものはありませんが，通常健常者では1分間に12～20回程度で，25回を超えると頻呼吸と考えることが多いようです．英国の肺炎ガイドライン（CURB-65）においては30回以上を重症肺炎と考えます．
　呼吸数そのものはSpO_2で代用できるという意見もあり，診られていないことも多いですが，呼吸様式がおかしいかどうかの確認は重要です．
　努力様の呼吸，陥没呼吸（吸気時に鎖骨上や肋間が陥没），シーソー呼吸はヤバい徴候．起座呼吸は心不全や喘息発作を思わせます．
　胸部の診察で記載，記録をするときに必要な目印（ランドマーク）を知っ

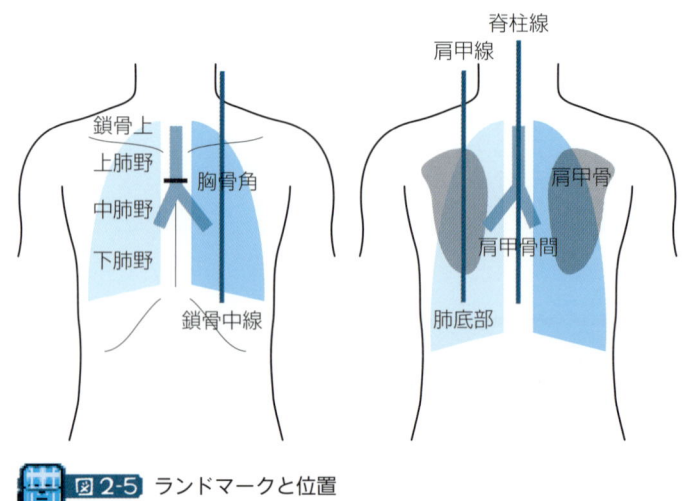

図2-5 ランドマークと位置

ておきましょう（図2-5）.

　まず大事な前胸部の目印は胸骨角です．これは第2肋骨が付着している場所で，肋骨を数えるうえで重要なものですが，胸骨角の高さに気管分岐部があることも知っておきましょう．

　前胸部では肋骨を数えて第7肋骨あたりまで肺があります．背部では第10肋骨あたりまであります．ちなみに第10肋骨は肋軟骨とつながっている一番下の肋骨で，季肋部で一番下に触れるやつです．で，その3本上が第7肋骨となります．

　その肺全体を3分割して，上肺野・中肺野・下肺野とよんでいますが，これは明確な目印で分けられているというよりも，だいたいの場所を表すと考えましょう．それよりも，他にある明確な構造物（鎖骨，鎖骨上窩，肋骨，肋間，剣状突起など）や明確な線，場所を組み合わせて，所見のある場所を示すことが多いです．

　線，場所には以下のようなものがあります．

- 鎖骨中線：鎖骨の中央から垂直に下行する線
- 肩甲線：肩甲骨下角（下のとがっているところ）を通り垂直に下行する線
- 脊柱線：脊椎の棘突起上を通る線
- 肩甲骨間：左右肩甲骨の間のスペース
- 肺底部：肺の下端の少し上の部分

「右第5肋間，鎖骨中線より3cm外側」みたいないいかたをします．

　全般的には皮疹の有無を確認します．皮疹によっては膠原病や血管炎，サルコイドーシスなどの存在が考えられることがあります．
　他には皮静脈の拡張などが観察されれば，大静脈のどこかが閉塞している可能性が考えられます．

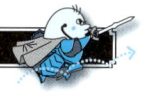

JUMP！ 上大静脈症候群の身体所見→119ページへGO！

2-3-2 触診

　まずいっておきたいことは，患者さんに「痛い」という訴えがあれば，やはり痛いあたりを触るべき，ということです．

　その部分はピンポイントなのか，広がりがあるのか，圧痛はあるのか，圧すと痛みが和らぐのか，少なくともこれで胸壁，肋骨由来の痛みは見当がつきます．

> **JUMP！** 胸壁・肋骨由来の痛み→26ページへGO！

　それ以外に胸部を触ってわかることは，胸郭の動き，皮下気腫，触覚振盪(しん)・声音振盪(とう)，心尖拍動やスリルなどがあります．

　動きは視診でも触れましたが，両手で左右の胸郭に触れ，動きをみながら手先でも感じるようにすると，左右差などを感知しやすいです．臥位であれば，胸部と腹部に手を置いて，動きが連携しているか，逆に動いていないか，ということが確認できます．

　また，膨隆している場所を圧して握雪感があれば，皮下気腫の存在がわかります．特に気胸がありそうな場合，ドレーン留置されている周囲，術後などでは必ずみておきたいものです．

　胸壁に手を置き，患者さんに発声していただいて，手にびりびりと振動が伝わる感触を触覚振盪といいます．通常左右に手を置いて左右差を感じとり，亢進したり低下したりを表現します．また，聴診器を当てて聞こえやすさの左右差をみるものを声音振盪といいます．

　心臓のことになりますが，心尖拍動も触診でわかります．心不全で心拡大があると外側へ移動しますし，横隔膜の挙上でも外側へ移動します．逆にCOPDで横隔膜が低下すると心尖拍動は内側へ移動し，心窩部で触知するようになります．

第2章　身体所見編

2-3-3 打診

　右利きの人の場合，左手中指の中節を胸壁に密着させ，右手中指を曲げて直角になるように振り下ろして叩きます．やりかたは人それぞれで，右手の示指と中指を重ねて叩く（私自身はコレ）など，異なる方法もありますが，音さえ鳴ればご自身のやりやすいやりかたで構いません．

　ポイントは手首のスナップをきかせて，当てる指のスピードを上げること，それに当てた後に指をできるだけ早く離すことです．当てた後の指を押しつけると，共鳴が消えてしまうのです．

　トン，と叩いたときに発生する音の響きによって，大きく次の3つに音を分類します．

- 共鳴音
- 濁音
- 鼓音

- 共鳴音：スポンジ状に組織と空気が存在する（含気の多い），肺の上で聴かれる音．少しこもったような「ボン，ボン」，「ドゥン，ドゥン」的な表現になります．

- 濁音：胸水や実質臓器の上で聴かれる，共鳴のない音．「ドッ，ドッ」．自己練習には大腿の上を叩くことで同様の音が聴かれます．

- 鼓音：気胸や巨大肺囊胞など，空気だけが存在する空間の上で聴かれる音．「ポン，ポン」，「トン，トン」．自己練習には胃の上を叩くことで同様の音が聴かれます．

　打診する場所は，まずは鎖骨，その後片側を聴いたら対側の対称な部位に移動し，左右の違いを比較します．そして少し下におりて，また対称に，という具合にしていきます（図2-6左）．はしご式，などといわれていますね．

図2-6 はしご状におりていく＋濁音界を確認

　前面でははしご状に打診した後，右の鎖骨中線上で肺肝境界を確認します（図2-6左）．背面では，はしご状の後，両側で濁音界を確認します（図2-6右）．おおよそ肩甲線のあたりで行います．濁音界がわかると横隔膜の位置が推測できます．また，最大吸気時と最大呼気時の濁音界を比較することで，横隔膜の可動域が評価できます．

　あと，打診といえるのかどうかわかりませんが，背部でついでに叩打痛をみておきます．脊柱に沿って軽く叩きながら，痛みが生じるかどうかを確認します．その他痛みのある部位は軽く叩いてみますが，骨転移があると飛び上がるような痛みが響きますので，加減が必要です．

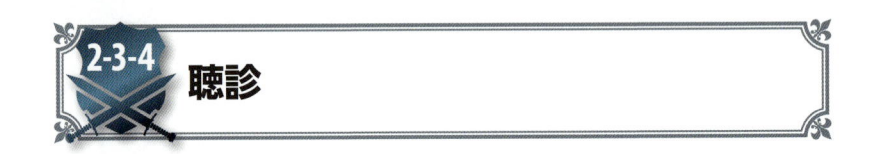

2-3-4 聴診

❶呼吸音

　呼吸音は比較的高音成分が多いため，聴診は聴診器の膜型で行います．膜面は浮かんでいると音が伝わりませんから，しっかりとチェストピースを胸壁に押しつけます．患者さんには口を開けた状態で深呼吸をしてもらうようにします．過換気による不調を訴えている，あるいは過換気になりそうな場合には休憩を入れるよう気をつけます．

聴診のしかたは，打診と同様に，肺の片側を聴いたら対側の対称な部位に移動し，左右の違いを比較しながら聴きます．そして少し下におりて，また対称に，という具合にしていきます．打診同様はしご式，といわれます．

図 2-7 のように，最低 8 カ所聴診します．通常は心音も聴きますから，前胸部から聴取することが多いと思いますが，よく聴こえる背部から聴診することを勧めるものもあります．また，背部では肩甲骨を避けて聴診しますが，肩甲骨内側縁下部にある聴診三角では筋肉の隙間があり，呼吸音がよく聴こえます．下部では側面にも手を回しましょう．

聴くべきポイントは，

- 呼吸音の強弱
- 吸気相と呼気相の持続時間
- 音の高低と性質
- 副雑音・ラ音

あたりです．

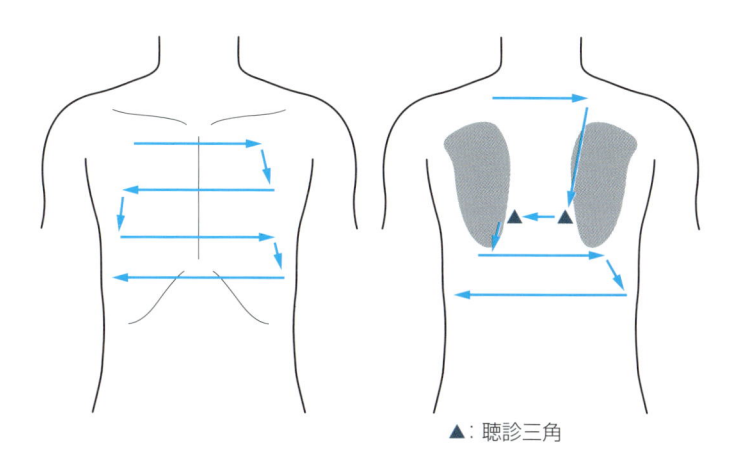

▲：聴診三角

図 2-7 はしご状におりていく

呼吸音は下背部で比較的大きく聴取されます．まずは何度も健常者（身の回りの人など）の聴診をさせてもらって，「呼吸音とはこういうものである」ということを認識しましょう．

初心者が思っているよりも呼吸音はかすかなものです．で，問題は，呼吸

音が聴こえない，というときに「聴けていない」のか，「減弱している」のかがわからないことです．

「聴けていない」ということにならないように，何度も練習をします．よく聴こえないというときには，身の回りの人であれば，深い呼吸を忍耐強く何度もしてもらうことで，聴きとる努力をしましょう．

最初は聴診器が少しずれる「ガサッ」という音や，周りの音などが紛らわしいものです．聴診器は強く胸壁に押しつけしっかりと密着させます．周りの音が耳に入らないよう聴診する部屋を静かにすることも基本です（外来をやり始めるとそうはいってられません．あくまで聴きとれるようになるまで）．

下着やシャツなどを着用していると，その厚みの分，呼吸音は減弱します．協力いただいて下着はなしで聴診しましょう．また，肥満や胸筋の発達などで胸壁が厚い人の呼吸音は減弱しますので，練習の期間はやせ形の人を聴診しましょう．

▶ ❶「正常」呼吸音の種類

聴診して「ちゃんと呼吸音が聴こえている」というためには，気管支呼吸音と肺胞呼吸音を聴き分ける必要があります．というか，気管支呼吸音と肺胞呼吸音を聴き分けられて初めて「ちゃんと正常呼吸音を聴いた」といえるでしょう．

教科書によって，「気管支呼吸音」，「肺胞呼吸音」の用語は他の用語も含めて若干の混乱がみられますので，ここでは初学者向けにわかりやすさ優先で，用語を2つに絞ります．

- 気管支呼吸音：おもに気管〜主気管支の周辺で聴こえる音．吸気，呼気ともによく聴こえる
- 肺胞呼吸音：おもに肺の末梢で聴こえる音．吸気はよく聴こえるものの，呼気はほとんど聴かれない

体表面の目印としてよく使われる胸骨角，このちょうど裏手に気管分岐部があります（図2-8）．

図2-8 気管分岐部

　この気管分岐部を中心とした，気管〜主気管支に沿ったエリアでは，吸気でも呼気でも「スー，スー」と呼吸音が聴かれるはず．背面では正確な気管分岐部の位置はわかりにくい（第4胸椎棘突起）のですが，ちょうど肩甲骨のあるあたりの間で気管支呼吸音が聴かれます（図2-9）．

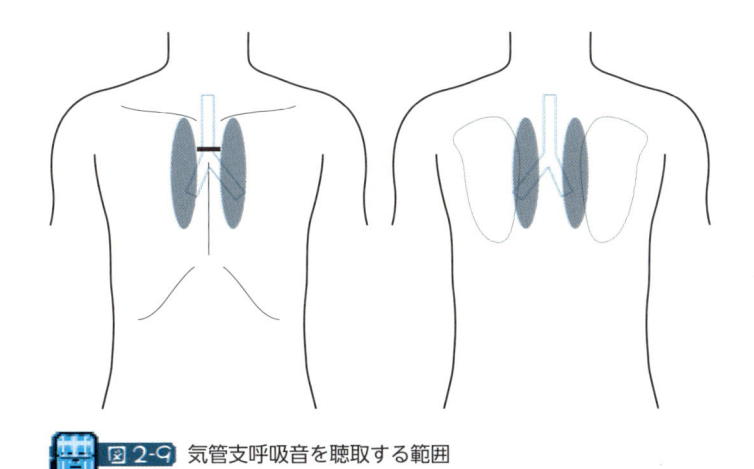

図2-9 気管支呼吸音を聴取する範囲

　もっと肺の末梢では，吸気でやや低めの「ホー」みたいな呼吸音，そして呼気時にはほとんど何も聴かれない「……」というパターンの肺胞呼吸音を聴取します（図2-10）．

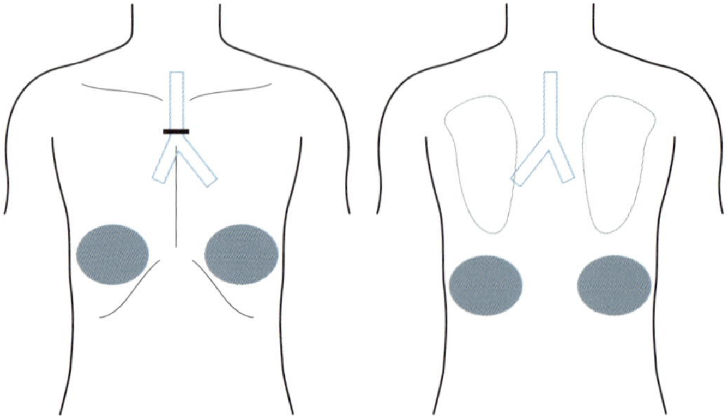

図2-10 肺胞呼吸音を聴取する範囲

　この2つの，異なる呼吸音パターンが認識できれば，「正常呼吸音を聴診した」と胸を張っていえるでしょう．初学者の人は，気管支呼吸音を（気管が胸壁に近い）前胸部で，肺胞呼吸音を背部で聴くようにすると，よく聴こえると思います．

　気管支呼吸音と肺胞呼吸音がわかったら，その分布を記録します．おおよそ中枢で気管支呼吸音，末梢で肺胞呼吸音，という分布になっているはず．

　これが末梢でも気管支呼吸音，すなわち吸気，呼気いずれも同じような調子で「スー，スー」と聴かれる呼吸音になっている場合，それを「気管支呼吸音化」といいます．おもに，末梢の本来肺胞呼吸音が聴かれるはずの場所で気管支呼吸音が聴取されることを指します．その場合，どの部位で気管支呼吸音化が認められたかを記録します．

　呼吸音は本来，気管〜ある程度太い気管支で発生する音です．気管支の分岐があるところで空気の流れが壁に当たって乱流が発生し，風の「ピュー」みたいな音が発生するのです．**あの「ピュー」も風がいろいろなところに当たって生じる乱流で発生しているのですね．**

　その音が，気管支が体表面に近い部位（気管分岐部付近）では，そのままハッキリ聴こえます（＝気管支呼吸音）．

　しかし発生源から離れると，肺内を伝搬するうちに減衰して，音は弱くなっていくのです．肺の中は空気だらけですので，高音が特に減衰していきます．というわけで，末梢の，太い気管支から離れたところでは，低音だけが残り，気管支呼吸音よりも弱めの音（＝肺胞呼吸音）となるのです．

なぜ吸気だけで聴こえるようになるのかは，吸気と呼気で発生源の場所が異なり，呼気の発生源のほうが胸壁から遠いからである，と説明されています．

そのように，発生源から遠く離れていて，通常は吸気時の低音成分ぐらいしか届かない部位に，肺炎などが起こって肺が硬化すると，その部位は音が減衰せずに伝達されるようになることから，吸気も呼気もよく聴こえる，気管支呼吸音化するわけです．逆に，気管支呼吸音化している場所は肺の硬化が起こっている，と考えられます．

▶ ❷呼吸音の減弱

びまん性の減弱は換気の低下を表します．多いのは COPD でしょう．これは肺内の空気が多くなっていることもあって音の伝達が大変悪いものです．

部分的な呼吸音の減弱はさまざまな疾患，状態で起こります．限局性に気道が閉塞した無気肺，肺と胸壁の間に何かが挟まる（？）気胸や胸水，胸膜肥厚，肺の硬化などなどです．

▶ ❸吸気相と呼気相の持続時間

吸気相と呼気相を，持続時間にも着目して比較してみましょう．また，後に述べる副雑音が呼気相，吸気相のいずれで聴こえるかを判別するためにも，呼気相と吸気相の認識は大切なのです．

気管支呼吸音と肺胞呼吸音を区別できたということは吸気相と呼気相がわかったということですから，各々の時間をだいたい把握します．通常は呼気のほうが少し長いでしょうが，呼気の延長は閉塞性換気障害を意味します．

ただし，健常者においても，「聴診した箇所において吸気相と呼気相の比率は異なって認識される」との記載もあるので，過信は禁物のようです．

❷副雑音の分類

それでは副雑音について考えましょう．音の高低と性質もここに含めます．教科書によって若干記載が異なるところもあるのですが，ここでは肺聴診セミナーでの分類を日本のスタンダードと考えてご紹介したいと思います．

副雑音とは，正常では聴こえない，呼吸に伴って発生する音です．副雑音＝ラ音と思っている方も多いのですが，ちょっと違います．歴史的な用語の混乱，翻訳されるときの間違いなどがあり，いささか用語が混乱していまし

たが，ラ音は肺や気道に由来する副雑音を指します．

　まあ，副雑音のほとんどがラ音であることは間違いありませんが，それでも胸膜由来の胸膜摩擦音や，縦隔や胸壁由来のHamman徴候，肺動脈の血管雑音などはラ音に含めず，「その他」のように記載されています．

　で，肺と気道由来の副雑音＝ラ音の分類ですが，大きく連続性ラ音と断続性ラ音に分け，さらにそれぞれを細かく分類しています．まとめて副雑音の分類を書きますと，

● **連続性ラ音**
　　高音性連続性ラ音（笛声音〔てきせいおん〕）：wheezes（ウイーズ）
　　低音性連続性ラ音（類鼾音〔るいかんおん〕）：rhonchi（ロンカイ）
　　スクウォーク（squawk）

● **断続性ラ音**
　　粗い断続性ラ音（水泡音〔すいほうおん〕）：coarse crackles（コースクラックル）
　　細かい断続性ラ音（捻髪音〔ねんぱつおん〕）：fine crackles（ファインクラックル）

● **その他**
　　胸膜摩擦音
　　Hamman徴候
　　肺血管性雑音

のようになります．何気なくcracklesのように複数形にしていますが，これにも理由があって，単数形だと「パチ」というひとつの音を指すわけです．通常，聴診で聴かれる音は「パチパチ……」のように複数ですから，複数形で表記するならわしです．本書でも1個の音を表すとき以外は複数形で表記しています．

▶ **❶連続性ラ音**
　普通の呼吸音が発生する機序は以前にも書きましたが，気管からある程度太い気管支の分岐があるところで空気の流れが壁に当たって乱流が発生し，風の「ビュー」みたいな音が発生するのです．

　それに対して副雑音は，気管支や分泌物などが震えたり弾けたりすること

で発生します．健常者では存在しない，分泌物＝痰であるとか，狭窄している部位があることで発生する音なのです．

　副雑音の分類，まずは狭窄している部位で発生する連続性ラ音．
「ピーピー」，「ヒーヒー」とか，「グーグー」，「ブーブー」という感じの音です．音が連続して長く続きます．機序としては気道壁や分泌物の振動，といわれていますが，わかりやすい考えかたとしては笛のように，狭い部分を空気が通るときに音が出る，と考えるといいと思います．

　連続性ラ音のうち比較的高い，笛のような音に聴こえるものを wheezes（ウイーズ，笛声音）といいます．そして比較的低めの，いびきのように聴こえる音を rhonchi（ロンカイ，類鼾音），いびきみたいな音，というのです．

　これら音の高さは発生する場所の，気道の太さが違うと考えると非常に理解しやすいです．高い音を出す笛はピッコロのように小さく，細い．そして低い音を出す笛（管楽器）はホルンなどのように大きく，太い．学生さんにもそのように教えているのですが，厳密にいうと楽器固有の音の高さ（ピッチ）を決めるのは，楽器そのものの大きさよりもマウスピースの大きさである，とサパイラに書いてあったりします……．
　まあそれはそうなのかもしれませんが，覚えるためだけだったら，「楽器の太さ」と覚えるほうが，連想しやすいのではないかと思っています．

▶ ❷連続性ラ音──wheezes

　wheezes は典型的には比較的細い気道が狭窄することで，気道の壁が振動して発生する音である，とされています．
　比較的細い気道（≒細気管支）が狭窄する疾患の代表が気管支喘息ですので，気管支喘息＝wheezes，と思いたくなるのは山々ですが，＝イコール，とするのはちょっと早計ですね．喘息以外にも細気管支が狭窄する疾患はいくつもありますし，細気管支以外の狭窄でも wheezes のような音が聴かれることもあるからです．
　細気管支で発生する wheezes は，喘息以外に COPD（慢性閉塞性肺疾患），気管支拡張症，びまん性汎細気管支炎やうっ血性心不全などでも聴取されます．これらは細気管支内に分泌物がたまって気道を狭めることで音が発生します．

狭窄している状態であれば吸気でも呼気でも聴取されます．そうはいっても呼気時のほうが肺は小さくなる→気道が少し狭くなる，ということで，軽めの発作のときなどは呼気のほうが聴取しやすいです．

聴取される場所は狭窄のある場所，ということになりますが，気道を伝わってきた音は頸部の気管上でもよく聴かれます．喘息発作自体，全肺でびまん性に（均等に）起こっているわけではありません．気道収縮の強いところ，あまり起こっていないところがあります．ですから，wheezes が強く聴かれるところとあまりよく聴こえないところがあるのは自然なことです．

狭窄部1カ所で発生する音がひとつの音になります．軽い発作や軽快時には，比較的ハッキリした wheeze がひとつだけ聴かれることがあり，コレを単音性（monophonic）といいます．安静呼吸で wheeze が聴かれないときに強制呼気をしていただいて wheeze を聴くことがあります（Ⅰ度）が，この場合も単音性の音を聴取します．

気管支喘息では細気管支の狭窄は1本に限らず，むしろ発作時にはあちこちの細気管支が狭窄している状態ですから，そこらじゅうで「ヒュー，ピー，キュー」みたいな感じでいろいろな音程の音が聴こえることもあります．このようにいろいろな音程の音が同時に聴こえることを多音性（polyphonic），といいます．

発作が強くなると，そこかしこの細気管支が狭窄し，あちこちで音が発生しますから，一般的に多音性のほうが単音性よりも発作の強度が強いとされます．

これが治療によって発作が軽快してくると，音の数が減り，持続時間が短くなってきます．分泌物によるものであれば咳や体位によって移動したり，消失したりすることもあります．

同様に，呼吸のどの相で聴取されるか，も喘息の度合いを反映するとされています．上で述べたように一般論として呼気のほうが聴こえやすい，ということもあり，次のような分類がある程度 PEF（ピークフロー）を予測しうる，といいます．

- wheeze の分類（Johnson の分類）
  Ⅰ度（強制呼気時のみ聴取）：PEF≒70%
  Ⅱ度（平静呼気時も聴取）：50%
  Ⅲ度（平静呼吸で呼気・吸気とも聴取）：30%

> Ⅳ度（呼吸音減弱，silent chest）：20%

　注意点としてはⅣ度で，音が強ければ強いほど発作も強い，とは限らないということです．本当に強度の狭窄となりますと，空気が通らなくなって呼吸音そのものが聴かれなくなるのです．silent chest という恐ろしい状態です．

　それから，実のところ健常者であっても，強制呼気では wheezes が聴取されることもあり，診断的価値，特異性という点では今ひとつのところがあります．あくまで喘息の診断後に，wheezes の意味がある，といったらいいでしょうか．

　診断的な面でいえば，非努力性に（強制呼気なしで）wheezes を聴取すれば気流制限ありの確率が上昇する，また，メサコリン負荷（気道過敏性）試験中に wheezes が現れれば喘息の可能性が高くなる，という研究はあるようです．

　また，呼気時間のうち wheezes を聴取する時間の割合が長いほうが通過障害の程度が強い，高調性の wheezes は低調性のものよりも通過障害が高度である，ということが示されています．

　wheezes を聴取する可能性のある疾患は，喘息以外に以下のようなものがあります．

- 慢性気管支炎
- 気管支拡張症
- びまん性汎細気管支炎
- 副鼻腔気管支症候群
- 気管支結核
- 有機リン中毒

● **喘息発作で聴かれる wheezes**

　喘息のように肺全体のあちこちで細気管支の狭窄が起こっている場合は，肺全体に wheezes が聴かれます．喘息発作時には，細気管支が必ずしも肺全体で一様に収縮，狭窄しているわけではなく，場所によって狭窄の強いところと弱いところがあるため，狭窄の度合いによって発生する音質や持続時間も異なり，発生する場所もさまざまです．

　加えて，肺内で発生した音は胸壁に到達するまでに，高音域中心に肺で吸

収されて減衰してくることで，発生源から遠方になるほど，音は小さく，低い音になります（図 2-11）．

頸部では比較的
音が保たれている

音発生！

近傍の胸壁では
よく聴こえる

遠くの胸壁では
減衰して低い音，
小さい音になる

図 2-11 wheezes の伝わりかた

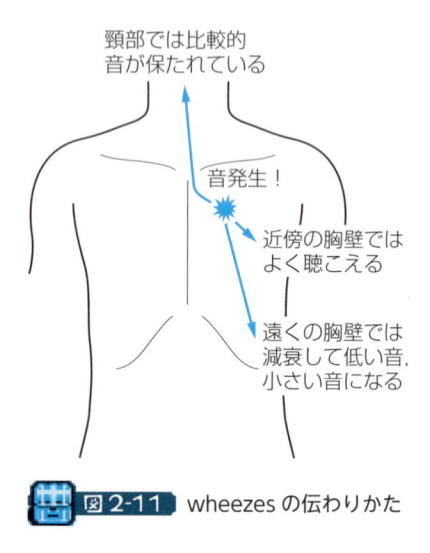

　このような音の発生が肺のあちこちで起こっているために，結果さまざまな音（多相性）が，びまん性に肺全体で聴取されることになります．ちなみに気道内は比較的よく音が伝達されますから，一般的に wheezes は頸部気管上でもよく聴取されます．

　また，狭窄はずっと同じ気管支で起こっているわけではなく，不均一によくなったり悪くなったり，分泌物が溜まったり除去されたりするので，音の発生する場所や強度も時間の経過によって変わりうるのです．

　たとえていえば蕁麻疹のような感覚でしょうか．蕁麻疹も同じ場所にずっと同じ疹があり続ける，ということはなく，一つ一つの疹は数時間で消失し，また別のところに出てくる，ということはよくご存じだと思います．同様に喘息も，狭窄が固定しているわけではなく，不均一に，各々の細気管支が，増悪，寛解を繰り返している，と考えていただくと理解しやすいのではないでしょうか（この考えかたに根拠はありませんが……）．

● 吸気〜呼気相の固定した単音性 wheeze

　wheeze が，吸気〜呼気を通じて「ピーー」っと聴かれることがあります．いつも同じ場所で（fixed），吸気・呼気いずれの相でも単音性の wheeze が聴取されるならば，これは固定した気道の狭窄を疑う必要があります．

　この場合，喘息などとは異なり，狭窄部位付近で最もよく聴取されるの

で，聴取される場所から狭窄部位を推定することが可能です．

❸連続性ラ音──rhonchi

　副雑音のうち，連続性の音で高調なものを wheezes とよぶ一方で，低調なものを rhonchi（ロンカイ）とよんでいます．rhonchi はいびき音・類鼾音ともいわれていて，まさにいびきのような，「グ〜」とか「ブ〜」とかいう音に聴こえます．rhonchi は（特に海外の）教科書によっては wheezes に含まれていることもありますが，混乱のもととなるので，肺音研究会の分類どおりでお話をしていきます．

　rhonchi は wheezes 同様，狭窄によって発生する音ですが，発生機序として，

①気道内の粘調な分泌物（痰）が，呼吸に伴う空気の通過によって振動することで発生する
②wheezes 同様，狭窄部の気道壁が振動して発生する

この2つが考えられています．

　②の場合，気道の太さ，硬さによって音質が異なってきます．細くて硬い末梢気管支の狭窄だと高音の wheezes が発生し，太くて柔らかい中枢気道の振動では低音の rhonchi が発生するとされています．
　いずれの場合でも，rhonchi が発生しやすいのは太めの中枢気道である，と考えるのが理解しやすそうです．ただ，先に述べたように，中枢気道における固定した気道狭窄でも，単音性の wheezes が聴取されうるので注意が必要です．
　原因疾患としては，①の機序ですと気管支喘息や気管支拡張症，COPD の急性増悪，肺水腫などが考えられます．痰が絡んでいる場合には咳払いなどで痰が移動し，音の聴かれる場所も移動したり，音自体が聴取されなくなったりしますので，rhonchi が聴こえるときには患者さんに咳をしていただいて，音の動きや消長を確認してもいいでしょう．
　もちろん，②の機序であれば咳をしても変わりません．その場合，気管や中枢気管支の腫瘍などによる狭窄，異物の存在，あるいは瘢痕や器質的な狭窄などが考えられます．

　rhonchi は吸気，呼気いずれの相でも聴取されます．低音主体ですので肺

内でも伝わりやすく，割と広い範囲で聴こえます．

▶ ❹連続性ラ音──squawk・short wheeze

吸気の終末に聴取されるcracklesの後に，短く「キュッ」，「キュー」みたいなwheezesが聴かれることがあります．吸気終末のcracklesというのは，後で述べるように線維化に伴うfine cracklesなどですね．こういう音をsquawkとよんでいます．

細気管支病変による気道の狭窄，あるいは閉塞した部分が，吸気時に再開通する際に気管支壁が振動することで発生する音であるとされています．肺胞領域が萎んでいる場所の細気管支が遅れて開きやすい，とのことで，線維化を伴う病変でよく聴取されるようです．

海外の教科書ですとsquawkよりもshort wheezeという言葉であったり，もうwheezesに含まれていたり，という扱いのようです．まあしかし日本の教科書ではよく出てくる名前なので，覚えておきたいものです．

cracklesが聴取される場所ですから，下肺野や肺底部といった場所でよく聴かれます．吸気の後半，および終末に聴取されるのは上に書いたとおりです．

疾患としては，

> ●細気管支病変を伴う間質性肺炎
> 　過敏性肺臓炎
> 　関節リウマチ合併間質性肺炎
> 　感染の合併した間質性肺炎
> 　Wegener肉芽腫症（多発血管炎性肉芽腫症, glanulomatosis with polyangiitis：GPA）
>
> ●末梢気道の痰による閉塞
> 　肺水腫
> 　気管支拡張症
> 　びまん性汎細気管支炎

などがあげられます．まあこの2つの疾患群は厳密に分けられるものでは

なくて，互いにオーバーラップしていると思いますが……．

▶ ❺連続性ラ音——stridor

やってきました stridor（ストライダー）．これは日本語でいう「喘鳴」にあたります．stridor のことを「wheeze」とよんでいる若い人がけっこう多く，大変誤解・混同されがちですので，心して説明したいと思います．

喘息発作に代表される気道狭窄で，聴診器を使わなくても「ゼーゼー」いっている音が聴こえる状態，症状を「喘鳴」といいます．

実は喘鳴には，上気道由来のものと下気道由来のものがあります．前者は stridor といい，吸気時に「ゼー」，「ピー」など単相性連続性の音が，頸部で強く聴取されるものです．中枢の気道，特に上気道の通過障害を表していて，上気道ゆえに口から聞こえやすく，「ゼーゼーいっている」と認識されやすいのはこちらになります．

後者は wheezing といい，聴診すると呼気時，あるいは吸気呼気の両方に，肺内で強く「ピー」などの音が聴取されるもので，これは肺内，細気管支領域で発生した wheezes が，口から聴こえる現象をいいます．

stridor の発生する疾患の代表は，急性喉頭蓋炎，小児のクループや百日咳，それにポリープや腫瘍，異物，アナフィラキシーなど，緊急性の高いものが多いので注意が必要です．ですからゼーゼーいっている人は，とにもかくにも吸気で聴こえるのか呼気で聴こえるのか，これを必ず確認しましょう．吸気で聴こえたら，最強点（部位？）が頸部や口であることを確認します．

stridor は頸部で発生している音であって，肺内の細気管支狭窄で発生している wheezes とは異なります．つまり，純粋な「喘息による音」ではないことになります．実は喘息発作時にも stridor が聴取されることがありますが，それはおもに喘息に合併した声帯機能不全によって，声帯がきちんと開かずに発生（発声）する音であることが多いようです．

声帯機能不全は喘息そのものと異なり，吸入ステロイドに反応しないため，しばしば「難治性喘息」として扱われることも少なくないようです．まだまだ実態がつかめておらず，治療法も確立していない，難儀な病態です．stridor は肺内にも伝搬しますが，頸部よりも音は小さく聴かれます．

報告によると，気管支喘息の 10％，難治性喘息の 40％に声帯機能不全があり，逆に声帯機能不全患者さんの 40％に喘息が合併しているとされてい

ます．

　話がややこしいのは，喘息患者さんはしばしば声帯機能不全を合併し，その場合 wheezes も stridor も呈するということ．そのため，stridor で喘息患者さんがゼーゼーいっているのを，肺の聴診をせずして「喘鳴あり，wheezing あり」と混同してしまっている現場を数多くみかけてきました．私もかつて混同しておりました．
　そもそも聴診器を当てる前に「ゼーゼーしている」というのは，口から発せられる stridor を聴いていることが多いわけですから，ちゃんと聴診をして吸気時か呼気時かをよーく見極めましょう．
　喘息発作時，上気道で発生している「ゼーゼー」を聴取して「喘息発作がひどい，あるいは治っていない」と考えてしまわないことは大切です．頸部で強く聴診される吸気時の stridor（声帯機能不全によると考えられる）の存在を「いつまで経っても喘鳴が治まらない」と解釈され，ダラダラ長期間全身ステロイドを投与されている現場がありました．
　連続性雑音を聴いたら，頸部も聴診し，どこに最強点があるかを認識すること，それから吸気，呼気，いずれで聴かれているかを確認すること，これらによって，stridor と wheezing の鑑別は可能です．

　声帯機能不全自体は panic disorder を合併する率が高い，メンタル的な問題，ストレスなどに関連するなどといわれています．声帯機能不全そのものの治療は難しいので，やはり喘息の治療をしっかり行い，必要に応じてメンタル面のケアを行うことになります．
　あと，メンタル面での問題に絡んで，呼気時に喉頭を（意識的に，または無意識に）締めて wheezes 様の音を出しているケースもあります．この場合も，喉頭に最強点がありますので本物（？）の wheezes とは鑑別可能です．

▶ ❻断続性ラ音

　副雑音の分類，連続性ラ音の次は断続性ラ音です．「パチパチ」，「バチバチ」，「チリチリ」とか，「ブツブツ」，「パリパリ」，「ポコポコ」いう感じの音です．一つ一つの音は短く弾けた感じで，その音が断続性（飛び飛び）に続きます．
　そもそももとの crackle，あるいは rale という言葉は，ヒポクラテスが酢を火にかけて沸かしたときの泡の音を表す，ということのようで，機序のひ

とつである気道内分泌物の振動，あるいは貯留した粘調痰が呼吸運動で弾けて発生するときに「パチン」，「ポコン」みたいな音が聴かれるのは納得ができます．

　断続性ラ音のうち，そちらの機序で発生する音を「粗い断続性ラ音：coarse crackles」といいます．音の感じはブツブツ，パリパリ，ポコポコ……というよりも，ブツ，ブツ……パリ，パリ……ポコ，ポコ……みたいな，散発的な，粗い感じで聴かれます．
　むしろ別名である「水泡音」という表記のほうが，機序をよく表していていいんじゃないか，とも思いますね．吸気相でも呼気相でも，痰が動けば発生するのでどちらの相でも聴取しえます．

　もうひとつは間質性肺炎でおなじみ，「細かい断続性ラ音：fine crackles」です．音の感じはパチパチ，バチバチ，チリチリ……というよりも，パチパチパチパチ……バチバチバチバチ……チリチリチリチリ……という，密というか，細かいというか，音の数が多い感じになります．
　どれくらい細かいかというと，音を解析すると100個以上のcracklesが連続して発生しているそうです．実際人間の耳にはそんなにたくさんは聴こえませんが，粗いcoarse cracklesと比べると，明らかに細かい音として聴こえます．
　マクギーの身体診断学によりますと，1吸気あたりのクラックル数が，肺線維症（fine crackles）では6〜14個なのに対し，肺炎（coarse crackles）では3〜7個と，人間の耳に聴こえる（認識できる）個数が違うのですね．微妙な違いにも思えますが，その差異を「細かい」，「粗い」と感じとっているのでしょう，人間の耳は．
　fine cracklesは音質的には1音1音が持続時間の短い，細かい音です．「捻髪音」と表現される，髪の毛をひとつまみ，つまんでくりくりと捻ったときの「チリチリ……」という音が近いと思います．

　聴かれるタイミングは，fine cracklesは吸気の半分から後で，「吸気時末」と表現されます．吸気を1秒とすると，0.5秒経過したときから聴こえはじめ，0.9秒あたりまで続く感じです．吸気の後半にかけてだんだん音が大きくなり（クレッシェンド），スーーーパチパチ**パチパチ**，的な感じで聴かれます．
　これがcoarse cracklesになると，0.3秒頃から聴こえはじめ，0.7秒ま

で続く．少し前のめり，という感じでしょうか．

　音質そのものを聴き分けるのは時に困難で，呼吸相のどのタイミングで聴取されたか，という点も鑑別のポイントになるのです（図2-12）．

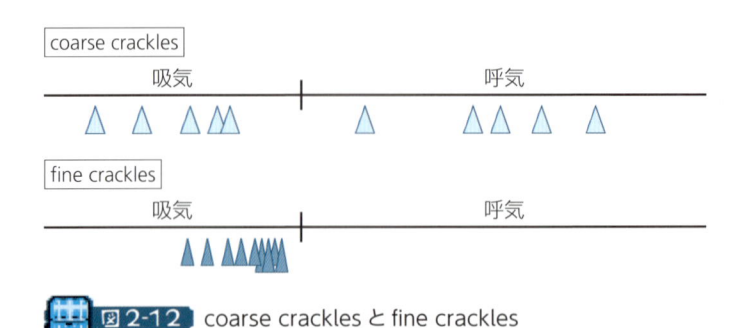

図2-12 coarse crackles と fine crackles

▶❼断続性ラ音——coarse crackles

　欧米の身体診察系の教科書ではあまり fine か coarse か，といったことは区別せず，単に「crackles」または「rales」と書いてあったりするのですが，日本流に機序別に分けて，音響的にも区別して考えるほうが，結局理解しやすいような気がします．

　日本語では水泡音ともいいますが，機序をよく表した，優れた用語だと思います．音の感じはブツブツ，パリパリ，ポコポコ……というよりも，ブツ，ブツ……パリ，パリ……ポコ，ポコ……みたいな，散発的な，粗い感じで聴かれます．比較的中枢の気道で，気道内に貯留した分泌物が呼吸運動によって弾けて発生するとされています．

　咳払い（咳），あるいは体位変換で痰（分泌物）が移動するに従って，音の場所も移動，あるいは消失することがあり，分泌物であると判断できます．吸気相でも呼気相でも，痰が動けば発生するのでどちらの相でも聴取しえます．

▶❽断続性ラ音——fine crackles

　聴取される疾患としては何といっても間質性肺炎ですが，他に間質の浮腫（肺水腫とか）でも聴取されるとされています．間質性肺炎に特異的，とはいえませんが，特発性肺線維症では必ず fine crackles を聴取しますので，「fine crackles がなければ特発性肺線維症を否定できる」とはいってもよい

でしょう．

　よく聴診される場所は，やはり間質性肺炎や肺線維症，肺水腫の好発部位である，両側肺底部の背側になります．その部位で患者さんに大きく深吸気をしていただくと聴こえやすくなります．最初は思いのほか小さな音なので，できれば CD などの音源，あるいはハッキリ診断のついている症例で「fine crackles はこんな音なんだ」と認識する訓練をしておくほうがよいでしょう．

　発生の機序としては，呼気時に虚脱し閉塞した気道が，吸気の後半にかけてだんだん開いてくる，そのときに硬くなってなかなか開かない～，うーんパチン！　みたいなことが考えられています（図 2-13）．

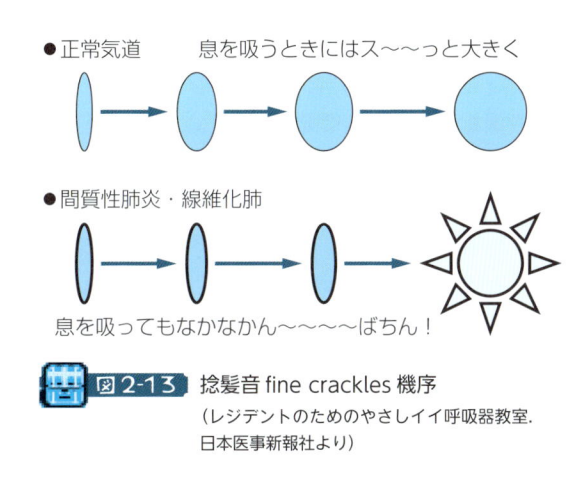

● 正常気道　　息を吸うときにはス～～っと大きく

● 間質性肺炎・線維化肺

息を吸ってもなかなかん～～～～ばちん！

図 2-13　捻髪音 fine crackles 機序
（レジデントのためのやさしイイ呼吸器教室．日本医事新報社より）

　機序的には吸気の，しかも後半にしか聴かれないはずですが，蜂巣肺が完成されてくると分泌物の貯留によって，呼気時にも crackles が聴取されることがあります．この場合は coarse ということになるでしょう．

▶ ❾fine crackles みたいに聴こえる別の音

　fine crackles は肺線維症だ，みたいなことを学生さんとかに教えると，「これも肺線維症！」，「こちらも！」と，肺線維症症例が続出したりしますが，それは一見（一聴）fine crackles みたいに聴こえる，他の音を誤認されての結果です．

● 健常人で聴取される fine crackles みたいな音
1) 聴診器が皮膚とこすれて発生する音
2) 高齢者の肺底部で，深吸気時に聴取されることがある

3）長時間側臥位など，同じ体位をとっているときや，急な体位変換のとき

　初学者で一番多い誤認は，聴診器が皮膚とこすれて発生する音でしょう．ちょっとした動きでも「ガサッ，バリッ」と音が出ます．しかもけっこう大きい音．シャツ越しに聴診器を当てたりすると，呼吸音が減弱するうえにガサガサ音が発生するので，まともな聴診はきわめて困難です．
　でも昨今の風潮で，特に女性の聴診ではシャツ越しにせざるをえない場面があることも，紛れもない事実であります……．

　音が発生したときに誤認を防ぐためには，やはり呼吸のタイミングと一致しているか，反復しているかを確かめながら聴診することが大事です．皮膚で発生する音は呼吸相とは関係なく発生することが多いです．fine cracklesはあくまで吸気後半に限局して聴かれますから，タイミングに注意するとすぐにわかります．
　呼吸に関連して発生している音なら，何度も同じタイミングで聴こえるはず．この反復性も確認すれば誤認は減るでしょう．
　他に腸音（グル音）．「ポコポコポコ……」みたいなそこそこ大きな音が鳴りますので，初学者はcoarse cracklesと誤認されたりします．これもやはり呼吸と関係があるか，呼吸相の同じタイミングで聴取されるか，反復するかなど確認すれば誤認は減るでしょう．

　高齢者の肺底部や同じ体位をとっているときなどは，肺の下部が自重によって押しつぶされて虚脱していて，吸気時そこに空気が急に入り込むことでfine cracklesが発生する，というメカニズムが考えられているようです．
　こちらは誤認ということではありませんが，fine cracklesを聴取したら，間質性病変の存在を裏づける画像所見，検査所見があるかどうかを確認する必要がある，ということはいえるでしょう．

▶ ⑩肺外で発生する音——胸膜摩擦音

　副雑音＝ラ音と思っている方も多いのですが，ちょっと違います．ラ音は肺や気道に由来する副雑音を指しますので，胸膜由来の胸膜摩擦音や，縦隔や胸壁由来のHamman徴候，肺動脈の血管雑音などはラ音に含めず，「その他」のように記載されているのです．

胸膜摩擦音は炎症を起こして表面がざらざらになった臓側胸膜と壁側胸膜が，呼吸運動で肺が動くにつれてこすりあわされるときに発生する音です．由来が肺内ではありませんので，「その他」に分類されますが，呼吸運動に伴って発生する音ですから，グル音や聴診器のこすれる音とは違い，ある程度呼吸と関係するタイミングで，吸気でも呼気でも聴取されます．

　胸膜炎の初期や治癒してきた時期で，臓側胸膜と壁側胸膜が接しているところがよく聴取されます．胸水が増えてきて，胸膜が離れてしまうとこすれませんので音は出ません．癒着してしまっても出ませんし，ある程度以上胸膜が肥厚して動きが悪くなっても出ません．

　実際の音は，crackles に似た断続性の音で，「ギューッ，ギューッ」，「バリ，バリ」みたいな表現をされます．時に crackles と紛らわしいことがありますが，聴取される範囲が狭い点や呼気にもずっと聴こえる点などが鑑別点です．

　なかなか教えてもらえるチャンスはないかもしれませんから，音源を聴いておいて，症例に備えましょう．

▶ ⓫肺外で発生する音──Hamman 徴候・mediastinal crunch

　肺外由来の副雑音「その他」，縦隔からの Hamman 徴候（mediastinal crunch）は，縦隔気腫や左肺尖部の気胸によって起こる特異的な所見です．呼吸音というよりは心音の聴診で，心音に同期して（Ⅰ音とⅡ音の間＝収縮期に）「バリッ」，「ブチッ」みたいな音を聴取します．呼吸相とは無関係で，胸骨左縁でよく聴かれます．

　縦隔，あるいは左の胸腔に入り込んだ空気が心拍動と呼吸運動によって振動して発生する音だとされています．

　縦隔気腫に特徴的ではあるものの，感度はそれほど高くありませんので，聴取しないからといって否定はできません．縦隔気腫における感度は Hamman 徴候よりも皮下気腫のほうが高いようです．

2-4 疾患別の身体所見

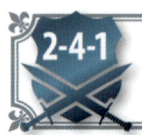

2-4-1 喘息の身体所見

　咳喘息では特段の身体所見は得られません．また，気管支喘息においても，非発作時には身体所見がない．むしろ，身体所見が「ハッキリした異常が認められない時間帯がある」ということ自体が喘息を示唆する所見といえるくらいです．

▶ ❶wheezes

　気管支喘息の発作時には，wheezes を聴取するのが特徴的です．しかし，wheezes＝喘息，というわけではありません．
　「wheezes が聴取されるから喘息」，「wheezes が聴取されないから喘息ではない」はいずれも誤りです．

　いわゆる感度，特異度のお話になりますが，wheezes の感度は低い．特異度は，「慢性気道閉塞」ということでしたら，それなりに高いのですが，慢性気道閉塞をきたすのは決して喘息だけではありません．まあそもそも，wheezes という言葉にいろいろな病態を含める立場もあれば，細気管支病変だけを表す立場もあり，定義からしてなかなか微妙なところです．

　Johnson の分類（☞98 ページ）Ⅳ度の wheezes では呼吸音そのものが聴かれません（＝silent chest）．そのときは空気の出入りがほとんどないわけで，かなり具合の悪い状態です．これを「喘息ではない」といってしまうとアキマセン．

ということで,「wheezes は必ずしも喘息とイコールではない」ということをぜひ知っておいてください.

wheezes の記載をするときには,Johnson の分類以外に,タイミング,聴取する場所,単相性か多相性か,などを記載します.

タイミングというのは聴取される時相のことです.呼気相(呼気全体か・終末期か),吸気相(吸気全体か・終末期か),また,どの程度続くか.いろいろ細かいことはおいておいて,呼気の終末期に聴かれるものは細気管支の疾患を意味する,これは間違いなさそうです.

また,呼気時間のうちどれだけ(の時間)wheezes が聴こえるか,その時間が長ければ長いほど通過障害の程度が強いといわれています(wheezes の時間と FEV_1 との相関があるようです).また,より高調な音ほど通過障害が高度であるともいわれます.すなわち,気管支拡張薬の吸入によって気道狭窄がゆるんでくると聴かれる音が低くなってくるのです.

ですから,喘息を思わせる病歴上の特徴があり,呼気の終末期中心に wheezes を聴取すれば,喘息であると診断することは難しくないでしょう.

JUMP! 喘息の検査所見→220 ページへ GO!

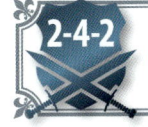

2-4-2 COPD の身体所見

COPD 患者さんは特有の身体所見を呈することが多いのですが,それにはちゃんと理由があります.

そもそも COPD,特に肺胞領域での疾患の本態は,肺胞の破壊です.タバコに含まれる種々の有害物質により,プロテアーゼの産生,活性化,それにアポトーシスの進行などにより,肺胞が破壊され消失します(図 2-14).

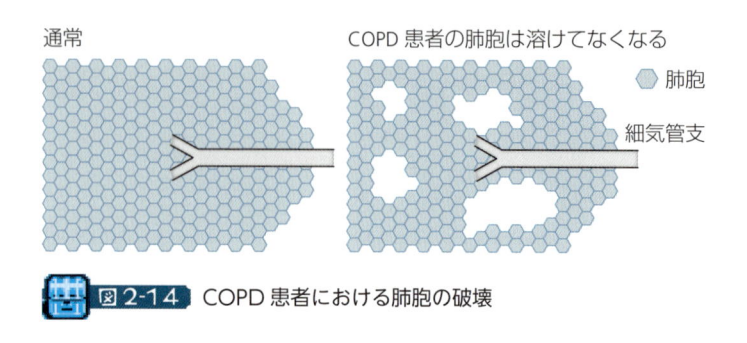

通常　　　　　　　　COPD 患者の肺胞は溶けてなくなる

□ 肺胞

細気管支

図 2-14 COPD 患者における肺胞の破壊

　肺胞にはガス交換の場としてだけでなく，もうひとつ大切な仕事があります．それは，肺胞壁内の弾性線維（ゴムみたいなもの）によって，縮むという性質．これがあることで，息を吐くときに肺胞が優先的に縮むのです．その結果，（細）気管支は外に引っ張られる（図 2-15）ことになり，空気が出ていくのに抵抗がありません（図 2-16）．

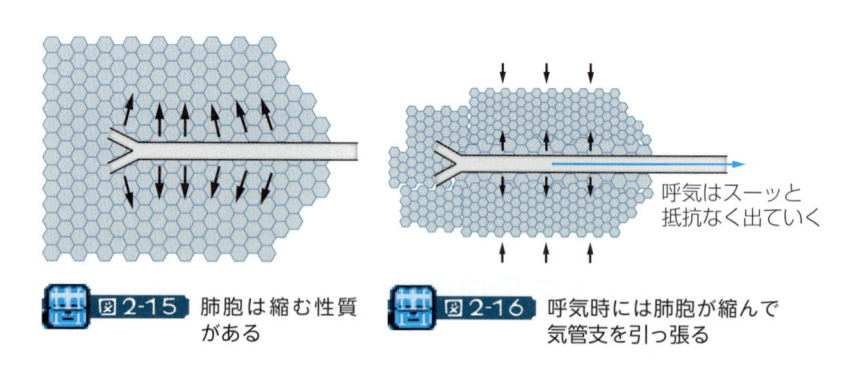

図 2-15 肺胞は縮む性質がある

図 2-16 呼気時には肺胞が縮んで気管支を引っ張る

呼気はスーッと抵抗なく出ていく

　でも，COPD で肺胞がなくなりますと，その「縮むチカラ」がなくなってしまいます（図 2-17）．

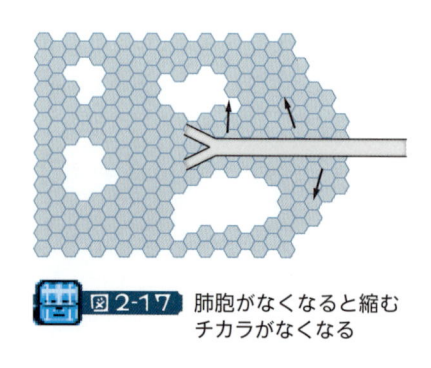

図 2-17 肺胞がなくなると縮むチカラがなくなる

したがって，肺胞が呼気時に縮まなくなり，（細）気管支を引っ張るチカラもなくなり，呼気時に陽圧がかかるとその陽圧が細気管支を直撃して，ぺちゃんと閉塞してしまいます（図2-18）．結果，閉塞性換気障害をきたして，吸った空気がなかなか出ていけなくなってしまいます．そのために，肺がだんだん伸びて（膨張して）くるのです．

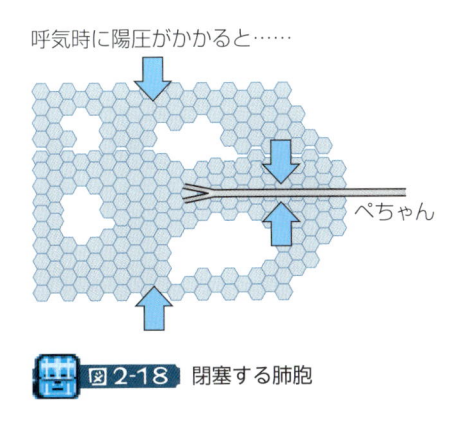

呼気時に陽圧がかかると……

ぺちゃん

図2-18 閉塞する肺胞

　肺が膨張（過膨張）することで，独特の身体所見がみられるようになります．有名なところでは，

- 樽状胸郭
- 打診で濁音界が低下する
- 心尖拍動が心窩部に移動
- 呼吸音減弱
- 口すぼめ呼吸

などがありますが，そうなってくる機序はご存じでしょうか？

▶ ❶樽状胸郭

　COPDでは呼気時に気道抵抗がかかって，なかなか空気が出ていかないために，胸郭は頑張って肺を圧します．肺はなかなか縮まないので，胸郭との間で押し合いへし合いになるわけです．その場合，胸郭の一部に重点的に圧力がかかるのではなく，全体的に均等に圧がかかって外向きに圧されます．

　均等に圧力がかかって膨らむと，胸郭は上からみたときに円形に近づきます（図2-19）．結果，前後径と左右径が等しくなって，樽のような形（＝樽状胸郭）になるのです．ただ，これは有名な割にそれほど特異的ではありま

せん．高齢になって背中が曲がってくると一見樽状にみえたりもしますので，注意が必要です．その他の所見もよく確認しましょう．

均等に圧力がかかると円形になる

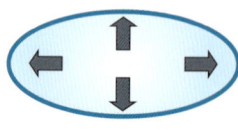

・どんどん肺が膨れる
・胸郭が拡大する
　↓
・胸郭は上からみたときに
　円に近づく
　＝樽状胸郭

図2-19 樽状胸郭
（レジデントのためのやさしイイ呼吸器教室．日本医事新報社より）

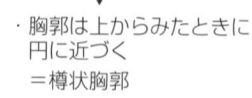

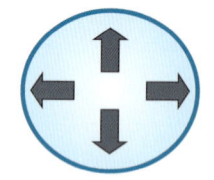

❷打診で濁音界低下・心尖拍動が心窩部に移動

　過膨張になると肺が伸びて，横隔膜が下がっていきます．結果，濁音界は低下します（図2-20）．さらに，横隔膜が下がると，そこに乗っかっている感じの心臓は立ってきます．

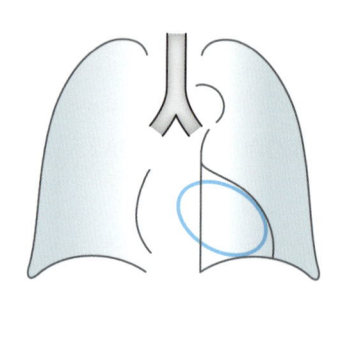

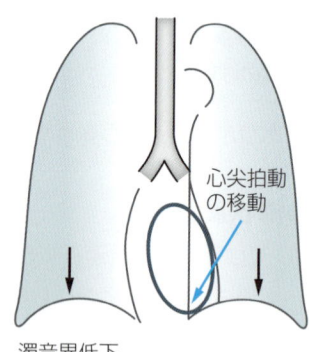

心尖拍動の移動

濁音界低下

図2-20 横隔膜の低下により心臓が立つ
（レジデントのためのやさしイイ呼吸器教室．日本医事新報社より）

　心臓が立ってくると，心尖拍動は内側，下側に移動し，心窩部で触れるよ

うになります．COPD患者さんにはやせ形の方が多いため，心尖拍動は容易に触れることができる，というか，肉眼でみても容易に観察できるようになります．

▶ ❸呼吸音減弱・打診で鼓音

進行したCOPDでは肺胞が破壊され，空気の出入りそのものが少なくなります．また，気管支で発生した呼吸音が伝達する際に，肺内に空気成分が増えてくると伝達が悪くなり，胸壁で呼吸音が聞き取りにくくなります．すなわち，呼吸音が減弱します．

空気成分が増えたことで，トントン叩くと中空の感じで，よく響くようになります．太鼓のような音，という意味で「鼓音」とよびます．胃泡の上で叩くと鼓音がわかりますので，一度は確認しておきましょう．

▶ ❹口すぼめ呼吸

そもそもCOPDでは肺胞が破壊され失われることで，呼気時に肺が圧されると細気管支（末梢の気道）が閉塞して，空気が出ていきにくくなります．

呼気時に口をすぼめると出口で抵抗がかかり，気道内の圧力が上昇することになります．これは太い中枢の気道から細い末梢気道までずっと上昇しますから，細気管支の閉塞（虚脱）が少しは軽減されることになるのです．

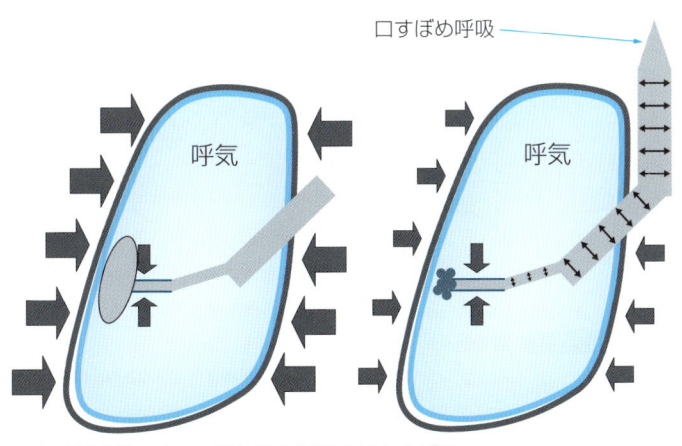

口をすぼめることで，呼気時の気道内圧を上げる．

図2-21 口すぼめ呼吸
（レジデントのためのやさしイイ呼吸器教室．日本医事新報社より）

COPD患者さんは経験的にこうやると息を吐きやすくなる，ということを実感しておられているようで，特に教わらなくてもやっておられたりするのです（図2-21）．

沖縄県立中部病院におられた宮城征四郎先生のグループが多くの患者さんを観察された結果として，特に重症の（1秒量が1,000 mL未満の）COPD患者さんに以下のような所見があると報告されています．

- 気管短縮
- 胸鎖乳突筋の発達
- 吸気時に鎖骨上窩が陥凹
- 吸気時に頸静脈が虚脱

これらの機序は次のとおりです．

▶❺気管短縮

過膨張によって，肺が下に伸びていくことで気管自体も下に引っ張られて短くみえる，ということです（図2-22）．気管自体が「縮む」わけではなく，「縮んでみえる」ところがミソですね．

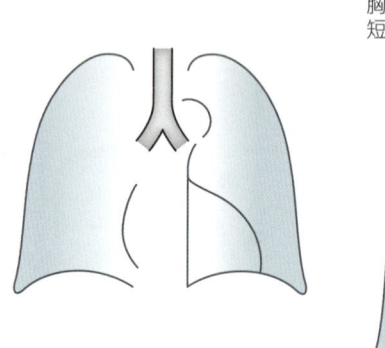

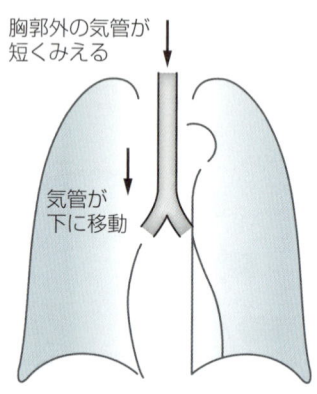

図2-22 気管短縮
（レジデントのためのやさしイイ呼吸器教室．日本医事新報社より）

▶❻胸鎖乳突筋の発達

通常，吸気運動で最も大きな役割を果たす筋肉は横隔膜です．肺の過膨張で横隔膜が平低下してしまったCOPDにおいては，吸気時に動くべき横隔

膜が動いてくれないので，呼吸補助筋である胸鎖乳突筋が頑張って胸郭を引っ張り上げて吸気運動をさせます．

　毎日のことですから力が入り続けると，だんだん発達してくるものです．痩せてこられると余計に目立ちます．

▶ ❼ 吸気時に鎖骨上窩が陥凹・頸静脈が虚脱

　気道閉塞が高度になると，呼気のみならず吸気時にも抵抗がかかる……ということでしょうか．吸気時に胸郭が開くのになかなか肺がついていかないと，胸郭内が陰圧になってこういう現象が起こるようです．COPD患者さん（特に重症になればなるほど）は痩せているため，こういう現象が目立ちやすい，という面もあるでしょう．

(Dr. 宮城の教育回診実況中継．羊土社より)

JUMP！ COPDかな？　と思ったら→222ページへGO！

▶ ❽ 過膨張のある症例の鑑別

　過膨張がCOPDの本態，特徴だ，みたいなお話をしてまいりました．過膨張をきたす疾患は実際，他にはそれほど多くありません．

　たとえばびまん性汎細気管支炎（diffuse panbronchiolitis：DPB）や副鼻腔気管支症候群など，細気管支そのものに病変がある疾患では，病変によって「閉塞」が起こるのですが，この場合空気が入るのも出るのも障害されます．特に軽傷の段階ではCOPDのように「入るのは入るけど，出ていきにくい→どんどん肺が膨張」，ということにはなりにくい．ということで，これらの疾患では**進行例で過膨張がみられる**ことが多いです．

　入るのは入るけど，出ていきにくくなりやすいのは，チェックバルブによるエア・トラッピングをもっていたりする以下のような疾患が鑑別にあがります（☞42ページ）．

- COPD
- じん肺
- 肺ランゲルハンス細胞組織球症（Langerhans cell histiocytosis：LCH）
- 肺リンパ脈管筋腫症（lymphangioleiomyomatosis：LAM）
- 閉塞性細気管支炎（bronchiolitis obliterans：BO）

このうち COPD の罹患率が圧倒的に多いわけですが，他の疾患を除外するにはどうするか．これらは各々，病歴に特徴がありますから，念のために病歴に戻ってみなければなりません．

JUMP！ じん肺などの病歴→75 ページへ GO！

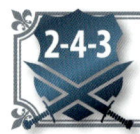

2-4-3 肺癌の身体所見

肺癌に特異的な身体所見はあるでしょうか．

癌の病変自体はよほどの進行癌でない限りはそれほど大きくはありません．大きさがしれている段階では，特異的な身体所見はみられません．たかだか数 cm の結節では，打診をしても聴診をしても，異常な所見は得られないのです．

肺癌ではばち指が多い，と教科書に書いてあることが多いのですが，これとて特異的ではありません．特発性肺線維症や他の疾患でもよくみられます．

癌によって広範囲に何かが起こる（無気肺，胸水）か，癌による閉塞（上大静脈症候群）が起こると，身体所見に現れてきます．

▶ ❶無気肺と胸水

癌によって無気肺や胸水をきたすと，その部位では**呼吸音が低下し，打診では濁音**となります．これは診察で捉えることができるはずです．ただ，結核でも無気肺や胸水をきたすことはあり，同様の身体所見を呈します．したがって身体所見から起こっている「現象」はわかるのですが，疾患の鑑別はできません．

それ以外に遠隔転移では，骨転移などの転移病変で骨の叩打痛，圧痛などが認められますし，頸部や鎖骨上窩を中心にリンパ節転移病巣が触知されることもあり，しっかり触診することも必要です．脳転移では脳神経症状がみられます．

他には教科書的なものとして，

- 上大静脈症候群：顔面・上肢の浮腫，頸静脈・上半身の表在静脈怒張
- Pancoast 症候群：上肢痛・しびれ・運動障害，Horner 症候群（眼瞼下垂・縮瞳・発汗減少）
- 腫瘍随伴症候群：Lambert-Eaton 症候群（おもに下肢の筋力低下）

などがあります．

JUMP！ 肺癌の検査所見（無気肺・胸水）→269 ページへ GO！

❷上大静脈症候群の身体所見

上大静脈症候群は，上大静脈がおもに肺癌などにより閉塞することで，特に頭部や頸部から上大静脈を通って右房に還るべき血流がせき止められて生じる一連の症状のことをいいます．

JUMP！ 上大静脈症候群の診断→271 ページへ GO！

頭頸部や上腕からの静脈環流を集めて心臓に送っている上大静脈が，おもに肺癌などによって狭窄し，流れがせき止められることで生じた身体所見には，

- 顔面，上肢の浮腫
- 頸静脈の怒張，拡張
- 表在静脈（上半身）の怒張，拡張
- 末梢のチアノーゼ

などがあげられます．浮腫はわかるけれども，表在静脈については少し所見をとるときにコツがあるのです．

顔面浮腫
呼吸困難

上肢

本来の
上大静脈の流れ

上肢パンパン

せき止められて…

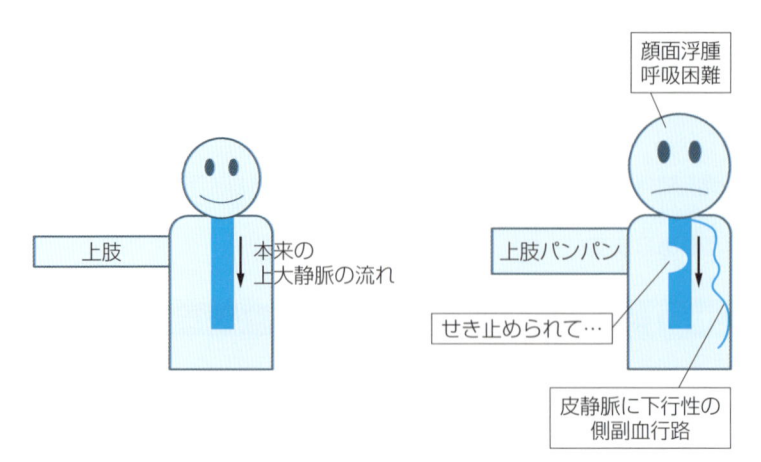

皮静脈に下行性の
側副血行路

図 2-23 上大静脈が狭窄すると……

　上大静脈が閉塞し，流れがせき止められると……（図2-23），側副血行路である皮静脈を経由して下へ流れていきます．つまり，下向きに流れる（下行性の）静脈怒張をきたすのです．「下行性の」というところが上大静脈症候群の特徴でありますから，皮静脈の流れが下行性であるかどうかを確認しなくてはなりません．

　頸静脈や表在静脈の圧，あるいは流れている向きを知るために，ストリッピング（静脈のしごき）が役に立ちますので，やりかたを覚えましょう．
　張っている静脈をみつけたら，両手の示指（人差し指）を並べて，静脈をぎゅっと押します．
　片方の指で静脈を強く押しながら，もう一方の指で静脈をしごく（ぎゅっと押したまま横にずらす＝ストリッピング）と，指の間の静脈は虚脱します（図2-24）．

拡張した静脈の上に
人差し指を並べて置き，
静脈を圧迫する．

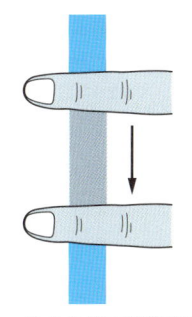

片方の指で静脈を強く押しながら
もう一方の指で静脈をしごくと，
指の間の静脈は虚脱する．

図2-24 ストリッピングの実際

その後にどちらか一方を離してみます．たとえば下の指を離すと，流れが下向きであればすぐには張ってこないのですが，流れが上向きだとすぐに張ってくるわけです（図2-25）．

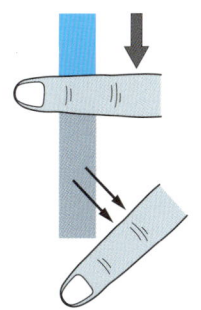

片方の指を離しても，静脈が虚脱したままであれば，静脈の流れは下向きであるとわかる．

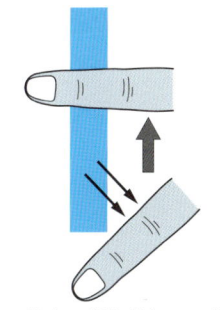

片方の指を離して，静脈がすぐに満たされるなら，静脈の流れは上向きであるとわかる．

図2-25 下行性静脈怒張（左）と上行性静脈怒張（右）

このようにして胸壁に下行性の静脈怒張，ということがわかると，心臓より上の太い静脈≒上大静脈の閉塞がある，とわかります．

胸壁，あるいは腹壁に静脈怒張があった場合，その意味するところはどういうことか．機序を理解しておくと，身体所見から論理的に鑑別が導かれるわけです．

まず言葉の定義．胸壁に静脈怒張がある，というのは図 2-26 のようなことです．この静脈怒張は中心静脈のどこかが閉塞していることで，側副血行路としての役割を果たしています．

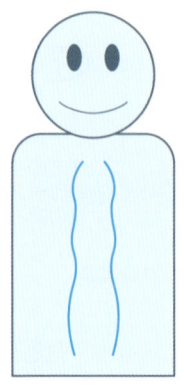

胸壁や腹壁(体表)に
拡張(怒張)した静脈を認める．
どこが閉塞しているのか？

図 2-26 胸壁の静脈怒張

たとえば上大静脈が閉塞しているとどうなるか（図 2-27，2-28）．

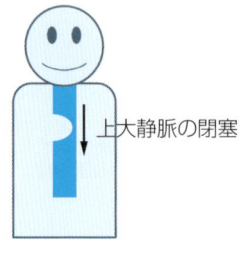

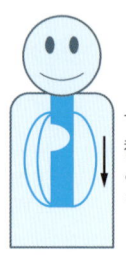

上大静脈の閉塞

下に向かう血流が妨げられ，
替わりに胸壁静脈が側副血行路
として拡張し血液を運ぶ．
＝下向きの血流

図 2-27 上大静脈の閉塞と側副血行路

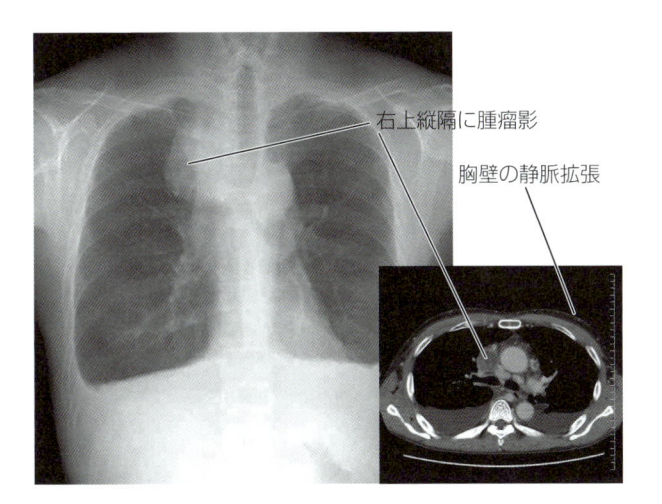

右上縦隔に腫瘤影

胸壁の静脈拡張

図2-28 上大静脈症候群の例

　下に向かう血流が妨げられるので，皮下などの側副血行路が太まり，下向きの血流（下行性）が流れます（図2-29）．ちなみに下行性であるかどうか確認するには，頸静脈同様，ストリッピングをやってみます．

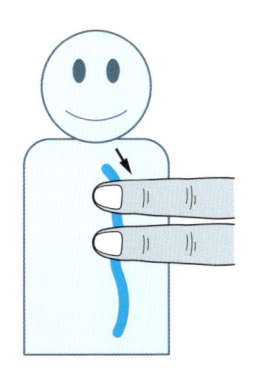

拡張した静脈の上に
人差し指を並べて置き，
静脈を圧迫する．

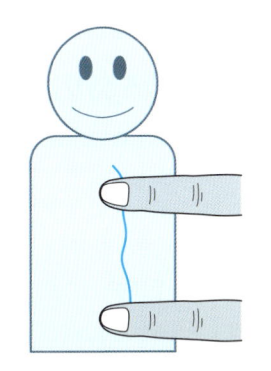

片方の指で静脈を強く押しながら，
もう一方の指で静脈をしごくと，
指の間の静脈は虚脱する．

図2-29 静脈を圧迫して血管をしごく

　怒張静脈の上部と下部に指を置いて血管をしごきます．間の血管が虚脱した後にどちらか一方を離してみると，上向きの流れ（上行性）か下行性かがわかります（図2-30）．

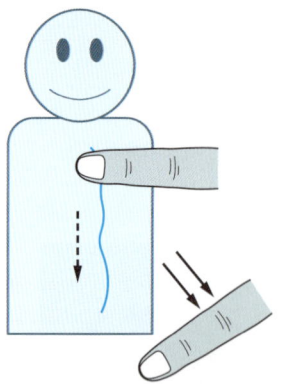

下の指を離しても，静脈がすぐに怒張しなければ，下向きの流れを上の指がせき止めているとわかる．

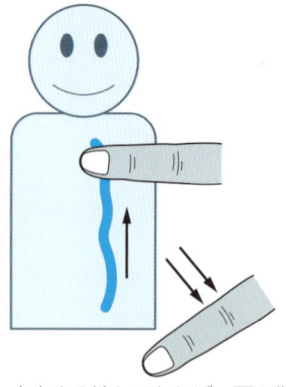

上向きの流れであれば，下の指を外すとすぐに再怒張する．

図 2-30 下行性（左）と上行性（右）

> **問題：** 上行性の血管拡張が腹壁にみられるときはどういうときでしょうか，考えてみましょう ➡ 答えは 125 頁．

2-4-4 間質性肺炎の身体所見

　間質性肺炎を診断するうえで，特異的かつ必須な身体所見といえばもうこれは fine crackles で決まりですね．両側の肺底部，特に背中側に吸気時，特に吸気時終末に細かい「パチ，パチパチ……」という音が聴こえたら，「間質の病変があります」といってしまってください．

　しかしながら，間質性肺炎だけにしかない，ということはなく，他に間質の浮腫（肺水腫とか），高齢者でも聴取されるとされています．ですから間質性肺炎に特異的，とはいえませんが，特発性肺線維症では必ず fine crackles を聴取しますので，fine crackles がなければ特発性肺線維症を否定できる，とはいってもいいでしょう．

JUMP！ 断続性ラ音の鑑別 → 104 ページへ GO！

第 2 章 身体所見編

呼吸音以外の身体所見としては，線維化が強くなってくると，横隔膜の挙上，つまり濁音界の上昇と胸郭運動の制限がみられるようになります．こちらも拘束性障害でしかみられない，特異的な所見です．

JUMP！ 間質性肺炎の診断→231ページへGO！

他に四肢の所見としてはばち指がよくみられますが，これまたあまり疾患特異的な所見ではありません．あれば参考とします．

間質性肺炎の診断には膠原病など，基礎疾患の有無を確認することが重要ですので，関節炎や皮疹，レイノー現象など，膠原病を思わせる全身の診察所見に注意が必要です．

JUMP！ 間質性肺炎の病歴→53ページへGO！

2-4-5 気胸の身体所見

気胸の身体所見はとてもキャラが立っていますから，患者さんの状況が許せば，しっかり診察して味わってほしいところです．もちろん緊張性気胸の場合には味わう余裕はないでしょうが．

普通（？）の気胸の場合，肺が虚脱し肺と胸壁の間に空気が挟まります．すると肺内で発生する呼吸音は胸壁まで伝わらず，聴こえにくくなります．通常，気胸は片側で起こりますから，片側の呼吸音減弱となります．打診すると空気の上を叩くことになりますから，打診上鼓音になります．

JUMP！ 気胸の検査所見→244ページへGO！

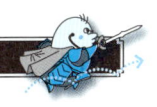

まあ普通の気胸は胸部X線写真を撮ればわかりますからいいのですが，一刻を争い，胸部X線写真を撮る暇もないのが緊張性気胸です．これは身体所見の特徴を知っておかなくてはなりません．

← 124頁の答え　下△肺性心の所見

まずは身体所見というかバイタルサインですが，（難治性の）ショック．これをみたときには必ず緊張性気胸を鑑別に入れておかなくてはなりません．もちろんショックを反映して，頻脈，頻呼吸，チアノーゼもみられます．
　で，上に書いた呼吸音の左右差と打診での鼓音です．それ以外に緊張性ならではの所見があります．それは，「胸腔内圧が上がって，パンパンに張っている」ことによる所見．パンパンなので胸郭は膨れあがり，呼吸運動も妨げられます．縦隔は患側の胸郭に圧されて偏位しますから，気管も同様に偏位します．胸腔がパンパンに張ると圧力がかかって頸静脈が張ってきます．頸静脈がパンパンに張って拍動すらみえなくなったものを頸静脈怒張といいます．
　他に圧力が高いと皮下気腫，縦隔気腫が出たりもします．皮下気腫は圧したときの握雪感，縦隔気腫は Hamman 徴候（心拍にあわせてプチプチいう）が特徴的な所見です．

　以上をまとめますと，

- ショック（頻脈，頻呼吸，チアノーゼ）
- 胸郭の膨隆と運動の制限
- 気管の偏位
- 頸静脈怒張
- 皮下気腫（握雪感）・縦隔気腫（Hamman 徴候）

となります．

2-4-6　肺血栓塞栓症の身体所見

　肺血栓塞栓症は典型例では，病歴から何となく診断がぴーんとくるでしょうから，バイタルサイン観察や身体診察を手早く進めましょう．
　肺血栓塞栓症になると，バイタルサインで頻脈・頻呼吸（モニター上は頻拍と酸素飽和度の低下）となります．急性右心不全が高じてショックをきたすこともあります．
　診察所見では下肢の静脈瘤を確認．深部静脈血栓では片側下腿の浮腫・腫脹がみられることもあります．また，右心負荷となると両側下腿の浮腫となります．急な閉塞を反映して頸静脈怒張（☞84 ページ）（ヤバイときにしかみ

られない）を認めることもあります．心音では肺高血圧があるとⅡｐ音の亢進がわかることがあります．

　それと大事なのは，肺音は清，すなわち異常呼吸音（ラ音など）が聴取されないことです．肺動脈が閉塞するだけで気管支～肺胞の気道には問題がないため，呼吸音は正常であることが多いのです．もちろん壊死を起こして肺梗塞になったりすると，肺胞領域に影響が及ぶためラ音が聴取されることもありますが．

　以上の点をざっと確認したらすぐに検査の段取りをしましょう．

JUMP！ 肺血栓塞栓症の検査所見→273 ページへ GO！
肺血栓塞栓症の診断アルゴリズム→275 ページへ GO！

2-4-7　肺炎の身体所見

　肺炎に特徴的な身体所見としては，有名なものがいくつかありますね．しかしながら，これまでの研究によると，どうも胸部の身体診察において，ドクター間での一致率が芳しくないといいます．もっとも，これには，「臨床診察法の教育不足が責められるべき」という意見もあるようです．
　また，「この患者さんは市中肺炎であるかどうか」の診断を確定するにあたって，身体診察所見の正確性が（臨床症状と組み合わせても）ちょっと微妙である，やはり最終的には胸部Ｘ線写真が必要なんじゃないか，みたいなこともいわれています．
　それでは，もはや身体診察には意味がないのか……？
　胸部 CT みたいな便利なツールに任せておけばいい，のか……？

　いやいやいやいや，決して，身体診察は軽んじられるべきものではありません．なぜか？

- **ひとつには，疾患の診断時のみならず，治療後の経過観察，効果判定に身体診察が役立つこと．**

　上記のとおり，診察だけでは確定診断にはアレかもしれません．でも，た

とえば治療経過中に crackles の性質が変わっていくことはしばしば経験されます．さらに治癒に向かうと crackles は減じてやがて消失する．これは気道内の痰量が減少したことを反映しています．

　血液検査や胸部X線写真を毎日……というのはちょっとワケわかんないですけど，毎日身体診察を行うのは，間違いなくよい行いです．患者さんにも喜ばれる．それが型どおりではなく，「よくなっている」ことを実感できるように診察をする．これが大事なのです．

● それから何といっても，コスト，リスクが 0 であること．
　上にもつながりますが，何度やってもタダです．被曝も何もありません．繰り返し，毎日行うことができる．僻地でも離島でも，飛行機の中でもできますね．一度身につけるとさびつくこともない．

● 加えて，特に初学者の先生方は，身体診察でビシッと所見がとれると，すごく気持ちよくてモチベーションが上がる，という側面も実感されるでしょう．

　やっぱり診察して所見がとれる，ってお医者さんになった感じがしますね．わかるようになるとおもしろくなる．そしてどんどん上手になる．
　というわけで，身につけやすい，そして胸部X線写真と突き合わせることで答え合わせのしやすい胸部身体診察の知識をご紹介します．
　ある程度以上の肺炎のときには，バイタルサインとして呼吸数（>25/分），頻拍（>100/分），体温（>37.8℃）に異常がみられます．まずはそこを確認しましょう．逆にこれらがすべて正常なら，肺炎のことはほとんど考えなくてもいい，というか，仮に肺炎でも，治療を要するほど大したことではない，といってもいいのかもしれません．

　そして肺炎の際に認められる胸部診察所見には，以下のようなものがあります．各々解説します．

● 湿性ラ音（coarse crackles）
● 呼吸音減弱
● 非対称性呼吸（患側の胸郭運動低下）
● 打診上の濁音
● 気管支呼吸音化

- 触覚振盪・声音振盪の亢進
- ヤギ声

▶ ❶coarse crackles（粗い断続性ラ音）

　やはり有名なcracklesから取り上げます．肺炎のときに聴かれるcracklesは，粘調な痰が貯留している中を空気が通るときの「ゴボ，ゴボ……」，「ブク，ブク……」に由来しているとイメージしましょう．体表で聴くと「ブツ，ブツ」という感じで聴こえます．

　間質性肺炎のfine（細かい）cracklesに対して，coarse（粗い）と表現されます．1吸気あたりの「ブツ」の個数でいうと，fineの6〜14個に対して3〜7個と，少なめで1個1個の存在感があるというのでしょうか．ここらは音源を聴いて確認していただきたいと思います．

　沖縄の宮城征四郎先生によると，coarse cracklesは吸気時の，どのタイミングで聴こえるかで，さらに細かく分類が可能だそうです．

- 全吸気時間で聴取：holo crackles
- 吸気時間初期〜中期：early-to-mid crackles
- 吸気途中から最後まで：late crackles

　吸気時間を通して聴こえるholo cracklesは肺炎や心不全で聴取される，といいます．片側であれば肺炎を考えていいでしょう．

　細菌性肺炎が治癒に向かう過程ではholo→early-to-mid crackle→lateと変化する，と観察しておられます．大変に精緻な診察であると敬服するばかりです．理屈としては肺胞内，気道内の浸出液，分泌物が除去されるにつれてだんだんcracklesの持続が短くなり，holo→early-to-mid cracklesへ，その後気腔内の浸出液が片づいて間質の浮腫が残るとlateのタイミングでfineな音が聴かれる，という具合に理解するとわかりやすいでしょう．

▶ ❷呼吸音減弱

　気管支肺炎などで肺胞から浸出液，痰があふれ出て気管支を満たしてしまう場合，呼吸音がそもそも発生しなくなる，あるいは減弱することがあります．そういう場合は呼吸音が聴こえにくくなります．

　これら以外の所見は，肺の「硬化」による機序を考えると理解しやすいで

しょう．

肺炎では肺の「硬化」が生じる

　細菌性肺炎において認識される，crackles 以外のさまざまな身体所見，これを理解するには肺の「硬化」という概念が必要になります．

　通常，肺ってすごく柔らかいものです．肺胞というものすごく小さな（直径 0.2 mm 程度）薄い薄い袋が，3 億個も集まっている．ぐにゃぐにゃであります．

　それが，特に肺炎球菌などによる大葉性肺炎においては，患部の多くの肺胞が浸出液（＝水）で満たされてきます（図 2-31）．

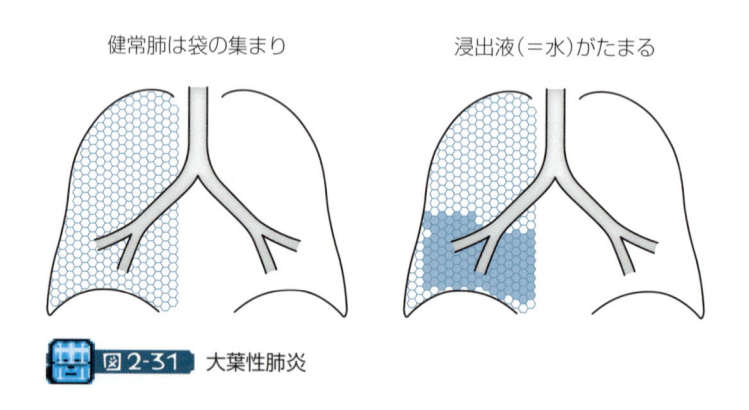

図 2-31　大葉性肺炎

　ビニール袋でも何でもいいのですが，袋がカラのときと水で満たされているときを考えてみると，袋に水がたまると，肺が縮みにくくなることが想像されますね（図 2-32）．

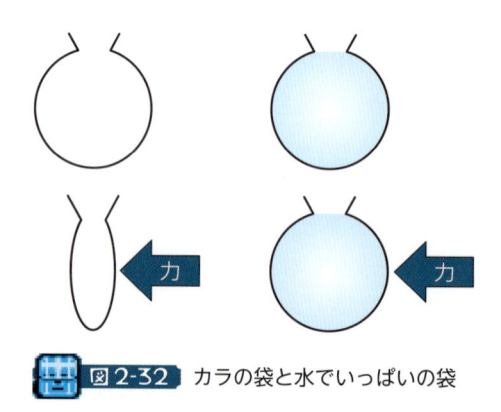

図 2-32　カラの袋と水でいっぱいの袋

1個1個の肺胞がたくさん集まると，トータルでもその病変部は重くなる，そして硬くなることは理解していただけるでしょう．これを肺の「硬化」とよんでいます（図2-33）．

浸出液（＝水）がたまると，
肺の弾力が失われる

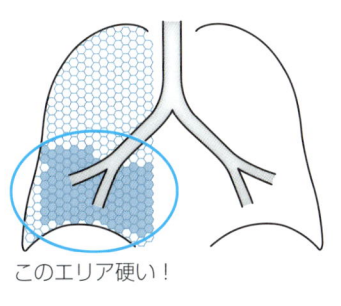

このエリア硬い！

図2-33　肺の硬化

　肺が「硬化」することでみられる身体所見をあげていきましょう．肺胞の中に水がたまってくると，肺は動きにくく，重くなります．音の「伝達」はどうなるでしょうか．これは空気中と水中で音の速度がどうであるかを思い出すとわかります．

　だいたいですが，空気中では秒速 340 m，水中では秒速 1,500 m くらいで，水中のほうが音の伝達がよいことがわかります．そうすると，肺炎になって肺胞内に水がたまると，気道内で発生した音は伝わりやすくなる，という理解ができます．

▶❸非対称性呼吸（患側の胸郭運動低下）

　肺が「硬化」すると，呼吸運動による伸び縮みが起きなくなってきます．そのために患側の呼吸による胸郭の運動が低下します．

▶❹打診上の濁音

　空気を含んだ肺では打診で「ドゥン，ドゥン」みたいな共鳴音が聴かれますが，水をいっぱい含んだ肺では「ドッ，ドッ」とまったく響かなくなります．これを濁音といいます．

▶❺気管支呼吸音化

　通常肺胞領域（肺野末梢）で聴かれる音は肺胞呼吸音といいます．比較的

太い気道において生じた乱流によって呼吸音が発生するのですが，その発生源から胸壁までの距離，間に挟まっている物質（肺）の性質によって，聴取される音が変わるのです．

健常肺では高音を通しにくいため，胸壁で聴取される音は小さく低い音となります．また，呼気時の乱流の発生源がより中枢の，胸壁から遠い場所にあることから，呼気時にはほとんど音が聞こえなくなります．これが肺胞呼吸音です．

肺胞呼吸音＝低く小さな音．吸気で聴かれ，呼気ではほとんど聴取しない．

気管支呼吸音はより太い気道に近い胸壁で聴取します．呼吸音の発生源から近く，肺を通過する距離が短いために，高音が残り，呼気時にも聴かれます．

気管支呼吸音＝音が大きく，吸気，呼気とも聴取する．

で，肺炎になったときですが，肺胞領域が「硬化」して音が伝わりやすくなるために，もともと肺胞呼吸音が聴こえていた末梢の胸壁でも「大きな呼吸音が，吸気，呼気ともに聴取される」ようになるのです．この現象を，気管支呼吸音化といいます．

▶ ❻触覚振盪・声音振盪の亢進

触覚振盪とは，患者さんの胸部に手を置いて，患者さんに発声してもらったときに手に伝わる振動を感じ取るものです．両手を胸部に対称に置き，左右差を確認します．

日本の教科書では「ひとーつ，ひとーつ」と発声してもらうように書いてあったりしますが，ドイツでは従来，「99（neun und neunzig）」が使われていて，「じゃあ英語はどやねん」といったいろいろな議論があったそうですが，サパイラでは結局「おい」の音が重要なので，「nine boys」がいいんじゃないの？　みたいな結論になっていました……．

まあ，次のヤギ声のこともありますので，日本語では「ひとーつ」以外に「いー」とも発声してもらうのがよいでしょうか．

声音振盪は胸壁に手を置く代わりに聴診器を当てて聴くもので，手を置くよりも差を鋭敏に感じることができるといいます．

で，触覚振盪，声音振盪，いずれの場合も，肺が「硬化」すると音の伝達がよくなりますから，患側で亢進する，つまり振動，音をより強く感じる，と

いうことになります．

▶ ❼ヤギ声

患者さんが「いー」と発声した声が「えー」と聴こえる，「メーメー」とヤギのような声になる，ということで名づけられました．肺が「硬化」して音の伝達がよくなると，高周波成分が増幅され，「いー」だったのが「いー」よりも高周波成分の多い「えー」に変換されて聴こえるという説明になっています．

JUMP！ 肺炎の検査所見→250 ページへ GO！

2-4-8 胸膜炎の身体所見

肺炎も胸膜炎も，どちらも水がたまるのだから，同じような身体所見がみられるのかな？ と思っていると，実は話が違います．何が違うのか，というと，肺炎は肺の中に水がたまっているのに対し，胸膜炎は肺の外に水がたまっているのです．図 2-34 の灰色部分が肺の外の水を表します．

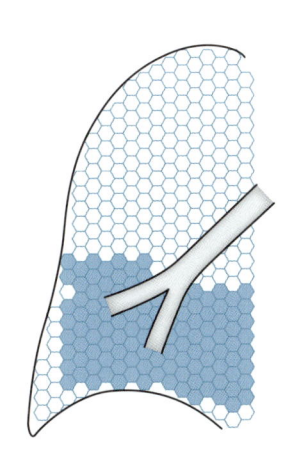

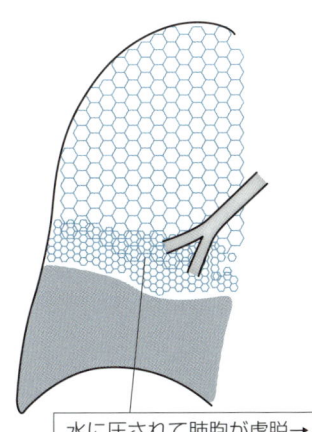

水に圧されて肺胞が虚脱→
肺内の水分割合が増加する

図 2-34 胸水は肺の外に水がたまる状態

肺の中に水がたまると，肺そのものが「硬化」し，音の伝達が健常時よりもよくなることはすでに述べました．じゃあ，胸水がたまっても伝達がよくなるのかな？　というのは間違いです．なぜか．

　それは肺がそこで途切れてしまっているから．発生源とその続きである肺の中では音は伝搬しますが，肺が終わったところで音の伝搬も途切れてしまうのです．胸壁から臓側胸膜が離れてしまうので，肺内の音が伝わりにくくなる，とも説明されています．

　そのために打診上濁音となり，呼吸音は病変部で減弱し，聴こえにくくなります．時に胸膜摩擦音が聴かれることはあります．そして触覚振盪・声音振盪は，音が伝わりにくくなることから減弱，あるいは，なしとなります．

　他の所見としては，大量の胸水であれば，気管は圧されて健側へ偏位します．ここまではいいでしょう．

　しかし，話はここで終わりません．ここからさらにややこしいことに，ときどき「大量胸水では，病変部上部で気管支呼吸音が聴取される」であるとか，「大量胸水の場合，病変部上部で触覚振盪・声音振盪が増強することがある」と書かれています．これはナンヤ？

　ミソは「大量」胸水です．胸水が大量に貯留すると，肺は圧排されてつぶれ，虚脱します．そのエリアは含気量が少なくなる（＝相対的に水分量が多くなる）ので，音の伝達がよくなるわけです……．そうか！　それで気管支呼吸音化，声音振盪・聴診の増強となるのです．スッキリしましたね．

　最後にまとめておきます．

- 呼吸音減弱
- 打診上の濁音：上に同じ
- 触覚振盪・声音振盪の減弱，消失
- 非対称性呼吸（患側の胸郭運動低下）：上に同じ
- 胸膜摩擦音（時に）
- 気管が健側に偏位

　さらに，大量胸水では，以下のような現象もみられます．

- 病変部上部で気管支呼吸音が聴取される
- 病変部上部で触覚振盪・声音振盪が増強することがある

　この理由は図2-35をご覧いただければと思います．たまった胸水の上部

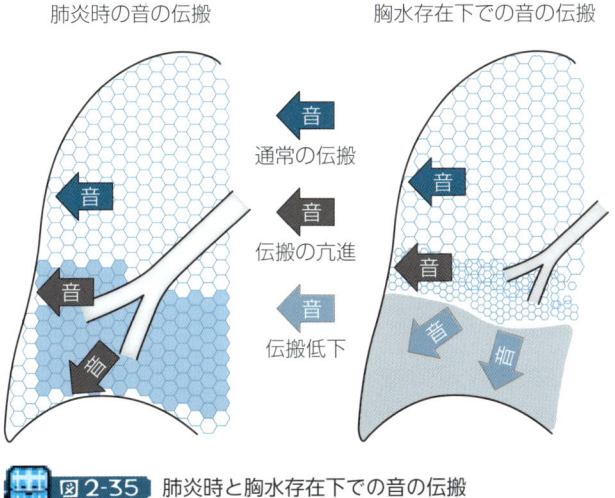

には胸水に圧されてつぶれた肺があります．肺のつぶれた部分は空気成分が少ないので，伝搬は亢進する，というわけです．

肺炎時の音の伝搬　　　　胸水存在下での音の伝搬

音　通常の伝搬
音　伝搬の亢進
音　伝搬低下

図2-35 肺炎時と胸水存在下での音の伝搬

JUMP！ 胸膜炎の検査所見→255ページへGO！

2-4-9 肺化膿症・慢性膿胸の身体所見

　肺化膿症は肺炎病変の一部が膿瘍化したものですから，基本的な身体所見は肺炎と共通になります．分泌物が気道に多いと湿性ラ音（coarse crackles）を聴取することもあれば，肺の硬化を反映して，

- 非対称性呼吸（患側の胸郭運動低下）
- 打診上の濁音
- 気管支呼吸音化
- 呼吸音減弱

という所見がみられることもあります．ただし，触覚振盪・声音振盪は完全に水になった部分が広範囲になると減弱することもあります．
　これが慢性膿胸になると，胸膜炎（胸水）のときと同じで，肺の硬化では

なく，肺と胸壁の間に水，あるいは空気が入り込んだ所見となるはずです．具体的には，

- 非対称性呼吸（患側の胸郭運動低下）：上に同じ
- 打診上の濁音：上に同じ（ただし胸腔内にガスが多い場合，鼓音となることもありうる）
- 触覚振盪・声音振盪の減弱，消失
- 呼吸音減弱
- 胸膜摩擦音
- 気管が健側に偏位

さらに，大量胸水では，

- 病変部上部で気管支呼吸音が聴取される
- 病変部上部で触覚振盪・声音振盪が増強することがある

といった所見がみられるといわれています．

　それとにおいについては，「口臭」，「胸水が悪臭」といったことであれば嫌気性感染を思わせるわけですが，嫌気性菌だからといって逆は必ずしも真ならず，菌によってはにおいを発しないものもあるのです．

　においが強ければ，「歯周病の有無」，「口腔内清掃状態」も確認したいところです．

JUMP！ 肺化膿症・慢性膿胸の検査所見→261 ページへ GO！

2-4-10 肺結核・非結核性抗酸菌・結核性胸膜炎の身体所見

　肺結核や肺非結核性抗酸菌症に特異的な身体所見はありません．みられる所見は非特異的なものばかりです．たとえば，以下のような所見になります．

- 湿性ラ音（coarse crackles）
- 呼吸音減弱
- 非対称性呼吸（患側の胸郭運動低下）
- 気道狭窄があるとその場所で wheezes や rhonchi

肺炎のときにみられる所見（☞127ページ）と似ていますね．どちらかというと肺炎のように，広範囲の肺胞に浸出液が出てきて……ということではなく，気管支内の痰や気管支自体の病変による所見が多く，気管支呼吸音化や触覚振盪・声音振盪の亢進なんかはあまりみられないようです．
　また，結核性胸膜炎における身体所見にも特異的なものはなく，他の原因による胸膜炎と同様ということになります．すなわち……，

- 非対称性呼吸（患側の胸郭運動低下）：上に同じ
- 打診上の濁音：上に同じ（ただし胸腔内にガスが多い場合，鼓音となることもありうる）
- 声音振盪・声音聴診の減弱，消失
- 呼吸音減弱
- 胸膜摩擦音
- 気管が健側に偏位

さらに，大量胸水では，

- 病変部上部で気管支呼吸音が聴取される
- 病変部上部で触覚振盪・声音振盪が増強することがある

JUMP！ 肺結核・肺非結核性抗酸菌症の診断確定には→240ページへGO！

2-4-11 心不全の身体所見

　心不全を疑う患者さんで，身体診察のときに気をつけて診ておきたい，特異的な所見には以下のようなものがあります．

- Ⅲ音ギャロップ
- 頸静脈圧上昇
- 肝・頸静脈逆流
- cracklesや喘鳴の聴診
- 心雑音の聴診
- 心尖拍動や打診による心拡大所見

- 下腿浮腫

　これら以外にもバイタルサインでは頻脈（≧120 bpm）を認めますし，「Ⅳ音はどうなんだ」などと思われる方もおられるでしょう．上にあげた項目は，あくまで，特異度の高い，診断に寄与する可能性の高い項目，ということでご理解ください．

> **JUMP！** 心不全の検査所見→280ページへGO！

2-4-12 肺高血圧症の身体所見

肺高血圧症の身体所見は，右心負荷に伴う所見です．

- PMI（最強拍動点）が心尖拍動でなく，前胸部胸骨左縁の下部で触れる
- 第3〜4肋間で触れる肺動脈の拍動
- 顔面や下腿の浮腫
- 頸静脈圧の上昇
- 肝腫大・肝頸静脈逆流（hepato-jugular reflux）
- 聴診でP_2の亢進・心尖部で明らかにS_2の分裂が聴こえる・通常A_2のほうが大きく聴こえるが，A_2よりP_2が大きく高い音になる
- TR〔胸骨下部左縁で収縮期雑音，雑音は吸気に大きくなる（Rivero-Carvallo徴候）〕
- 肺高血圧が強くなるとPR，強いⅡpに続いて聴かれる漸減性の拡張期雑音（Graham-Steell雑音）

など，肺動脈圧が高くなるほどいろいろな所見がみられます．なお，人の名前のついた名称は，最近ではあまり使われていないようです．

> **JUMP！** 肺高血圧の検査所見→277ページへGO！

2-4-13 ヤバい胸痛の身体所見

虚血性心疾患と大動脈解離，診察上の特徴はどのようなものか．

　胸痛にショックやバイタルサインの異常（血圧低下，SpO_2低下）などがみられたら，「これはヤバい」というのはそれほど難しくないでしょう．積極的に循環器系の疾患を疑う必要があります．
　虚血性心疾患では，症状のところでもあった冷汗，それに心不全徴候（頸静脈怒張やIII音，肺のcrackles）や低血圧の存在が有用です．もちろん狭心症や広範でない心筋梗塞などでは，心不全徴候がみられないことも多く，感度としては低い所見になります．
　また，大動脈解離では有名な脈拍の欠損や血圧，動脈拍動の左右差に加えて，血流障害を示唆する脳梗塞症状や両下肢の麻痺などを認めるのが特徴的です．また，拡張期雑音の存在も解離を疑わせるといいますが，いずれの所見も頻度としては高くないため，感度が低いところが問題です．しかし少なくとも，これらのうちいずれかの所見があれば大動脈解離を疑う必要があるでしょう．
　逆に，胸壁の触診や体動で胸痛が増悪するようであれば，循環器系疾患の可能性は低下しますので，参考になるかと思います．

JUMP！ ヤバい胸痛の検査所見→279ページへGO！

第3章
検査編

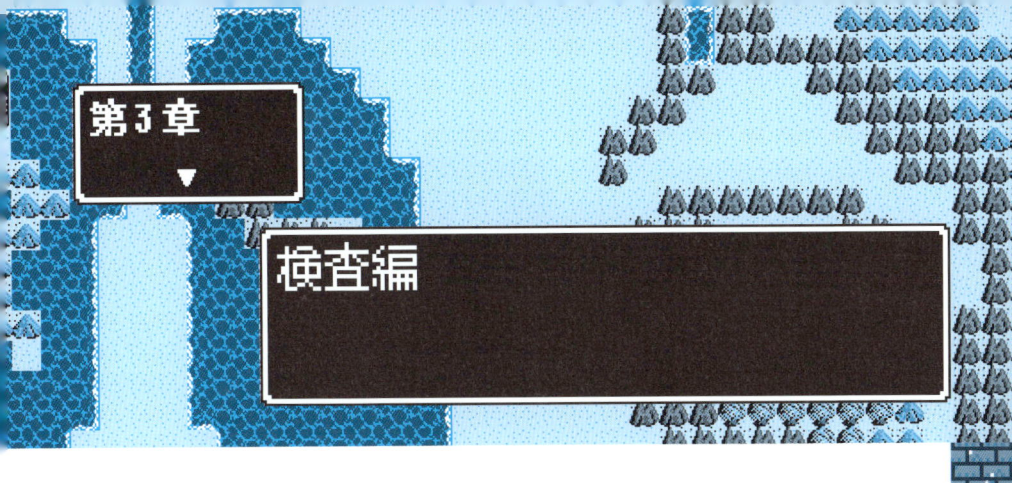

　初学者，あるいは非専門の先生がある程度漏れのないように検査をしよう，となりますと，思いつく検査を手当たり次第にオーダー，ということになりかねませんが，少し思いとどまりましょう．

　臨床現場での正しい論理展開は，

病歴→所見→診断→治療

の順に進むものです．第1章の病歴，第2章の身体所見の流れから，ある程度鑑別疾患を絞り込んできたときに，診断を補強する（けっこう有力な）状況証拠のひとつとして検査を行う，ということを意識しましょう．
　ですから，検査をする前には，検査結果がどうなることが予想されるか，検査結果が予想外であったらどう考えるか，そこまで筋道を立ててオーダーすることが理想的です．そういう練習をすることが，検査に対する感覚を養います．

　ただ，検査のうち，胸部X線写真は安価で被曝も少なく，呼吸器疾患を取り扱ううえで基本となるものです．何らかの呼吸器症状がある場合や，病歴から明らかな普通感冒であると考えられる場合を除いては，気軽に積極的に撮影したいものです．

3-1 画像検査

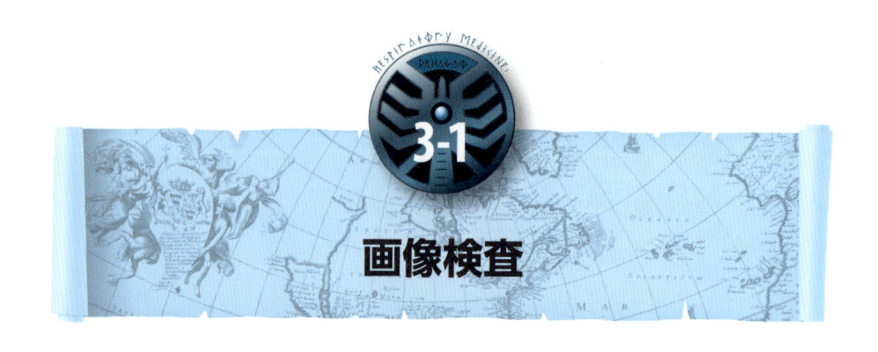

3-1-1 呼吸器 common disease における胸部画像の基本的見かた

　呼吸器疾患の診断手順を取り扱ううえで，胸部画像は必要不可欠，欠かすことのできない存在です．しかしながら，胸部画像の読影は，とってもとっても奥が深い．奥が深いゆえに，専門医以外には敬遠されているフシがありますね．

　まだしも CT だったら，「ここにこれがある」といわれれば，「フーン，そうかも」といえますが，これが胸部単純 X 線写真だったら，「この写真でどこまで言っていいの？」と悩まれることも多いでしょう．

　胸部 X 線写真だけでも，きちんと読影しようと思うと本 1 冊になってしまいます．たとえば，『レジデントのためのやさしイイ胸部画像教室』というとっても読みやすい名著（笑）がありますが，それでも「1 冊通読するのはハードルが高い」といわれることがあります．

　そこで，思いきって呼吸器 common disease に絞って，診断の際に頻用する「胸部 X 線写真の読みかた」をまとめてみようと思います．とにもかくにも，common disease をちゃんと診断できるための助けになればいい，非専門の先生方に，少なくともこういうことを知っておいていただければ，あとは専門家にお任せいただければいい，のではなかろうか，的な．

　ちょっと大胆にエッセンスをまとめてみます．

▶ ❶ 全体像，大枠，パッと見の印象

　胸部 X 線写真をパッと見たときの第 1 印象はけっこう大事です．そもそ

このCT時代にあって，胸部X線写真のメリット，長所は何かというと，この一覧性，というか，全体像がパッとひと目でわかる，というところが大きいわけです．

　パッと見て肺（胸郭）の形が，いつもみている（正常の，健常者の）写真と違う，これはけっこう違和感があると思います．その違和感を言葉に換えてみましょう．使う言葉は，

①両側――片側
②大きい――小さい
③白い――黒い
④縦隔（気管）を圧す――縦隔（気管）を引っ張る

これだけです．4組の対になる言葉を使います．
　正常の写真は図3-1のような感じ．図3-2は，正常写真に説明を追加したものです．

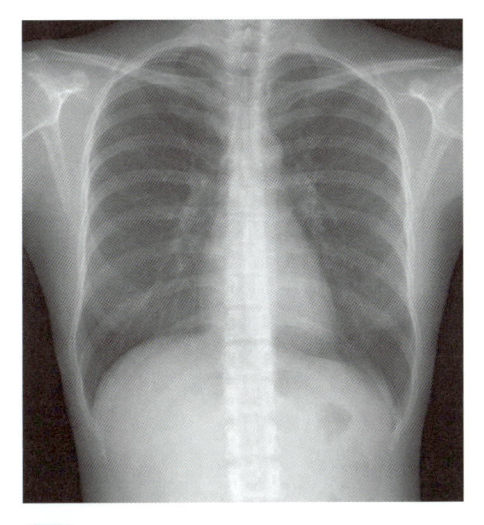

図3-1　正常な胸部X線

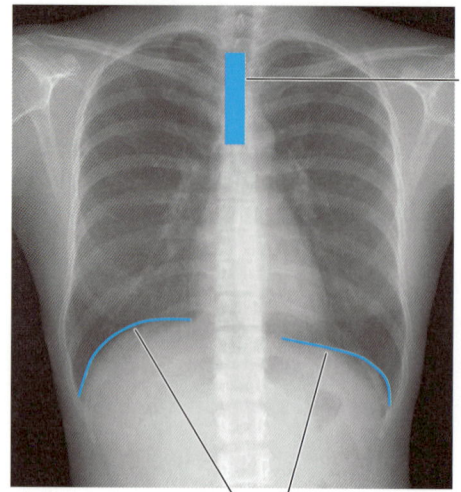

気管を圧しているか
引っ張っているか

横隔膜の位置は
上昇しているか
低下しているか

図3-2 正常な胸部のX線写真のみかた

❷肺が大きい，ということは

図3-3はどうでしょうか．

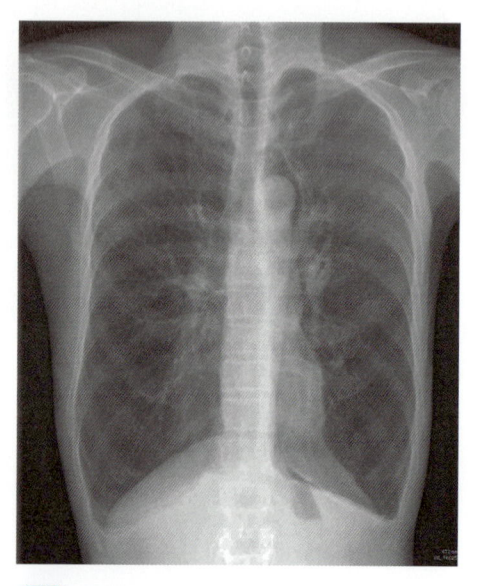

図3-3 胸部X線のみかた

肺が大きい（横隔膜が低い）ですね．正常像と並べるとよくわかります（図3-4）．

肺が大きい
横隔膜が低い

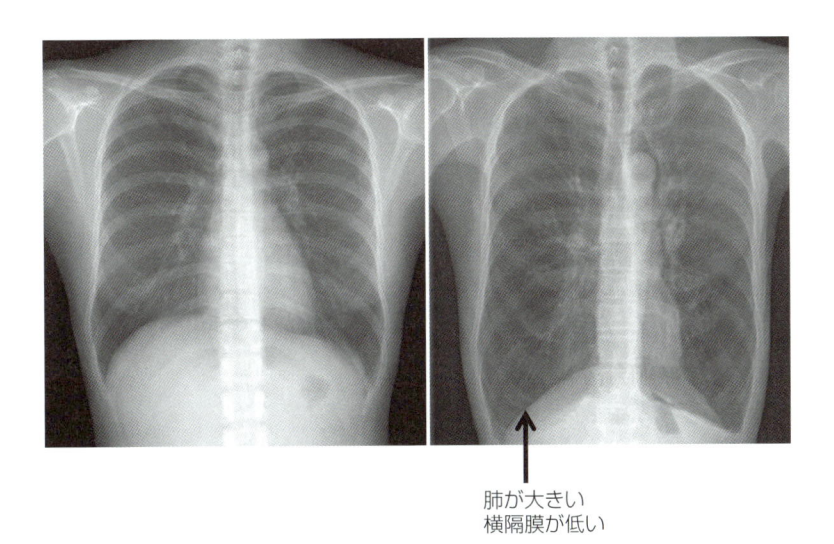

図3-4 正常な胸部のX線（左）との比較

すなわち，

①両側
②肺が大きい
③（ちょっとわかりにくいですが）黒い
④縦隔は動きなし

となります．肺が両側とも大きくなる．しかも黒いということは肺に空気がいっぱい入っている．こんな common disease は COPD しかありません．いや，まれな疾患でしたら，まあいろいろなくもないのですが，DPB とか BO とか LCH とか（☞ 42 ページ）．

基本的には，吸気は入って，呼気が出にくい（＝閉塞性障害），そういう機序の疾患が，「肺に空気がいっぱい入って両側とも大きくなる」という所見を呈するでしょう．

ですから，いわゆる閉塞性障害をきたす疾患，細気管支が呼気時に閉塞するような疾患が，

①両側
②肺が大きくて
③黒い
④縦隔は動きなし

ということになるのです．

▶ ❸片方の胸郭が大きい，ということは

　両肺が大きくなる COPD に対して，片方だけ肺が大きくなる，という疾患はあまりありません．上に書いた末梢の細気管支の閉塞性肺障害は，両肺にびまん性に起こるのが普通です．

　じゃあ，図 3-5 はどういうことでしょう．

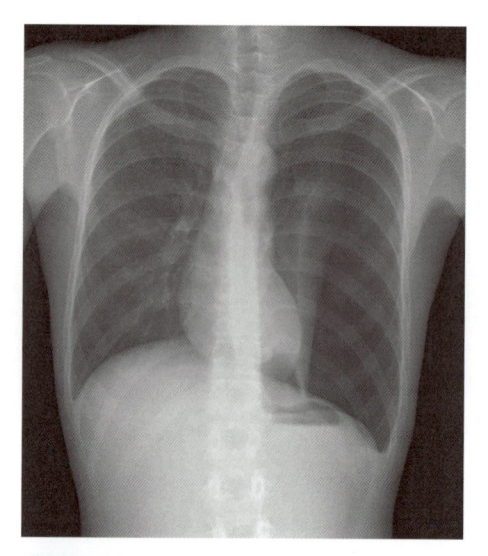

図 3-5 左右のバランスが……

　左側の胸郭だけ大きいですね．横隔膜は下がっているし．じゃあ，左側の肺が大きいのか，と思ってよ〜くみると……．何か外側は真っ黒です．真っ黒ということは，肺はないということ．
　で，よくみると内側に線があって，その内部は白い．ということは，肺はここまで．肺の外に空気がある＝気胸である，というわけです．よくみると

縦隔・気管が圧されており，左胸腔内の圧力が上がっている＝緊張性気胸である，ということがわかります（図 3-6）.

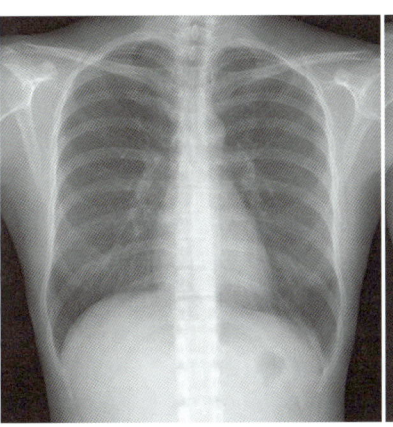

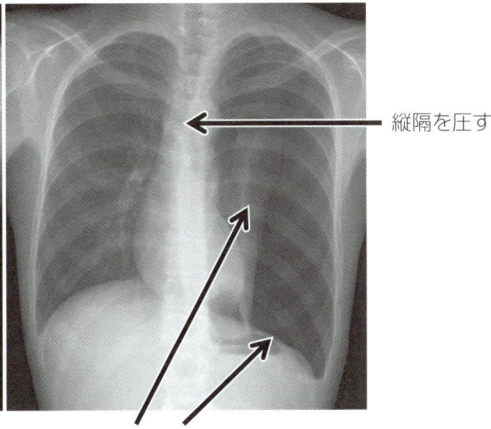

← 縦隔を圧す

肺が縮んでいる
左横隔膜が低い

図 3-6 緊張性気胸の X 線

　片側の胸郭が拡大しているということは，緊張性気胸であると考えてよいでしょう.

▶ ❹肺が小さい（縮む），ということは

　パッと見て肺（胸郭）が小さい，という場合，胸郭自体が小さい，あるいは肺そのものが小さくなっている（縮んでいる）ということが考えられます.
　胸郭が小さい，というのは，形成不全，側彎などでみられるもの.
　けっこう左右非対称になりますが，どちらかだけ起こる，というものではなく，両側に（程度の違いこそあれ）存在する，と考えてよいかと思います（図 3-7）.

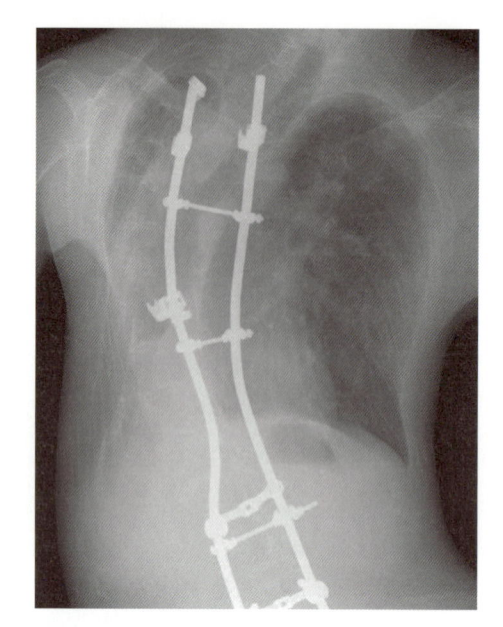

図 3-7 側彎

　肺そのものが小さくなる（縮む）ものの代表は，やはり線維化です．両側肺が縮んでいて，かつ肺の濃度上昇がみられるならば，それはもう肺線維症といってよいでしょう（図 3-8）．

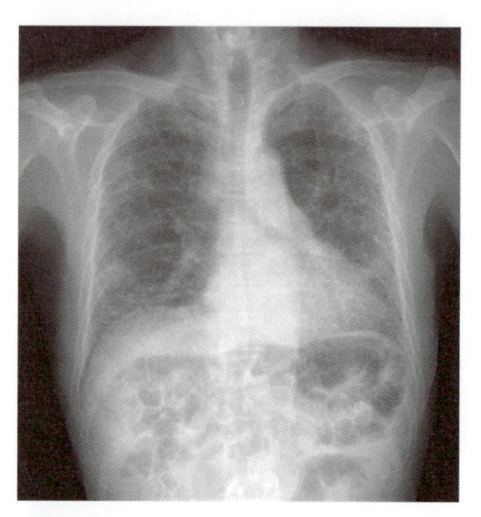

図 3-8 線維化

①両側で
②肺が小さくて
③白くて（濃度上昇があって）
④縦隔（気管）は，圧されも引っ張られもしないけど，肺が縮むにつれて曲がることはある

という所見になります（図 3-9）．

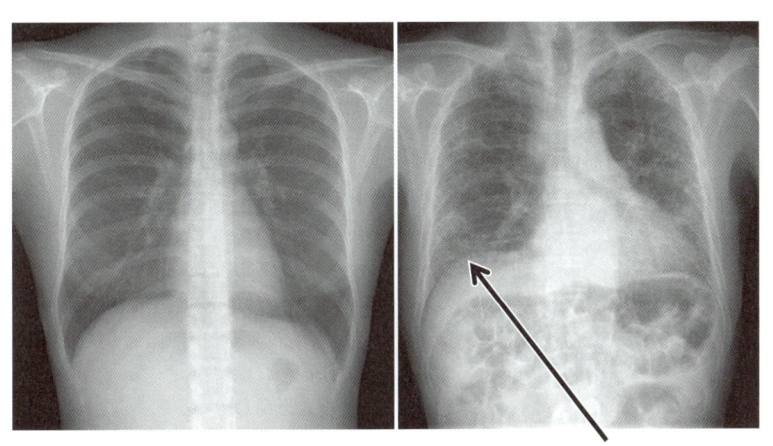

肺濃度が上昇
横隔膜挙上

図3-9 正常像（左）と肺線維症（右）

　肺線維症以外に肺が縮む病態といえば，先述の気胸がそうです．肺の外に空気が漏れ（抜けた），肺内の空気が抜けて，肺が虚脱し縮みます．
　緊張性気胸（チェックバルブによって胸腔内圧が高まる）だと横隔膜が低下して胸郭が大きくなりますが，そうでない場合は胸郭の大きさはそのままで，肺だけが縮みます．ほとんどの場合，縮むのは片側に限ります．
　縮んだ肺は空気が抜けて相対的に水の濃度というか密度が大きくなりますから，肺の虚脱度合いに応じて白っぽくなっていきます．虚脱すればするほど白くなる，ということです（図 3-10）．

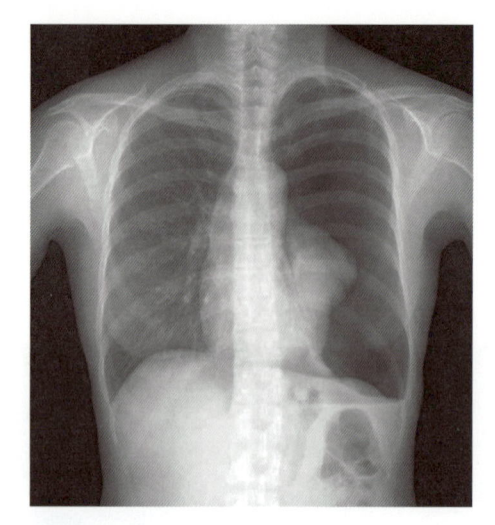

図3-10 気胸＝肺の虚脱

①片側で
②肺が小さくて
③（肺は）白くて（肺の外は黒い）
④縦隔（気管）は，圧されも引っ張られもしない

という所見になります．このような所見をみたら，気胸の診断は確定です（図3-11）．

図3-11 正常な胸部（左）と気胸（右）

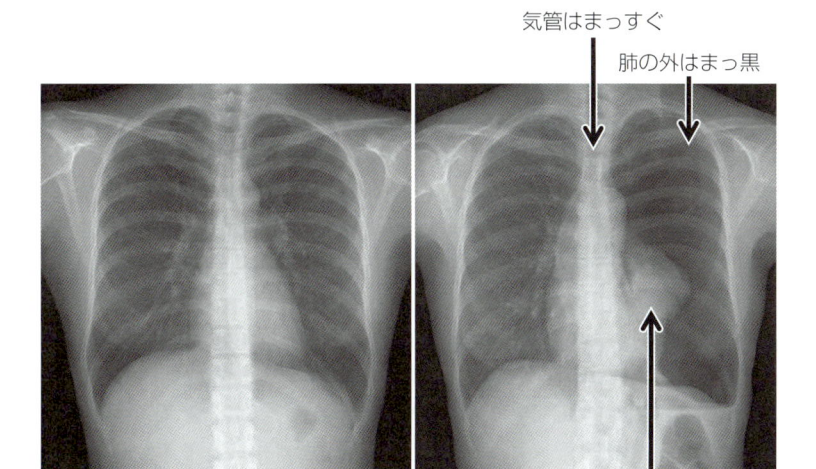

　もうひとつ肺が縮む病態に，無気肺があります．無気肺はおもに気管支の閉塞によって，それより末梢の肺内にある空気が抜けてしまい，肺がぺしゃんこに虚脱してしまうものです．

　虚脱した肺は小さくなり，空気はほとんど抜けてしまいますので真っ白になります．肺が縮みますから，横隔膜は引っ張り上げられて挙上し，縦隔（気管）は程度の差こそあれ，患側に引っ張り込まれるハズです（図3-12）．

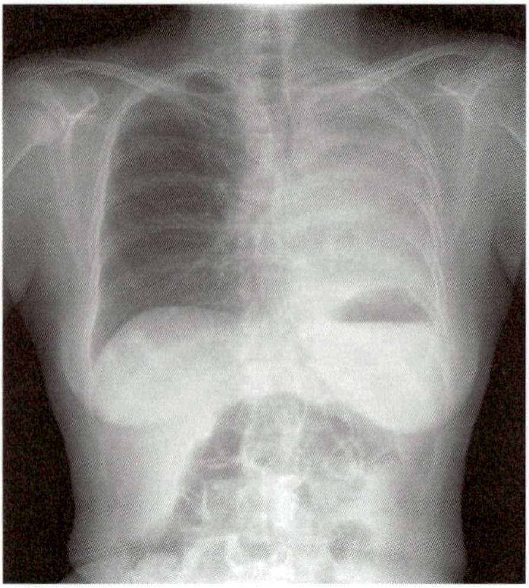

図3-12 ぺしゃんこになった肺

①片側で
②肺が小さくて
③真っ白で
④縦隔（気管）は患側に引っ張られる

という所見になります．
同一症例で正常時の所見と比べてみましょう（図3-13）．

気管が引っ張り
込まれている

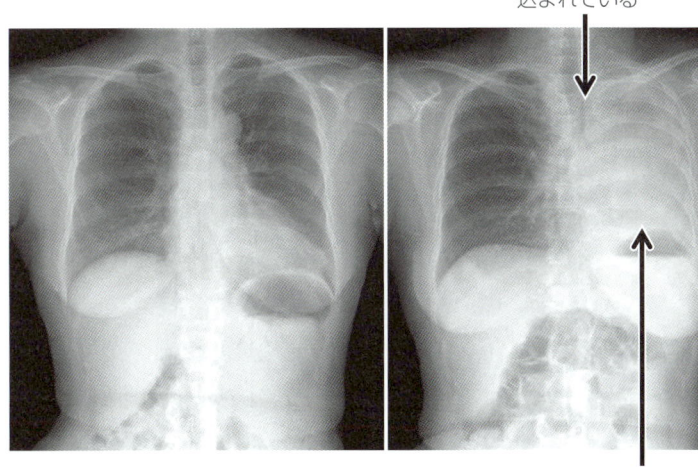

胃泡が上昇
横隔膜挙上

図3-13 正常時（左）と比べた無気肺（右）
（レジデントのためのやさしイイ呼吸器教室．日本医事新報社より）

　このような所見をみたら，無気肺の存在は間違いない，といえるでしょう．
　無気肺の存在がどういう意味があるか，どんなときに使えるか．無気肺がある，ということは，その中枢に気管支をふさぐような病変がある，ということなのです．悪性腫瘍から痰詰まりまで，原因はさまざまですが，気管支内腔が閉塞してこそ無気肺ができあがるわけです．

　ですから，無気肺をみたら気管支鏡を施行する必要があるのです．気管支鏡ができない施設であれば，できる施設へのご紹介が必要です．その適応が胸部X線写真1枚で判断できる，というのはいいですね．

　線維化，無気肺以外に実はもうひとつ，肺が縮む病態があります（図3-14）．それは肺結核や肺非結核性抗酸菌症といった抗酸菌感染症です．

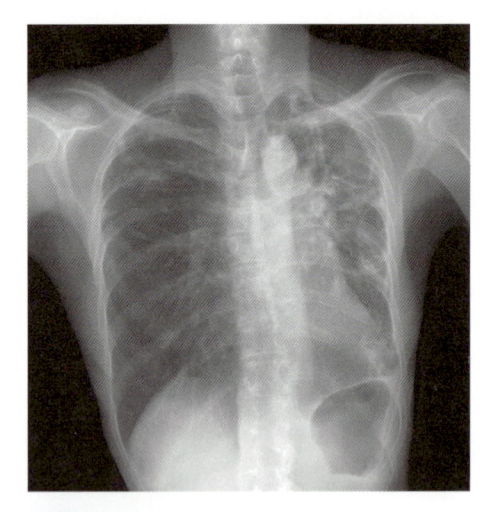

図3-14 肺が縮んだ病態

　肉芽腫ができて線維化〜硬化に至る治癒の過程で，組織が縮むと説明されています．図3-15の胸部X線写真では，左上肺野に空洞形成などおもな病変があり，上肺が縮むことで気管が曲がっているのがわかります．

気管が引っ張り込まれている

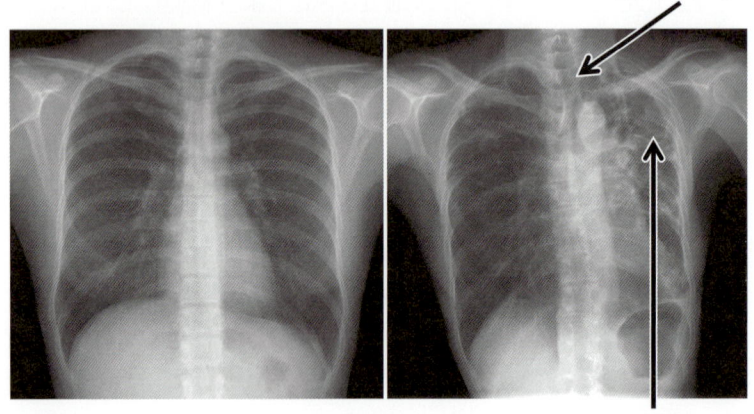

空洞形成

図3-15 正常像（左）と抗酸菌感染症（右）

すなわち，おもに片側優位の上肺が，空洞や粒状影，気管支拡張像を伴って縮んでくるという所見は，抗酸菌感染症に特徴的な所見であるといえるでしょう．

活動性病変でなくて既往症でも，上肺が縮んだ状態は残存しますので，既往歴の聴取は重要です．

JUMP！ 結核の既往歴→63ページへGO！

おもに上肺が縮む疾患には他に過敏性肺炎，サルコイドーシス，じん肺，上葉優位型肺線維症，特発性 pleuropulmonary fibroelastosis（IPPFE）などがありますが，これらは通常，両肺に病変がみられます．

▶ ❺肺の大きさが変わらない，ということは

無気肺とよく似ているものに浸潤影があります．肺炎などのときにみられる，肺が真っ白になる陰影ですが，無気肺は気管支が閉塞して肺内の空気が抜け，肺が縮んでぺしゃんこになってできあがるのに対し，浸潤影は肺胞内に水が溜まってできるので，肺（肺胞）は縮んでぺしゃんこにならない点が異なります（図3-16）．

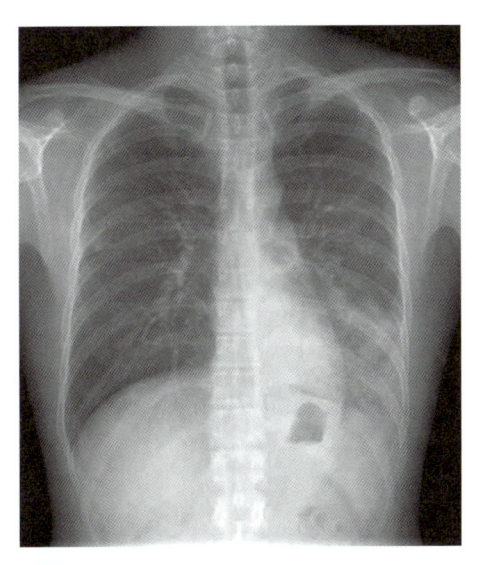

図3-16 左下肺に白い陰影がみられるものの，肺の大きさは変わらない

すなわち，肺の大きさに変化がない，真っ白い陰影が浸潤影，ということになります．

①片側で
②肺の大きさは変わらず
③真っ白で
④縦隔（気管）の動きもない

ということになり，肺の大きさが変わっていないとわかります．
前述の無気肺症例と比較するとよくわかりますね（図3-17）．

気管の動きなし

気管が引っ張り込まれている

胃泡・横隔膜の動きもなし

胃泡が上昇
横隔膜挙上

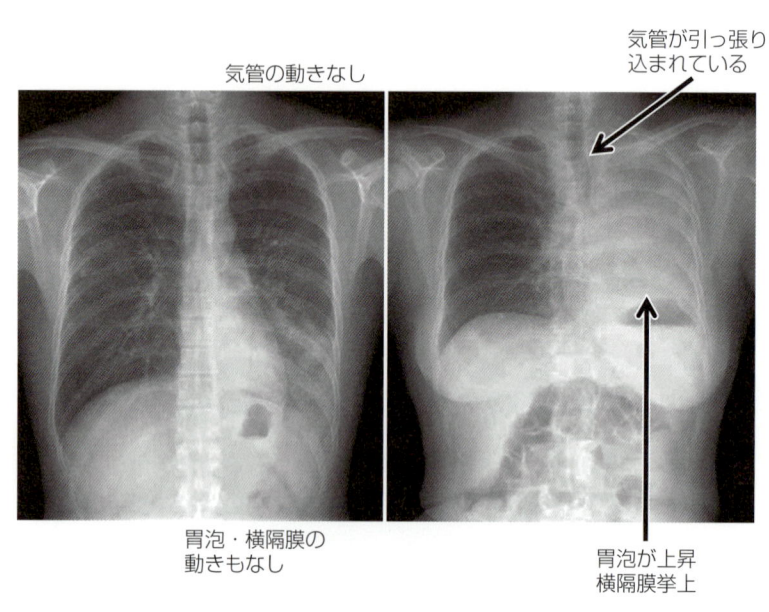

図3-17 浸潤影（左）と無気肺症例（右）

▶❻肺の大きさはよくわからないが，とにかく片側が真っ白で気管が圧されている──胸水か腫瘤

　肺の大きさがいつもわかるとは限りません．たとえば胸水がある程度の量溜まってくると，肺は溜まった水に圧されてつぶれ，水と同じ濃度になって，胸部X線写真では見分けがつかなくなります．結果，みえるのは，おもに片側を埋めつくす真っ白い陰影，ということになります（図3-18）．

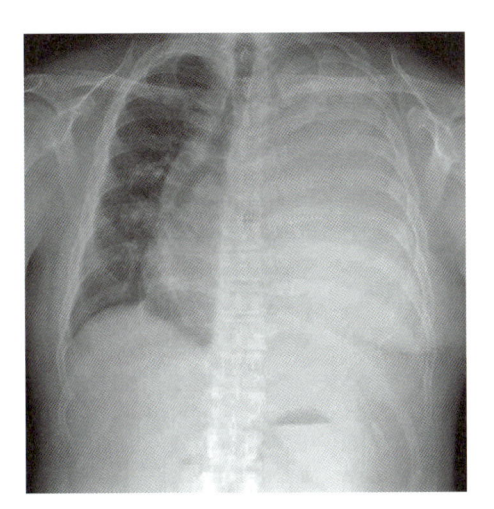

図3-18 片側が白くなっている

　横隔膜の位置もわからないことが多く，胸郭の縦の大きさもわかりません．でも溜まった水が縦隔（気管）を圧しますので，この真っ白い陰影が圧す性質がある，ということはわかります（図3-19）．そういうものは水か腫瘤しかありません

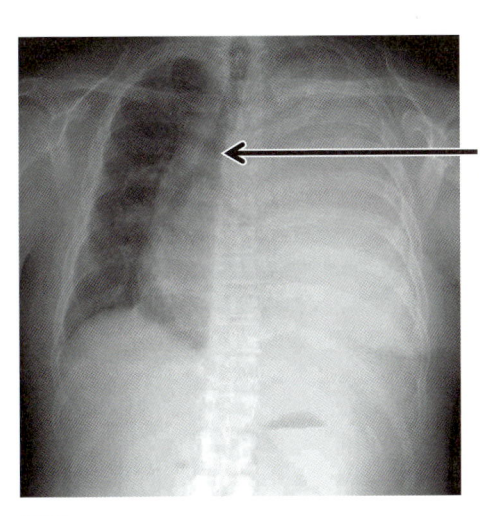

気管が
圧されている

図3-19 胸水
（レジデントのためのやさしイイ呼吸器教室．日本医事新報社より）

水か腫瘤となると，通常多いのは胸水です．もちろん腫瘍性病変の可能性もあるのですが，腫瘤がこの大きさになるまで発見されない，ということはけっこうまれなのです．

▶ ❼胸郭が小さくなる（けど肺が縮むわけではない）横隔神経麻痺

肺が縮んでいるわけではないのに，パッと見，片側の胸郭が小さい，肺が小さくみえる，という場合，まずは病歴を確認する必要があります．当たり前ではありますが，肺葉切除，区域切除など，肺を切除する手術を受けている場合には胸郭が小さくなりますし，先天的形成異常や側彎などでも小さな胸郭がみられます．

それ以外には横隔膜の異常を考える必要があります．私たち呼吸器専門医がよくみかけるのは，縦隔リンパ節腫脹で圧迫や浸潤によって起こる横隔神経麻痺です．

- おもに片側
- 横隔膜挙上がみられる
- 吸気と呼気で胸部Ｘ線写真を撮影したとき，横隔膜の位置が変わらない
- 肺には異常陰影がない
- 縦隔（気管）の動きもない
- しばしば縦隔に腫瘤がみえる

あたりが特徴です（図 3-20）．

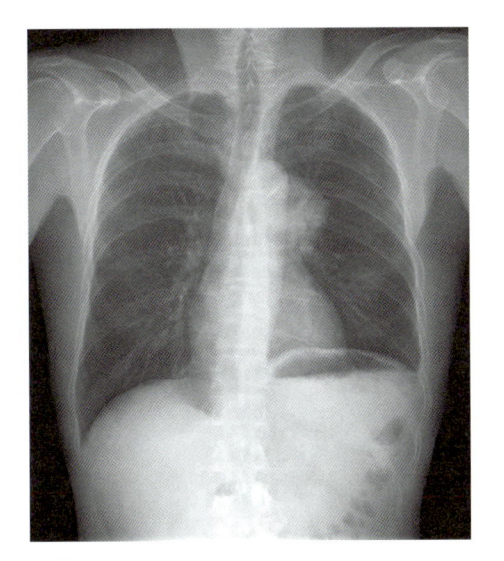

図3-20 片側の胸郭が小さい
（レジデントのためのやさしイイ呼吸器教室．日本医事新報社より）

麻痺が起こる前後で比較してみましょう．左が前，右が後です（図3-21，3-22）．

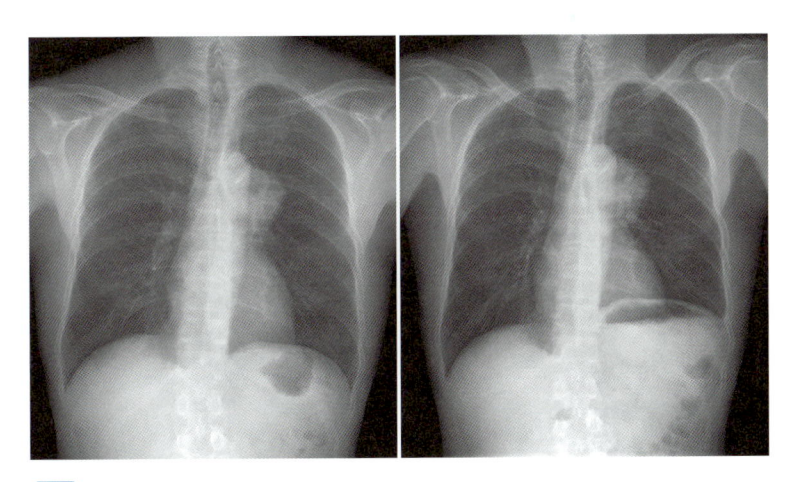

図3-21 前（左）と後（右）
（レジデントのためのやさしイイ呼吸器教室．日本医事新報社より）

縦隔腫瘤　　　　　　　　　縦隔腫瘤

横隔膜挙上

図 3-22 横隔神経麻痺
（レジデントのためのやさしイイ呼吸器教室．日本医事新報社より）

横隔神経は前縦隔を通っていますから，この症例のような前縦隔腫瘤があると麻痺が起きやすいですね（CT は図 3-23）．

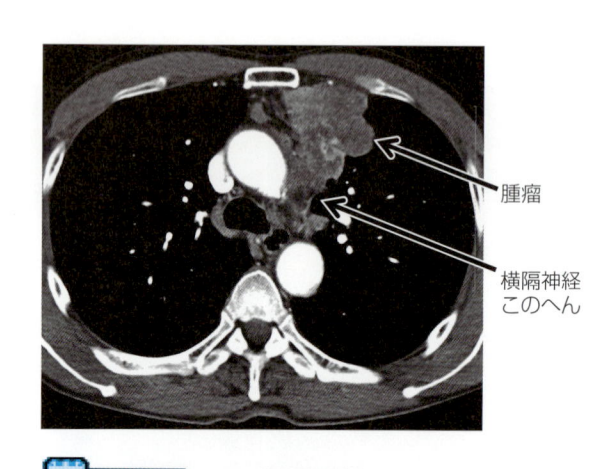

腫瘤

横隔神経
このへん

図 3-23 CT で前縦隔腫瘤がみられる

横隔神経麻痺以外に，横隔膜筋部の欠損によって，腹腔内の臓器たちがぐぐっと横隔膜を圧してきて，それで挙上するという状態もあり，横隔膜弛緩症とよばれています．

▶ ❽肺の大きさによる鑑別のフローチャート

　以上をふまえまして，胸部 X 線写真のパッと見から導くことができる鑑別疾患をあげるべく，肺の大きさによる鑑別のフローチャートを作ってみましょう．

> ①両側――片側
> ②大きい――小さい
> ③白い――黒い
> ④縦隔（気管）を圧す――縦隔（気管）を引っ張る

を意識しつつ，読影をしていきます．

まずは胸郭が左右対称かどうか．
① 　対称だったら，肺の大きさを確認．肺が両側大きくて黒い→COPD をはじめとする閉塞性肺疾患．
　　・肺が両側とも小さくて白っぽい，おもに下肺が網目っぽい→肺線維症
　　・おもに上肺が縮んでいる，網目や索状影がある→サルコイドーシス，過敏性肺炎など

・　左右同じような変化が起こる疾患はこのあたりです．

② 　非対称だったら，その理由を探します．
　　・片方の胸郭が大きい→肺は白くて小さく周囲が黒い→気管を圧している→緊張性気胸
　　・胸郭の大きさは変わらないが肺が白くて小さく周囲が黒い→気管を圧していない→気胸
　　・胸郭全体が真っ白で画像から大きさはわからないが，気管を圧している→胸水，まれに巨大腫瘍
　　・片方の胸郭が小さい→肺は真っ白で小さい→気管を引っ張り込んでいる→無気肺→肺は白っぽくて空洞病変などあり，上のほうが小さい→気管を引っ張り込んでいる→抗酸菌症→肺には異常陰影がない．吸気と呼気で横隔膜の位置が変わらない，縦隔に腫瘍がみえる→横隔神経麻痺

　思っていたより煩雑になりましたね……．フローチャート図も書いてみたんですが，けっこうごちゃごちゃします（図 3-24）．簡単なものは「呼吸器・

循環器 達人ナース 2014年2・3月号. 日総研出版」に掲載したものがありまして，著作権の関係で掲載ができるか微妙なので，上記を参考に自分なりのフローチャートを作ってみてください．割と簡単にできると思います．

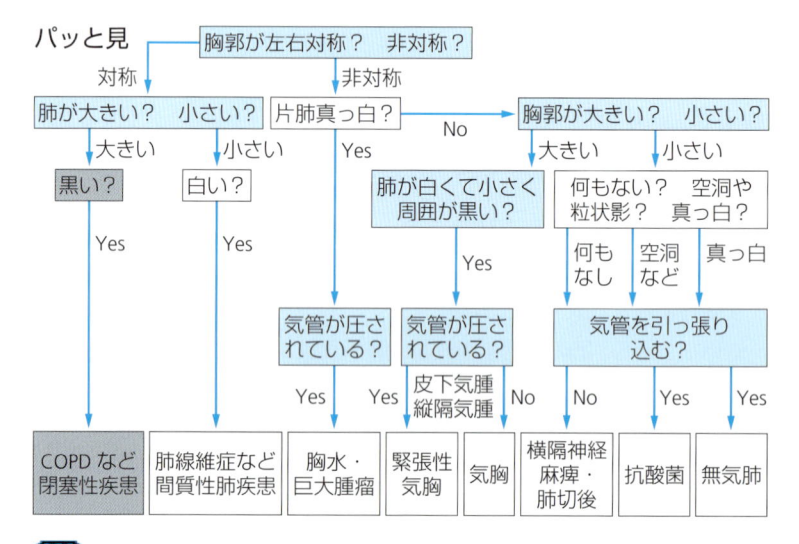

図3-24 肺の大きさによる鑑別のフローチャート

▶ ❾「左右対称性」の陥穽

「左右対称か」ということだけに目を奪われていると，図3-25のような症例に足をすくわれます．

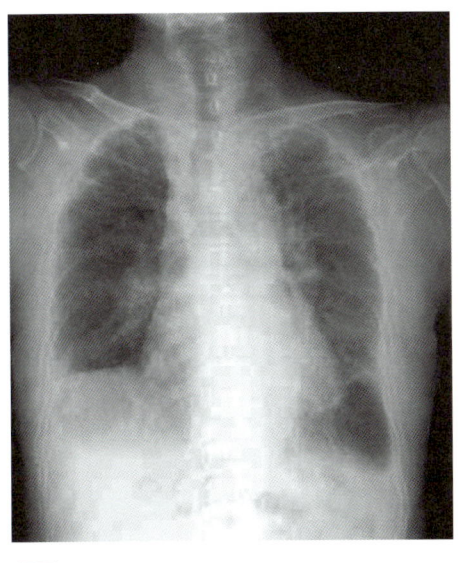

図 3-25　胸部 X 線の診断

　あ，気管が右にずれている．右肺が小さいのかな……．そう考える方も多いかもしれません．

　ところが，こちらはいわゆるポータブル写真（AP 像）で，写真を撮るときに少し斜めになっていて，正面から撮られていないのです．

　そこで問題になるのが正面性．通常の PA 像ではあまり問題になりませんが，側彎がある症例や上のポータブル像など，正面から撮られているかどうかを確認するには，椎骨の棘突起が両側の椎弓根，あるいは鎖骨の内縁部のちょうど真ん中にあるかどうかで判断します（図 3-26）．

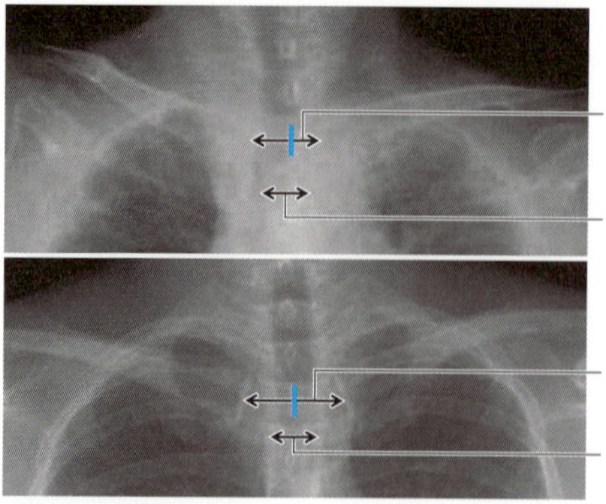

図3-26 正面性を確認
（上：正面ではない，下：正面）

これが真ん中に位置する，ということを確認して，初めて左右対称性の評価ができるのです．

3-1-2 肺に存在する「陰影」の表現法と考えられる鑑別疾患

肺野に存在するさまざまな陰影．その性質を知るために，陰影の性状を確認します．ここではおもに非専門の先生方が胸部X線写真を「ざっくり」みる際に知っておかれるとよい，X線写真所見とその意味を説明します．

▶ ❶孤立性の陰影

孤立性の（飛び飛びに存在する）陰影は，ざっくりと大きさで分類します．

- 粒状影：5 mm以下
- 結節影：5 mm〜3 cm
- 腫瘤影：3 cm以上

胸部X線写真でみえる孤立性陰影は，多くが結節影，腫瘤影です．これは多くの場合，カタマリができるような病変，すなわち腫瘍，あるいは腫瘍形

JUMP！ 気管支鏡検査→214ページへGO！

成性の感染症（抗酸菌感染など）が多く，通常は経気管支生検，あるいは経皮針生検など，生検で組織を確認して診断をつけます．

　それに対して，いわゆる粒状影は，胸部X線写真ではなかなかみえません（図3-27）．1個1個の大きさが小さく，その分奥行きも小さいためにX線があまり吸収されない，それで影が薄くなってしまうのですね．特に，いわゆる「小葉中心性粒状影」的な，細気管支の炎症を反映するような粒状影は，胸部X線写真では「粒」として認識できにくいのです．

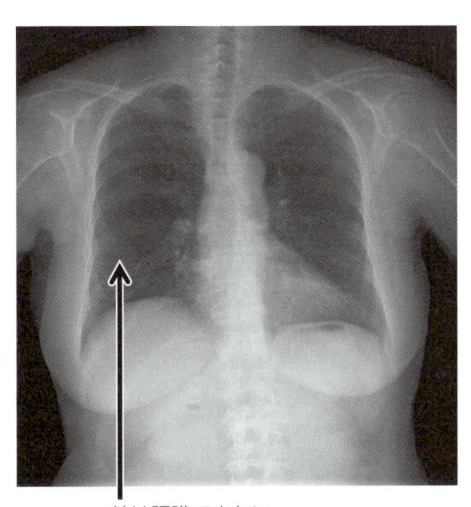

粒は認識できない

図3-27 粒状影はなかなか認められない

CTではみえる「粒」(図3-28)が，単純X線写真ではみえません．

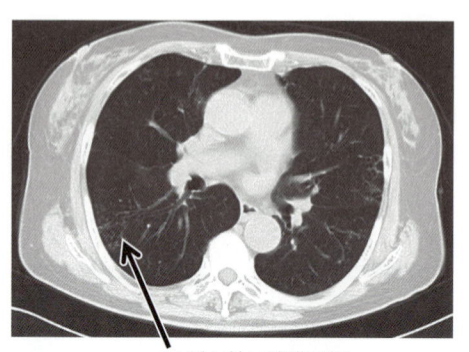

CTだと粒は認識可能

図3-28 CTで認められた粒状影

こんなんだったらみえていますが（図3-29）．

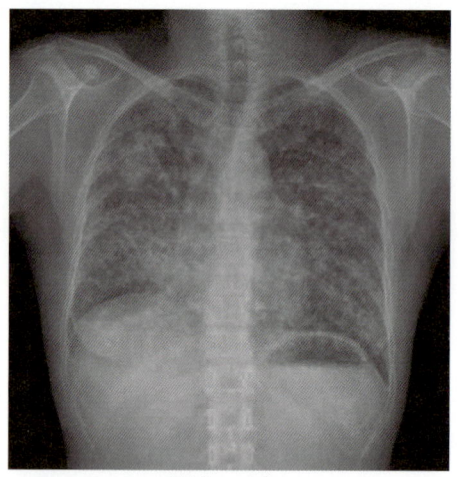

粒がいっぱい

図3-29 X線でも粒状影がたくさん認められる例

これは肺癌の多発肺転移です．割とクリッとしたものです．ここでは「ひとつひとつが孤立している，クリッとした陰影」がみえたら，何かできている，すなわち，診断には「何らかの形で，どこかの」生検が必要なものであ

る，と考えていただければよいと思います．

　結節影，腫瘤影に空洞を認める場合は，いい古されたことですが肺結核の存在を想定しましょう．もちろん，空洞を認める疾患は結核以外にもいろいろとあります．扁平上皮癌，非結核性抗酸菌症，多発血管炎性肉芽腫症（元Wegener 肉芽腫症），それに真菌症などなど．
　しかしながらこれらのうち扁平上皮癌は割合としては減少傾向でもあり，比較的まだまだ頻度が高く，かつ診断の遅れがインパクトの大きい結核を，ゆめゆめ忘れてはなりません．
　ある患者さんが結核であれば，接触者検診，潜在性結核感染症治療など，周囲に与える影響は甚大であります．もちろん診断が遅れるとそれだけ周りへのインパクトは大きくなりますし，結核だと判明すると大変な労力を必要とします．
　特に空洞のある結核は，ないものよりも 1,000 倍（！）も菌量が多いといいますから，結核の診断，ならびに感染しやすさ（菌量）を知るための手軽な検査である，喀痰検査（3回）をぜひ積極的に行っていただきたいと思います．

JUMP！ 喀痰検査→179 ページへ GO！
　　　　 結核の診断→240 ページへ GO！

▶ ❷連続性の陰影

　連続性の陰影は，以下の2つがあるのはご存じのとおり．ですが，胸部 X 線写真だと見分けが時に難しいのです．

- 浸潤影：意味合いとしては肺胞を浸出液などが埋めつくす病態
- すりガラス影：意味合いとしては肺胞を埋めつくさない，しかし連続的に存在する肺胞に関連した病態

　というのも，たとえば前の区域（中葉とか舌区）に浸潤影があっても，その後ろ（下葉）にまったく病変がなければ，トータルでその部分は真っ白ではなく薄い白，すりガラス影にみえたりするのです（図 3-30）．逆もまたしかり．

図 3-30 すりガラス影にみえる例

　これは浸潤影でしょうか，すりガラス影でしょうか？
　CT をみますと（図 3-31）下葉に浸潤影（一部すりガラス），上葉には病変なしです．

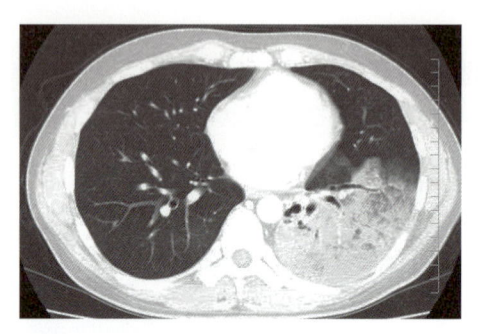

図 3-31 下葉に浸潤影がみられる

　PA 像は後ろ（posterior）から前（anterior）に X 線が抜けていきます（図 3-32）．そのときに，浸潤影のある領域では X 線が吸収され，ないところではあまり吸収されないため，ふんわりと白い，一見すりガラス様にみえたりするのです．模式図を書きますと……（図 3-33）．

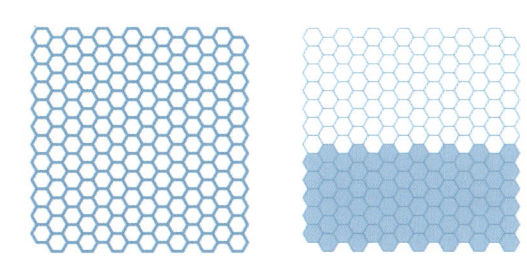

図 3-32 X線は後ろから前へ抜ける

図 3-33 X線が吸収される度合いは同じ

　左はすりガラス影（肺胞壁が分厚くなっている状態），右は浸潤影（肺胞内に水が溜まった状態）と正常肺なのですが，すりガラスでは全体的に少しずつX線が吸収され，浸潤影のところではぐっと吸収されますが健常肺では吸収されない．結果，左も右もX線が吸収される度合いが同じ＝同程度の濃度である，といえるのです（図 3-34）．

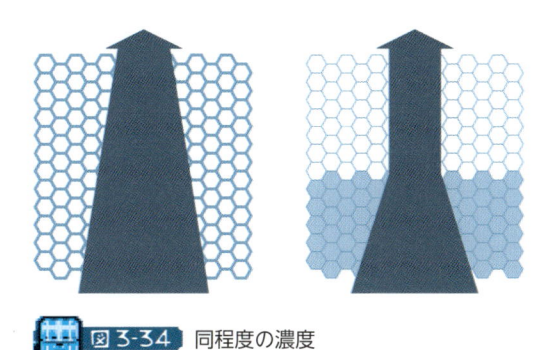

図 3-34 同程度の濃度

3-1 画像検査

ですから，胸部X線写真上で「浸潤影か，すりガラス影か」ということを議論しても仕方がありません．もちろん，明らかなエア・ブロンコグラムが胸部X線写真上でみえたら，これは浸潤影といっても問題ないでしょう．しばしば，どちらか紛らわしいことも多いですから，「濃度上昇域」，「高吸収域」みたいな言いかたをする先生も多いですね．

むしろ診断的にはそれ以外の情報が大事，となるでしょう．それ以外の情報とは，肺の大きさ（形・対称性），両側か片側か，上か下か，中枢か末梢か，他の所見があるかどうか，など．大きさ（形・対称性）についてはすでに述べましたから，それ以外の情報について触れておきましょう．

両側に陰影がある場合，何らかの免疫機序が働いて起こった病変，と考えられることが多いです．間質性肺炎や器質化肺炎もそうですし，非定型肺炎も病原体そのものの組織障害，というより免疫反応による病変でありますから，ある程度は理にかなった考えかたです．心不全や肺うっ血も，病変が偏る理由があまりなく，両側でみられることが多いです．

一方，片側に陰影があるということは，その部分に何か病変の「もと」がある可能性が高い．それは悪性新生物かもしれないし，病原体かもしれませんが，そういったものであることが多いです．なぜか薬剤性肺障害で片側に偏る現象がしばしばみられますが，理由はよくわかりません．

上肺野と下肺野を比較すると，そもそも下肺野のほうが大きいです．大きな下葉の前に中葉や舌区がありますから．それと下肺野のほうが重力に引っ張られることもあり，血流が多いです．そんなこともあって，下肺野優位の病変がみられることが比較的多いものです．

特発性肺線維症など，間質性肺炎で下肺野優位になる理由は，今ひとつ定かではないようです．

肺気腫やじん肺（アスベスト肺を除く），過敏性肺炎などのように，吸入した物質，粒子が原因で起こる疾患では，入りやすい上肺野が優位になることも経験されますが，サルコイドーシスや上肺野優位型の間質性肺炎など，原因が不明な疾患でも上肺野優位のものがあります．

肺結核で上肺野，というか上葉が優位である理由は，上葉の血流が少なく免疫が働きにくいからである，という説明がなされています．

中枢か末梢か，という対比では，中枢型の肺癌と末梢型の肺癌で，中枢の太い気道には比較的大きな粒子（タバコのタールなど）が沈着し，末梢の細

気管支から肺胞あたりにはナノ粒子やタバコのフィルターを通り抜ける小さい粒子が入り込むので，タバコ癌（扁平上皮癌，小細胞癌）では中枢型となり，非・弱タバコ癌（腺癌）では末梢型となる，ということが知られています．
　加えて，空洞があれば扁平上皮癌，原発巣と肺門〜縦隔リンパ節が一塊となっていたら小細胞肺癌のことが多く，参考にはなるでしょう．

　両側中枢に，中心から拡がる陰影（≒バタフライ陰影）をみたら心不全を疑うべきでありますし，両側肺門リンパ節腫脹があればサルコイドーシスです．
　末梢，特に両側下肺野の胸膜直下に病変の主体があれば間質性肺炎・肺線維症が考えやすく，肺が両側で縮んでいたりすれば，なおその可能性は高まるでしょう．
　一方，肺胞出血や肺胞蛋白症のように，何か肺胞に溜まってしまった，という病態では，肺の最外層である胸膜直下においては豊富なリンパ流で溜まったものが洗い流されているからか，胸膜直下は病変が及んでいない，という所見をよくみかけます．細菌性肺炎の治りかけ，でもしばしばみられますね．

　飛び飛びの陰影，べったりした連続性の陰影以外の所見で，しばしばみられるのは以下のようなものです．

- 網状影
- 線状影
- 索状影

　ただ注意しなければならないのは，これらの用語は胸部X線写真で勝負していた時代の名残であり，CT全盛の現代においては，意味合いが違ってきているものがあるという点です．細かいことは成書をみていただくとして，大まかにこれらの用語を理解していただくとしたら，この程度知っていただければよいのでは，というところをまとめてみます．

▶ ❸網状影
　網状影，というのは，網っぽくみえる陰影のことですが，しばしばすりガラス影と共存していて，すりガラス影との区別が難しかったりもします（図3-35）．間質性肺炎や，少なくとも間質性肺疾患の存在をにおわせるときに

使う用語と理解いただくといいと思います．

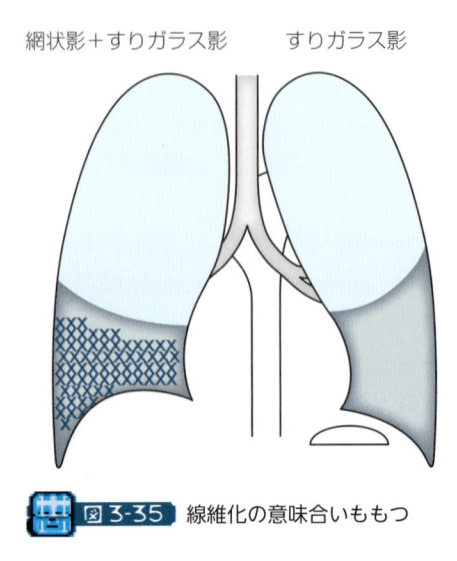

網状影＋すりガラス影　　すりガラス影

図 3-35 線維化の意味合いももつ

JUMP！ 間質性肺炎の診断→231 ページへ GO！

　その昔よく使った「粒状網状影」という言葉もあわせて，CT における網状影や蜂巣肺，牽引性気管支拡張などの総和をみていますので，ただのすりガラス影よりは，線維化の意味合いをもつ所見ともいえそうです．
　ですから網状影をみたら，肺が縮んでいるかを確認し，身体所見では fine crackles（☞ 106 ページ）があるかどうかを再確認する必要があります（図 3-36）．

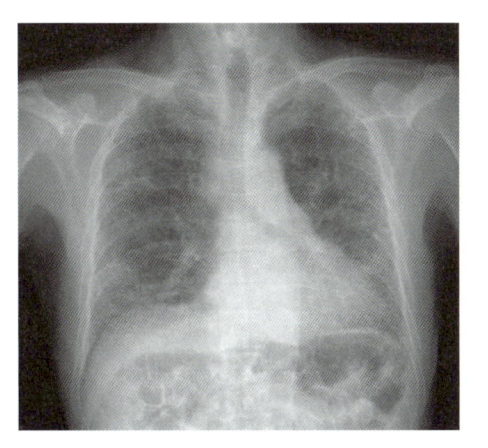

図 3-36 網状影

　こちらは両側びまん性に拡がるすりガラス影・網状影．肺の外側，下肺野に強くみられます．

　CT ではあまりすりガラスはみられません（図 3-37）．それなのに単純 X 線写真（図 3-36）では濃度が普通の肺野より上昇して（すりガラス様に）みえたのは，蜂巣肺における囊胞の壁（硬いところ）で X 線が吸収されたからであろうと思われます．

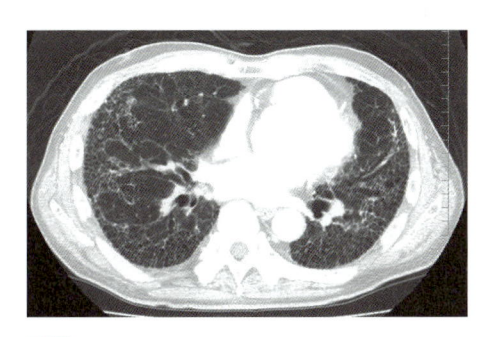

図 3-37 CT でのすりガラス影

▶ ❹線状影

　線状影は網状影とよく混同されますが，シンプルに，Kerley's B line（カーリーの B 線）を示すような，静脈系のうっ血，好酸球が増える病態，広義間質・リンパ路が侵されて肥厚するような病態などを線状影と考えていただくと，わかりやすくてよいのではないかと思います．というか，あまり昨今で

は線状影という言葉，使われていないようです．

- うっ血性心不全
- 肺好酸球増多症
- リンパ増殖性疾患

あたりが鑑別疾患になります．
　心不全症例（図 3-38）．肺紋理（血管影）が末梢まで目立ち，Kerley's B line へ．線が多い印象．

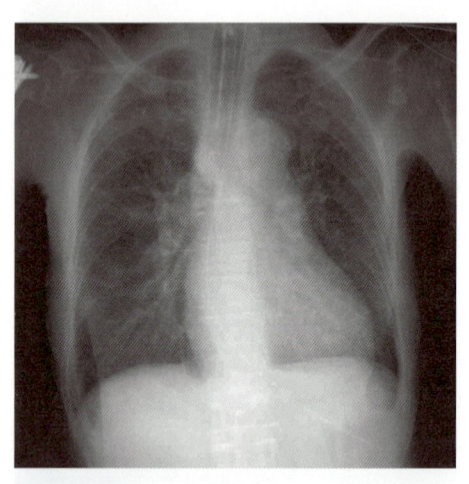

図 3-38 心不全症例

JUMP！心不全の診断→280 ページへ GO！

Kerley's B line の正体（図 3-39）．広義間質の肥厚です．

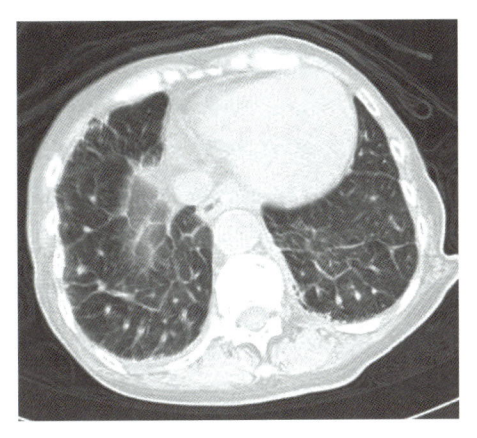

図 3-39 広義間質の肥厚

図 3-40 はリンパ管症の Kerley's B line．心不全と異なり心拡大がありません．無気肺のようなところもみえます．

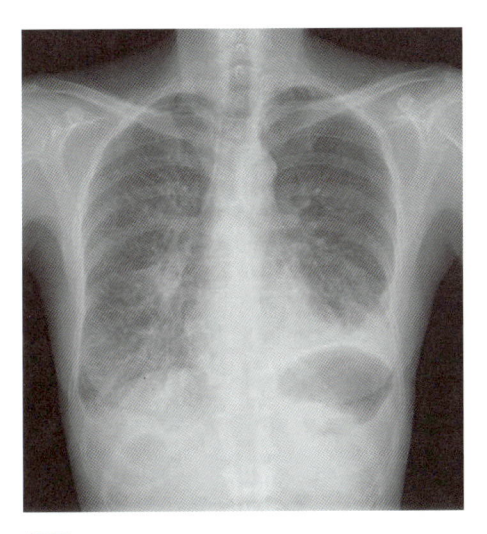

図 3-40 リンパ管症の Kerley's B line

基本，Kerley's B line は広義間質の病変を反映しますが，狭義の間質病変はすりガラスとなりますので，上のようにすりガラス＋線状影，というパターンもあります．そうなると，網状影との区別はCTを使わずしては，けっこう困難かもしれません．肺が縮んでいるかどうか，胸水があるかどうか，心拡大があるかどうかといった，他の所見をも参考にする必要があります．

　聴診上はどうか．そもそも広義間質だけの病変であれば，気道内に分泌物が存在することで生じる coarse crackles も，肺胞〜末梢気道が硬くなって生じる fine crackles も出ないはずです．ですからサルコイドーシスとかリンパ増殖性疾患では，あまり crackles を聴取しません．

　しかしながら肺実質内に水が出てくる心不全では，crackles を聴取しますから，聴診上の所見は（特に陽性所見は），Kerley's B line と間質性肺炎を鑑別する参考にはならないかもしれません．

▶ ❺索状影

　「索状影」という言葉は，「滅多にみなくなったな〜」と思います．本来の意味は太さ 2〜3 mm 程度のやや太い線を表す言葉です．CT ではほとんど使われない用語ですし，索状影を呈する疾患自体，減っています．

　一体どういう疾患か，というと，「気管支拡張症」で拡張し壁が厚くなった気管支の陰影を表現する言葉になります．トラムライン（tram line）ですね．あまりみかけることもなくなりましたね？　最近だったら新しい症例はABPA（ABPM）あたりの粘液栓と NTM ぐらいでしょうか．

　線状影よりは少し太くて，何より気管支の走行に一致した分布．図 3-41 のような感じです．太い線だったら，盤状無気肺や胸膜肥厚でもみかけますが，あえて索状影といういいかたをする意義があるのは，気管支拡張ということになるでしょう．

図 3-41 索状影

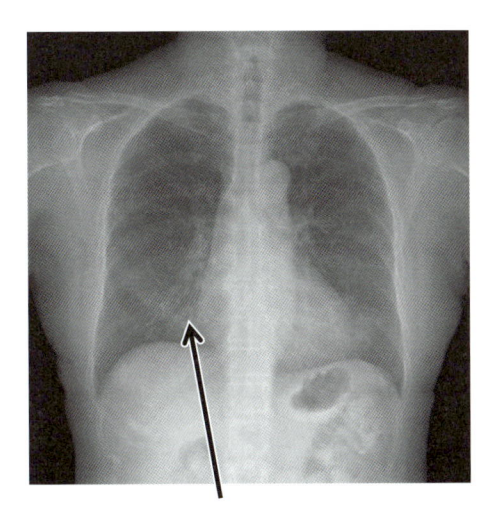

CTでみると，右中葉の気管支拡張・トラムラインがみえます（図 3-42）.

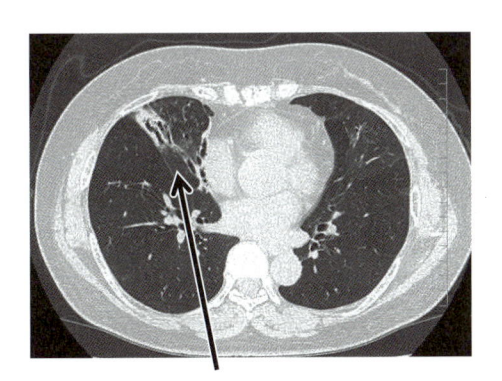

図 3-42 気管支拡張・トラムラインがみえる

鑑別疾患は上にあげた，

- 肺非結核性抗酸菌症（NTM症）
- アレルギー性気管支肺真菌症（ABPM）

それと，

- 副鼻腔気管支症候群（SBS）・気管支拡張症

あたりとなります．

3-1-3 副鼻腔のX線写真

　副鼻腔炎の診断にX線写真は感度が低くそれほど有用でないともいわれますが，上顎洞濃度に左右差があるか，鏡面形成像がみられるか，あたりであれば少し慣れればわかりますから（図3-43），それなりの意味はあると思っています．

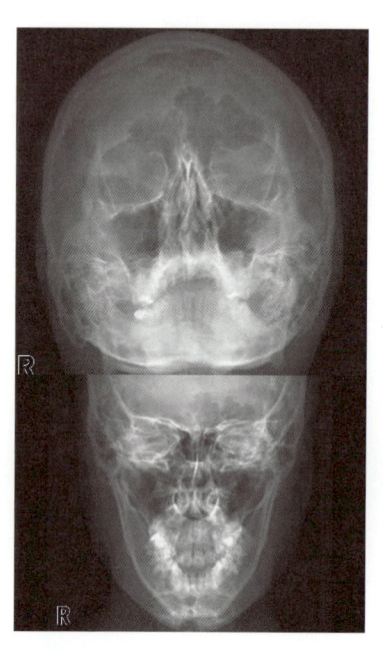

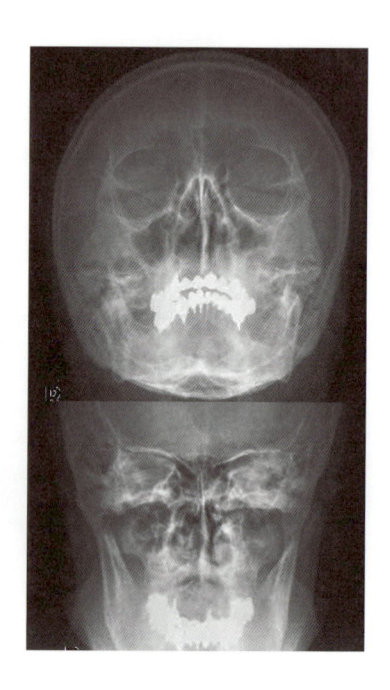

図3-43 副鼻腔のX線写真
右の写真の上顎洞に左右差が認められる

JUMP！ 副鼻腔気管支症候群の診断→225ページへGO！

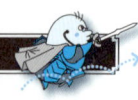

3-2 喀痰検査

▶ ❶細胞診

　患者さんに痰を喀出していただき，その中に含まれるモノを顕微鏡で検出したり，培養して確認したりする検査です．侵襲が低く，お値段も安いので気軽に，繰り返し施行できます．

　モノを検出するのは細胞診検査．代表が癌細胞です．ただし病変部に存在しているモノが痰として出てくるにはそれなりのハードルがあり，1回で陽性，とはなかなかまいりません．たとえば癌細胞を検出する場合，3日間（連続）分の痰を集めてやっと陽性率が10％台とか，その程度です．
　中枢気道粘膜に顔を出している扁平上皮癌では比較的陽性になりやすいですが，末梢の腺癌や粘膜の向こう側にある小細胞癌では陽性率はさらに低いようです．
　また，喀痰細胞診を行うのはおもに外来の場であることが多く，そのため，できるだけ痰が腐らないように，3日程度痰をためておくことができる保存用の固定液があります．サコマノ法，とかYM式，という名前のもので，透明な液体の入った容器に痰を入れていくものです．

　結果については細胞の異型度によってⅠ～Ⅴの5段階でクラス分けをするパパニコロウ分類が有名ですが，改訂第7版の肺癌取り扱い規約では，陰性（negative），疑陽性（suspicious），陽性（positive）の3つに区分されています．
　良性，悪性の鑑別や，小細胞癌，非小細胞癌の鑑別程度であればこの喀痰細胞診でイケるのですが（それでも感度は不十分ですが……），昨今では非小細胞肺癌の場合，*EGFR* 遺伝子変異や，*EML4-ALK* 融合遺伝子，その他の有無を確認する必要があり，ある程度の組織量が必要となるケースが多いです．

そういうこともあってか，昨今ではあまり喀痰細胞診が重視されず，気管支鏡検査や経皮針生検，胸腔鏡下生検など，ある程度の大きさの組織を取りにいく傾向にあるといえそうです．

細胞診では他に好酸球の有無（喘息），好中球の有無（細菌感染）などを補助的にみることがあります．

▶ ❷細菌検査

喀痰検査のもうひとつは細菌検査です．オーダーするときには対象が一般細菌（真菌含む）か抗酸菌か，塗抹か培養か，PCR などの遺伝子系かなどを認識しておく必要があります．

- 一般細菌塗抹（グラム染色）：手っ取り早くグラム陽性球菌か陰性桿菌かがわかる．肺炎球菌は特徴的な双球菌であり，わかりやすい．治療開始時の抗菌薬選択に役立つ．
- 一般細菌培養：数日かかるので迅速性には欠けるが，感染症原因菌をある程度決定でき，さらに薬剤感受性もわかるので，抗菌薬の de-escalation（狭域化）が可能．
- 抗酸菌塗抹：陽性であれば，結核，ないしは非結核性抗酸菌による感染が肺にあり，かつ一定以上の菌量存在する，ということがわかる．
- 抗酸菌培養：数日～数週間かかる．結核の場合，生きている菌を検出するので，感染性があることがわかる．非結核性抗酸菌の場合，菌の種類を同定できる．薬剤感受性がわかる．
- 抗酸菌 PCR（遺伝子系）：迅速に菌種の同定が可能である．

細菌学的検査を行うには，まずその痰が検査を行うに足る「よい痰」であるかどうかを評価する必要があります．病巣から出てきただろう，と考えられる，すなわち，炎症反応の結果出てくる膿，あるいは好中球を多く含む痰を「よい痰」とします．

まずパッと見，痰の性状が膿性，あるいは色の濃い，粘調度の高い部分があるかどうか，肉眼的なみえかたで分類をしたものが Miller & Jones の分類，一方，顕微鏡でみたときに好中球が多く含まれているかどうか，で評価したのが Geckler 分類です．

●Miller & Jones 分類

- M1: 膿を含まない粘液痰
- M2: 粘液痰に少量の膿が含まれるもの
- P1: 全体の 1/3 以下が膿性
- P2: 全体の 1/3〜2/3 が膿性
- P3: 全体の 2/3 以上が膿性

　M1 や M2 の検体というのは，パッと見ほとんど唾液みたいな，膿成分が含まれていない検体で，細菌検査には適していないとされています．P1 以上の痰が評価に値するものです．

●Geckler 分類

　塗抹標本で，100 倍で 1 視野あたり好中球（病変部＝肺由来と考えられる）と扁平上皮細胞（口腔内由来と考えられる）の個数がどれだけあるか数え，好中球が多くて扁平上皮細胞が少ないものを「よい痰」と評価します．

- グループ 1: 好中球数＜10 個，扁平上皮細胞数＞25 個
- グループ 2: 好中球 10〜25 個，扁平上皮細胞数＞25 個
- グループ 3: 好中球＞25 個，扁平上皮細胞数＞25 個
- グループ 4: 好中球＞25 個，扁平上皮細胞数 10〜25 個
- グループ 5: 好中球＞25 個，扁平上皮細胞数＜10 個
- グループ 6: 好中球＜25 個，扁平上皮細胞数＜25 個

　このうちグループ 1〜3 は扁平上皮細胞が多く，唾液成分が多いと考えられ，検査には適していないとされます．グループ 4 と 5，すなわち扁平上皮細胞が 25 個より少なくて好中球数が 25 個より多いものを評価に値する検体である，としています．

　グループ 6 は扁平上皮細胞が少なく，唾液成分は少ないと考えられるのですが，好中球も多くない，ということで病変部から得られたものではない可能性もあります．ただ，気管支鏡や穿刺などによって直接得られた検体であれば，検査に値するとされています．

　また，好中球に菌がたくさん貪食されている像（貪食像）がみられれば，その菌が原因菌である可能性は高いと考えられます．

3-3 生理検査

3-3-1 心電図

　呼吸器疾患の鑑別における心電図検査の意味は，どのあたりになるでしょうか．まずは数の多い心不全の鑑別に，基礎疾患の評価を行います．

　左室肥大（高血圧），右心負荷（呼吸不全），低電位（甲状腺機能低下，心嚢水の存在），Q波，ST-T変化（虚血性心疾患），不整脈，ブロックなどの存在に注意します．
　特徴的，というか特異的といわれているのは肺血栓塞栓症の心電図変化です．右心負荷〜肺高血圧を生じると有名なSⅠQⅢTⅢ，V_1〜V_3の陰性T波，右脚ブロックなどを認める，とモノの本にありますが，実際は感度が低いです．一点，洞性頻脈所見は低酸素を反映してよくみられます．
　呼吸不全・肺性心になると右心負荷がかかります．また，頻脈になることが多く，心房細動もよくみられます．診断に使う，というよりも，現状を把握する，という意味で確認しておきましょう．

3-3-2 肺機能検査（呼吸機能検査）

　肺機能検査（呼吸機能検査）は昔から行われている古い検査でありますが，今なお呼吸器分野では重要な位置づけがなされています．

まず数字のことですが，肺機能検査結果が帰ってくると，やたらと数字がたくさん書いてあります．しかし，通常評価すべき大事な項目はほんの少しです．

- %肺活量（%VC）
- 1秒率（FEV_1%）
- %1秒量（%FEV_1）
- 拡散能（D_{Lco}）

%ナントカ，というのは正常値〔標準値：肺活量を決定づける要素（性別，年齢，身長）が同じである健康な人が目一杯頑張って測定した値〕に対して何%か，という計算値です．実測値÷正常値で算出します．

▶ ❶%肺活量（Vital Capacity：VC）

ゆっくり息を吐き出して全部吐いた状態（最大呼気位）と，いっぱいに息を吸い込んだ状態（最大吸気位）の差が肺活量で，肺胞に出入りできる最大の空気量を表します．その肺活量が標準値の何%にあたるか，という数字です．

%VC＜80%を拘束性障害といい，肺の伸び縮みが損なわれた状態です．拘束性障害は肺が硬くなる病気（間質性肺炎・肺線維症），肺胞が減る病気（COPD，肺切除後，肺結核後遺症）などでよくみられます．

普通の肺活量を測定するときにはこのようにゆっくりと吸気，呼気をしていただきます．一方，呼気時の気道閉塞をみるためには，強制的に，最大限に努力して，息を吐いていただくことが必要で，そのときに得られる流速と肺気量の関係を図示したものがフローボリューム曲線です．

努力呼気時の注意点として，被検者の努力に相当依存する部分がありますので，検査技師さんなど，やらせる人の力量，慣れが必要です．努力の具合はフローボリューム曲線をみればわかりますので，努力不足，とわかれば何度かやり直していただくことになります．

図3-44のような変な形（ピークが尖らず丸くなる）であると，努力不足であるとわかります．

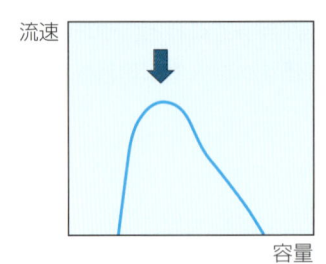

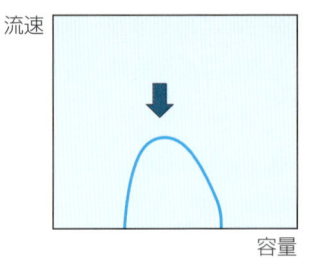

ピークが尖らない曲線は努力不足を意味する．

図 3-44 変な形

　うまく吹けていると図 3-45 左のようにピークが尖った，直角三角形に近い形になります．で，COPD になると，ピークは尖るものの，その後すぐに流速が低下する，下向きに凸の曲線になります（図 3-45 右）．努力呼気時に評価すべき数値には以下のものがあります．

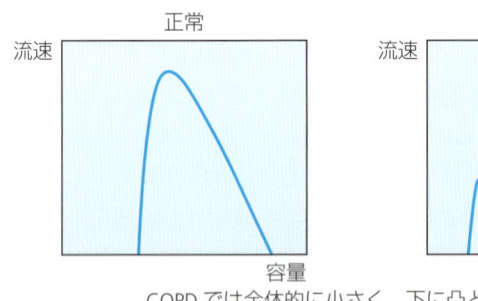

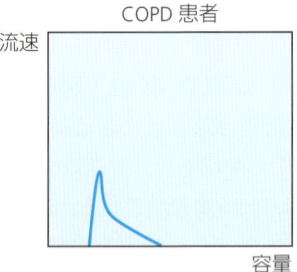

COPD では全体的に小さく，下に凸となる．

図 3-45 本来のフローボリューム曲線の形と COPD 症例

▶ ❷努力肺活量（Forced Vital Capacity：FVC）

　努力呼気時の肺活量です．特に評価されないことも多いですが，閉塞性障害があると安静時の肺活量よりも低くなるのが特徴的です．

▶ ❸ 1 秒率（Forced Expiratory Volume % in 1 second：FEV$_1$%）

　努力呼気時，最初の 1 秒間で呼出される空気の量を 1 秒量（Forced Expiratory Volume in 1 second：FEV$_1$）といいます．努力肺活量のうち，最初の 1 秒間に呼出される空気の割合（1 秒量÷努力肺活量）を 1 秒率といい，

1秒率＜70％であれば閉塞性障害とします．

1秒率＜70％はCOPDの診断基準でもありますし，その他閉塞性肺疾患を診断する基準にもなります．

JUMP！ COPDの診断→222ページへGO！

▶ ❹%1秒量（%FEV$_1$）

1秒率とよく似た指標として，%1秒量があります．これは，1秒量が標準値の何%にあたるか，という数字で，COPDにおける気流制限の程度（重症度みたいなもの）を表すのに使います．

- Ⅰ期：軽度の気流閉塞　%FEV$_1$≧80%
- Ⅱ期：中等度の気流閉塞　50%≦%FEV$_1$＜80%
- Ⅲ期：高度の気流閉塞　30%≦%FEV$_1$＜50%
- Ⅳ期：きわめて高度の気流閉塞　%FEV$_1$＜30%

つまり，1秒率でCOPD（閉塞性障害）かどうかの診断を行い，COPDと診断された症例について，%1秒量を用いて病期分類を行う，ということになります．

▶ ❺拡散能（Diffusing Capacity of Lung for Carbon monoxide：D$_{Lco}$）

肺胞に入った酸素が拡散して動脈血内に入っていく，能率というか効率というか，それを表す指標です．本当であれば酸素の拡散能を知りたいのですが，なかなか測定が難しいため，代わりに一酸化炭素（CO）の拡散能を計測してD$_{Lco}$とし，代用しています．

もともとは肺実質の病変と，気道のみの病変を鑑別するのに使われています．たとえば同じように閉塞性障害をきたすCOPD（D$_{Lco}$低下）と気管支喘息やびまん性汎細気管支炎（D$_{Lco}$低下しない）を鑑別するとかですね．

細かいことをいうと基準値の計算式には諸説あり，′（ダッシュ）がついたりD$_{Lco}$/V$_A$であったり，どれをみたらいいのかよくわからないのですが，とりあえずの正常範囲は80％以上，D$_{Lco}$値が10％以上ばらつくと有意な変動，とされています．

● D_{Lco}/V_A

　息を大きく吸うと，肺胞がふくらみ，空気に接する肺胞の面積も増加します．そのため測定時に肺内に入っている空気の量（肺気量：V_A）が大きくなると，拡散する CO 量は増え，D_{Lco} 値も大きくなってしまいます．
　このように生の（？）D_{Lco} 測定値は肺気量に引っ張られてしまう，ということで，単位肺気量あたりの D_{Lco} を D_{Lco}/V_A とし，正味の拡散能力を表そうとしたものです．たとえば肺切除後は肺が減るので D_{Lco} は低下しますが，D_{Lco}/V_A は正常範囲内になるわけです．
　ですから肺気量（≒全肺気量）が増えたり減ったりする病態だと，解釈が難しくなってきます．

　肺気量は D_{Lco} 測定時に肺内に存在する空気の量ですから，いっぱいに吸い込んでいればほぼ全肺気量に近くなるはずです．

　たとえば COPD の場合，肺気量は増えますから，D_{Lco} の値はその分大きくなります．したがって，D_{Lco} よりも D_{Lco}/V_A のほうが，実際の重症度をより反映します．
　逆に肺線維症や間質性肺炎では，肺気量が減りますが，D_{Lco} の低下が肺気量の低下に依存しているところが多く，D_{Lco}/V_A ではあまり拡散能そのものの低下が反映されない，とされています．
　′（ダッシュ）がつくのは計算式というか算出のしかたの違いになります．健常者では′（ダッシュ）があってもなくてもほぼ同じですが，肺内にガスの不均等分布があると $D_{Lco} > D'_{Lco}$ となります．
　ちょっと理屈で理解しがたいところがあったりしますが，私にいえるのはここまでです．細かいことは成書をどうぞ．
（呼吸機能検査ガイドライン．日本呼吸器学会より）

▶ ❻呼気一酸化窒素

　呼気一酸化窒素（FeNO）は最近普及してきている検査です．呼気中にごくわずか含まれる NO の濃度を測定します．
　特に喘息など，好酸球による炎症が気道壁で起こると，好酸球に発現する NO 合成酵素によって NO が産生されることがわかってきて，呼気中 NO 濃度を測定し炎症の度合いをみる検査が実用化されました．
　ただしご多分に漏れず，結果の解釈には注意が必要です．まずは原則を確認しましょう．

前述したように，FeNO 値が高いと，気道内に好酸球性炎症が存在すると考えられます．喘息症例では，コントロールが不良であるとか吸入ステロイドの効果が期待できるとか，そういうことです．

　ただし，ここからが大切ですが，明確なカットオフ値はあるようなないような，研究によって微妙に違う値が出ていたりもするような，微妙なところです．混乱を防ぐために日本呼吸器学会の HP に記載されている値を引用しますと……．

- 日本人の成人健常者 240 名（男性 131 名，女性 109 名）を対象に測定された FeNO の正常上限値は 36.8 ppb であった．
- 日本人の成人健常者 224 名と新患で吸入ステロイド薬を未使用の喘息患者 142 名を対象とした，健常者と喘息患者を鑑別する FeNO 値として，22 ppb が最も感度（91％）と特異度（84％）に優れたカットオフ値であった．

　とのことです．感度と特異度は割合優れていますが，例によって，カットオフ値を超えた＝喘息の診断確定，とはなりません．病歴や所見から「喘息を疑うけど，COPD など他の疾患を除外したい」とか，逆に「COPD を疑うけど，喘息の要素がないかどうか，吸入ステロイドを使うべきかどうかを確認したい」というときには，便利に使えると思います．
　また，アメリカ胸部疾患学会（ATS）の臨床ガイドラインによりますと，

- FeNO 測定値が 25 ppb 未満（小児であれば 20 ppb 未満）の場合，好酸球性の気道炎症がない，あるいは少ないことやステロイド薬に反応する可能性が低いことがわかる．
- FeNO 測定値が 50 ppb を超える（小児であれば 35 ppb を超える）場合，好酸球性の気道炎症が存在すること，そしてステロイド薬に反応する可能性が高いことがわかる．
- FeNO 測定値が 25 ppb から 50 ppb の間（小児であれば 20 ppb から 35 ppb の間）である場合には，臨床的な状況を参考にしながら慎重に解釈する．

　となっています．ここの数字が（日米の差でか）微妙に違うのですが，さらにいえば NO 測定器にも何種類かあって，微妙に（けっこう……）値がば

らつくようです．上記の数値の元文献は NIOX MINO® という機種が使われていますが，他の機種においてはカットオフ値もこの限りではないようです．

　喘息の管理上，コントロールがうまくいっているかどうかの指標としてNO を活用，ということも期待されていますが，現時点でのエビデンスはまだまだ乏しいようです．

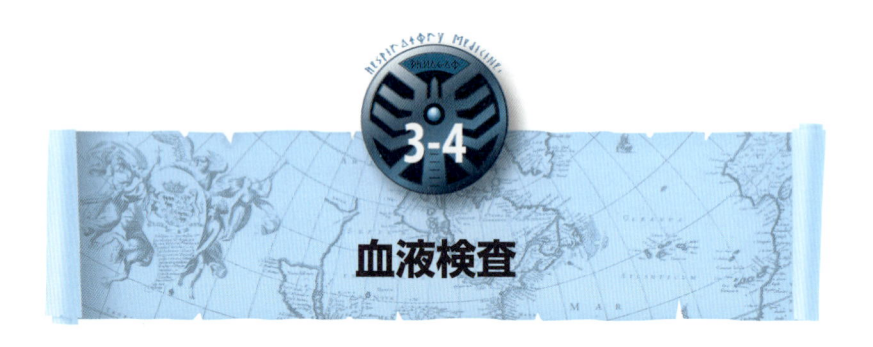

JUMP！ 喘息の診断→220 ページへ GO！

3-4 血液検査

3-4-1 基本的な検査項目

▶ ❶WBC（白血球数）

　WBC は白血球の数を表し，単位は個/μL（1 マイクロリットルあたりの個数）です．白血球は外敵が現れたときに退治するもので，分画として好中球，リンパ球，好酸球などがあります．

　WBC の絶対数が上昇する，それ自体はきわめて非特異的な事態です．異物であっても新生物であっても外敵であっても，除去，退治するために白血球が動員された場合，WBC が増えることになります．

　たとえば喫煙中の人で WBC が上昇する．これはタバコに含まれる有害物質が体内に侵入し，それを除去するために白血球が動員されているということ．もちろん悪性腫瘍や自己免疫疾患などでも WBC は上昇します．

　感染症，特に細菌感染症のときに WBC は上昇しやすく，ウイルス感染症

や非定型病原体による感染症ではそれほど高値とならないことが多いようです．たとえば市中肺炎で原因菌が細菌か，マイコプラズマなど非定型病原体かを鑑別する指標にはカットオフ値として 10,000 が使われています．すなわち 10,000 以上なら細菌感染，10,000 未満なら非定型の可能性が高いとされています．

細菌感染症でも，重症感染症のときには動員された好中球が病変部で使い果たされて産生が間に合わず，WBC は上昇しない，むしろかえって低い，ということもしばしば経験されます．そういう場合は全身状態が復活したころに WBC が増えてくる，つまり病勢がよくなっているのに WBC が増加する，という現象がみられます．

また，癌化学療法中の患者さんのように，骨髄機能が低下している場合には，細菌感染症があっても骨髄がぴくりともしない，白血球がちっとも増えないこともあるのです．

(胸部画像診断の勘ドコロ．メジカルビュー社より)

白血球にもいろいろな種類があり，その分画によってある程度起こっている出来事が推測できることがあります．たとえば分画で芽球 (blast) が出現している，増加している場合はヤバいです．そういう場合は普段あまりみられない好塩基球がみられるなど，分画がむちゃくちゃだったりします．白血病であったり，高齢者でけっこう多い MDS であったり，血液疾患の可能性がありますから，骨髄穿刺，骨髄生検などを考慮する必要があります．肺癌患者さんのフォロー中にみられる場合は骨髄転移なども考える必要があります．

それ以外，通常みられる分画には，以下のようなものがあります．

● 好中球

白血球の代表的なもので，化膿菌（ブドウ球菌，連鎖球菌，肺炎球菌，大腸菌，緑膿菌など）を貪食，殺菌します．菌が侵入して暴れだすと，数で勝負，ということで，好中球がドーンと増えるわけですね．

好中球のできかたとしては，まず骨髄内で，おおもとの造血幹細胞（すべての血球のもとになるもの）から何段階かの分化を経て，成熟した立派な好中球ができあがります（図 3-46）．その分化過程で最終形態（最も成熟した，立派なやつ）の好中球は，核が分葉しているので分葉核球といいます．分葉核球になる手前の，少し幼若な好中球は核が棒というか，曲がった棒のよう

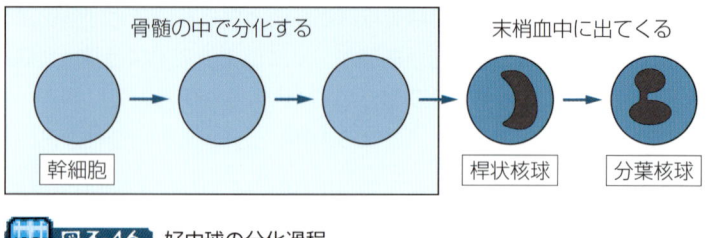

図3-46 好中球の分化過程

（桿状）にみえる，これを桿状核球といいます．
　好中球の分化過程において，造血幹細胞からしばらくの間は骨髄内で分化し，桿状核球になると末梢血中に出てきます．さらに成熟していくにつれ，

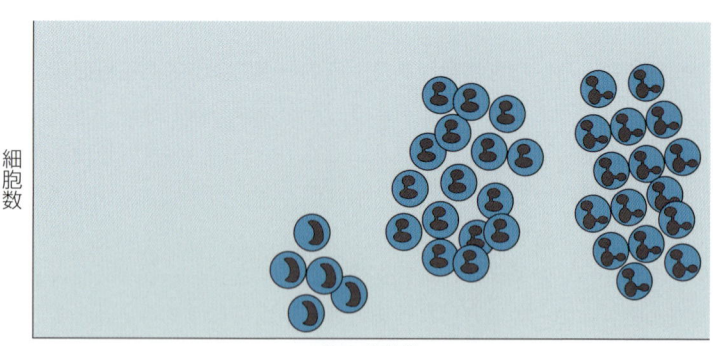

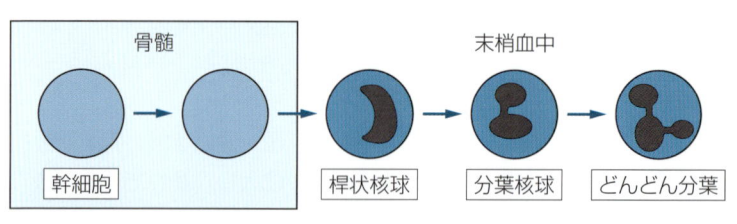

図3-47 健康体の末梢血における好中球の分画

核がどんどん分葉していきます（図3-47）．
　健常者では，末梢血に存在するのは大半が成熟した分葉核球で，幼若な桿

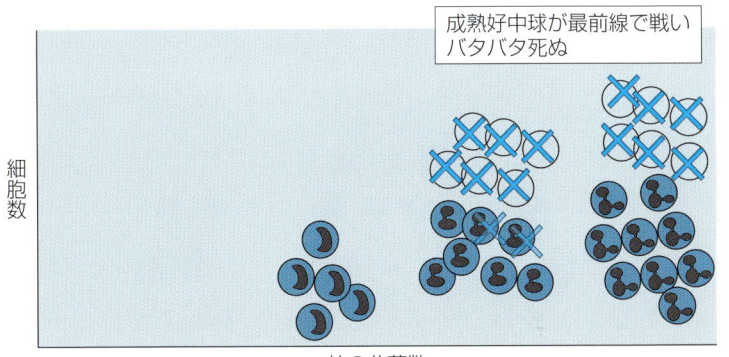

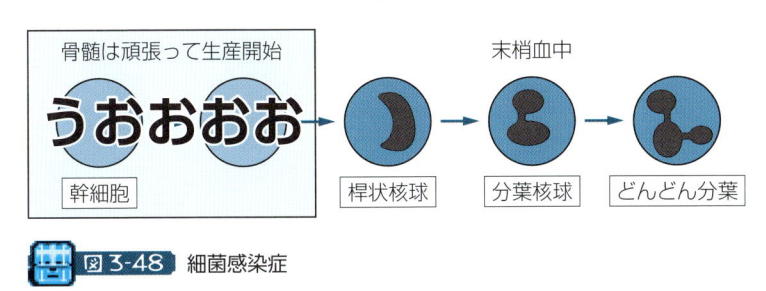

図中テキスト:
- 成熟好中球が最前線で戦いバタバタ死ぬ
- 細胞数
- 核の分葉数
- 骨髄は頑張って生産開始 → 末梢血中
- うおおおお
- 幹細胞 → 桿状核球 → 分葉核球 → どんどん分葉

図3-48 細菌感染症

　状核球の割合は少ない（10％程度）ものです．これが細菌感染症にかかると，戦いの最前線に成熟好中球がかり出され，じゃんじゃん戦い，バタバタ死滅していきます（図3-48）．この好中球の屍骸が集積して白っぽくみえるものが「膿」です．

　最前線で死にゆく好中球たちを補うために，骨髄が頑張ってじゃんじゃん好中球を作ります．できた好中球は成熟しきる前にどんどん最前線に送られるべく，末梢血に出てきます．そうなると幼若な好中球（桿状核球）がどんどん増え，何だったらその前の段階の幼若な後骨髄球なども末梢血中に出現してきます．たとえていうならば，太平洋戦争末期の日本軍において，兵士不足のため学徒動員（若い学生を戦地に送った）を行った，そんなイメージです（図3-49）．

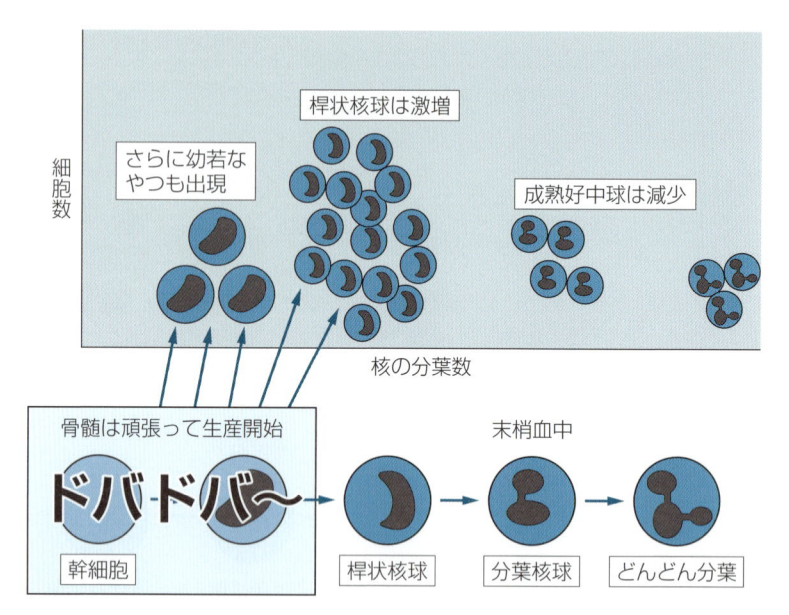

図 3-49 細菌感染症における好中球の分画

　ここで，縦軸に細胞数，横軸に核の分葉をとったグラフを描くと，健常者では図 3-50 のようにピークが右側に寄っているのですが，細菌感染症になると図 3-51 のように，ピークが左に移動する（＝左方移動）現象がみられます．

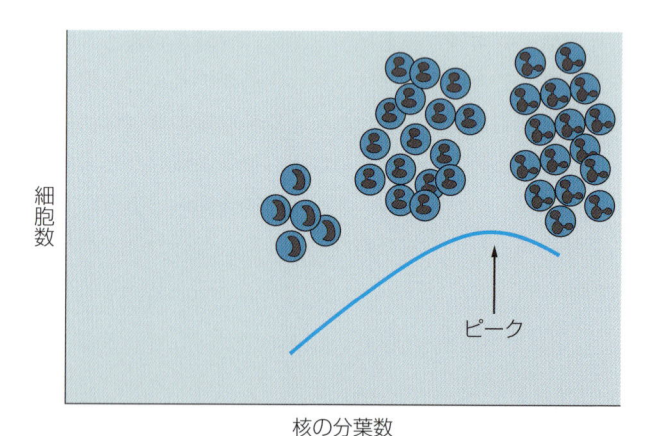

図 3-50 健康体の末梢血における好中球の分画グラフ

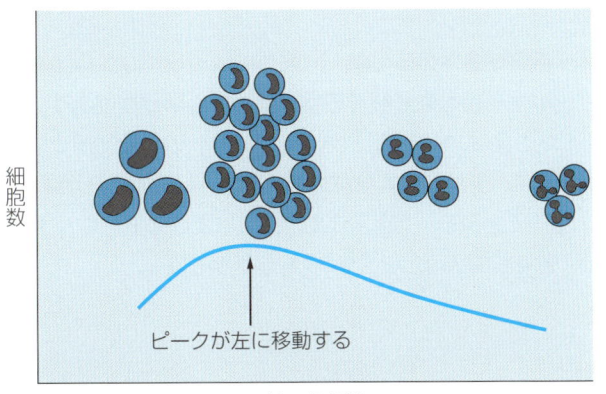

細胞数

核の分葉数

ピークが左に移動する

図3-51 細菌感染症における好中球の分画グラフ（左方移動）

すなわち左方移動，とは，グラフ上でのピークが左方に寄っていく現象を表すのです．

● リンパ球

　リンパ球は好中球のように，最前線で直接細菌と戦う，というよりも，サイトカインやケモカインを出したり抗体を作ったり肉芽腫形成をしたり，そういう活動が多い印象です．結果，細菌感染よりも結核とか，AIDS におけるニューモシスチス肺炎とかサイトメガロ感染とか，そういう系の感染症でクローズアップされがちですね．まあたとえていえば好中球が最前線で肉弾戦を行う歩兵で，リンパ球はミサイル（抗体）の操作をしたり連絡，指令を行ったりするオペレーターみたいなもんでしょうか．

　末梢血分画でリンパ球に着目することは，普段はそれほどないと思います．結核だからといって増えるものでもありません．

　細胞性免疫や液性免疫が低下する病態であっても，リンパ球の数自体が減るものではありません．AIDS が発症して $CD4^+$ が 200 を割っていても，リンパ球全体としては数が減っていない，ということもあります．まあ，逆に，リンパ球の総数が減っているようであれば，「ただごとではない」とわかるものですが．

　ステロイドや免疫抑制薬使用中などの状況における細胞性免疫低下は，数の減少ではなくて機能低下によりますから，数ではまったくわかりません．

● **好酸球**

　好酸球は，白血球全体の 6％以上，実数にして 500/μL 以上あれば異常高値です．アレルギー疾患や好酸球増多症でしばしばみかけます．

　とはいえ，たとえば急性好酸球性肺炎（AEP）の発症初期では局所に好酸球が大動員されて，末梢血の好酸球は増えません（そのうち増えてきますが）．慢性好酸球性肺炎（CEP）の診断では，6％以上は必要条件，30％以上あれば文句なし，みたいなちょっとアバウトな基準です．

● **参考**

【急性好酸球性肺炎の診断】
　急速な発症で，発熱を伴う呼吸不全をきたし，両側びまん性のすりガラス影＋広義間質の肥厚像，胸水があり，肺の好酸球増多が証明され（肺胞洗浄液で好酸球分画≧25％，または生検で肺への好酸球浸潤を証明），その他の好酸球増多をきたしうる肺疾患が除外できること．

【慢性好酸球性肺炎の診断】
　臨床症状と胸部異常陰影が合致していて，感染症など他の疾患が否定され，外科的生検で診断，または BALF（☞ 215 ページ）・末梢血の好酸球分画が 30％以上である，または，①末梢血好酸球が 6％以上，②BALF 好酸球が 10％以上，③経気管支肺生検で好酸球が多くみられる　のうち 2 項目を満たすこと．

　特発性好酸球増多症の定義では 1,500/μL 以上が 6 カ月以上持続して臓器障害を伴う，となっていますので，このあたりの数字をマークしておくとよいでしょう．

▶ ❷**CRP**

　CRP（C 反応性蛋白）は，炎症反応が起こった結果，血中に出てくる蛋白質です．ですから，何らかの炎症が起こると上昇します．明確なカットオフ値の設定は難しいですが，一般的に，ある程度以上の規模の細菌感染症になると，10〜12 以上となることが多いようです．

　CRP は炎症反応の 12 時間後に上昇をはじめ，ピークになるのは 48 時間後と，特に病初期はそれほど上昇しません．炎症の消長に完全にリンクしているというわけではないことを知っておきましょう．それに対して WBC は炎症が生じて数時間で上昇し，半日程度でピークに達します（図 3-52）．

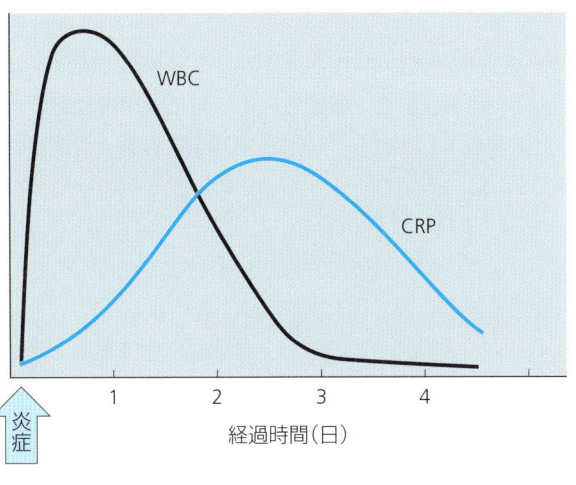

図 3-52 WBC と CRP の経時的変動

　たとえば，病初期の入院直後に採血し，3 日後に効果判定のため採血するとします．すると，図 3-53 の黒矢印のタイミングで採血することになります．

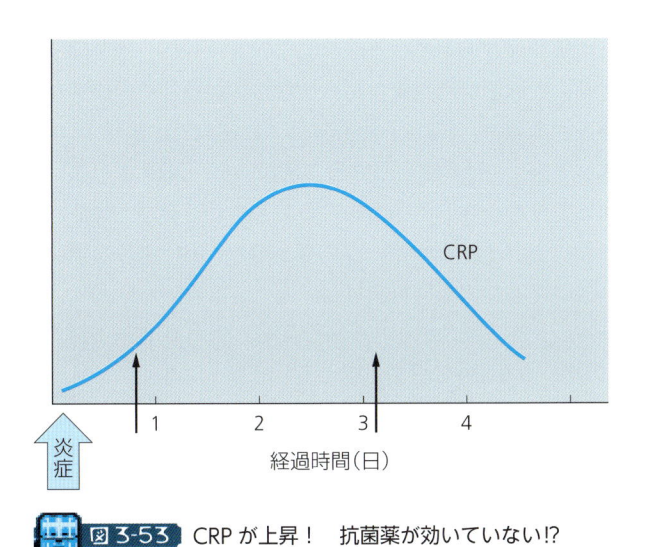

図 3-53 CRP が上昇！ 抗菌薬が効いていない!?

　その場合，入院時の採血よりも 3 日目の採血のほうが，「CRP が高い」ことになりますね．CRP だけをみていると，このように効果判定を誤る危険性があるので注意が必要です．やはり発熱や呼吸数，酸素化といった指標をみ

ることが重要です．

　逆に，CRPの血中半減期は19時間程度といわれており，炎症の沈静化から1〜2日遅れて低下します．腎排泄なので特に腎障害があると，炎症が回復してもなかなか低下しません．こちらも経過を見誤る可能性があり，注意を要します．

　CRPは蛋白質なので，材料が少ないと産生されません．また，ほとんどが肝臓で合成されますので，肝障害が著しいと産生されにくくなります．すなわち，低栄養，肝障害ではCRPがあまり上昇しません．

　トシリズマブやステロイドといった，免疫反応自体を低下させてしまうような薬剤の投与下では，炎症反応自体が抑圧されてしまいCRPが上昇しにくいことも注意しましょう．

（胸部画像診断の勘ドコロ．メジカルビュー社より）

▶ ❸PCT

　PCT（プロカルシトニン）は，カルシトニン（Caバランスをとるペプチドホルモン）の前駆体です．今のところ機序は明らかでないようですが，細菌が産生するというものではなく，細菌感染症のときにたまたま産生される，それを診断に用いているのです．

　機序的に直接関係があるわけではないものですから，細菌感染症では「必ず」上昇する，とはいいきれません．しかしながら多くの研究から，特に重症の細菌感染症の場合，「ほぼ」上昇する，とされています．

　研究によって感度，特異度ともばらつきがあり，CRPよりよいのだとするものも，大して変わらないというものもあるようですが，炎症が起こってからの反応時間，立ち上がりやピークになるのがCRPよりも早い，というのはメリットといえるかのもしれません．

　エンドトキシンを人に注射したデータでは，PCTのピークは12〜24時間後，CRPのピークが2〜3日後となっています．

　CRPもPCTも，値によって重症度に差があるとか，あるいはカットオフ値を設定して抗菌薬を使用する，しないを決定し，アウトカムを比較する，という研究もあります．

　PCTのカットオフ値，一応の目安としては，

- ＞0.5　細菌感染あり
- ＞2　重症

- \>10　かなり重篤

　ただ，数値が絶対ではありませんので，過剰に引っ張られないようにしたいものです．順番としては，細菌感染を疑う→PCTで重症度，予後の目安を知る，という感じが望ましい使いかたなのではないでしょうか．
（胸部画像診断の勘ドコロ．メジカルビュー社より）

❹BNP

　BNP（脳性ナトリウム利尿ペプチド，brain natriuretic peptide）は，おもに心室で合成されて，循環血液量の増加や前負荷の上昇などに伴って血中に放出されるペプチドホルモンです．血管拡張作用やナトリウム利尿作用があるので，心不全状態の心臓を救うために放出されます．その濃度は左室の拡張末期圧と相関があり，感度，特異度ともに良好であるため，心不全の有用なマーカーとして用います．

　壁運動の良好な心不全は心エコーで診断困難であり，これまで循環器の先生に「心不全ではない」とされることが多かったのですが，BNP値の評価によって多くの心不全が診断可能となりました．

　病歴や身体所見から，心不全を疑う所見がある場合，BNP＞100であれば心エコーを行います．エコーでEF＜40～50％なら，収縮力が低下した心不全と診断できます．EF≧40～50％なら，収縮力が保たれた心不全を疑い，先天性心疾患，弁膜症，心膜疾患，肺高血圧などの基礎疾患を検索します．それ以外に，左室拡大（高心拍出状態を示唆）なんかもエコーでわかります．

　それらがなくても，BNP濃度は左室の拡張末期圧と相関がありますから，BNP＞200またはNT-proBNP＞900，であれば心不全の存在を疑う指標になるでしょう．

　ちなみにNT-proBNP（N末端プロBNP）とは，BNPの前駆体であるproBNPがBNPとNT-proBNPに分解されてできるものです．NT-proBNP自体には生理活性がありませんが，BNPとよく相関し，BNPよりも安定であるために測定が簡便であり，頻用されています．

　また，各種研究で心不全の予後規定因子としても有用であるとされていますが，明確なカットオフ値が定められているわけではありません．

（やさしイイ呼吸器教室．日本医事新報社より）

JUMP！ 心不全の診断→280 ページへ GO！

▶❺ACE

　ACE（アンジオテンシン変換酵素，angiotensin converting enzyme）はそもそも，レニン-アンジオテンシン系・血圧の調節，というところで出てくる物質です．ACE は肺の血管内皮細胞に存在し，アンジオテンシンⅠをⅡに変換して血圧を上昇させる．ACE は同時に血管拡張や血管透過性の亢進を司るブラジキニンを不活性化させていて，やはり血圧を上げる働きをもっています．

　この ACE をブロックするのが ACE 阻害薬で降圧薬として使われていることは皆さんご存じだと思います．同時に，ブラジキニンが不活性化されなくなり，肺や上気道局所で増加することで，咳が多くなる副作用があることもよく知られています．

　サルコイドーシスにおいては，類上皮細胞肉芽腫が ACE を産生する，とされていて，サルコイドーシスの活動性が高いと ACE が上昇することが知られています．とはいえ ACE はサルコイドーシスのみで上昇するものではありません．糖尿病や腎不全，甲状腺機能亢進症や慢性肝炎などでも上昇するとされています．

　ここで難しいのは，明確なカットオフ値がない，ということ．正常範囲を超えて高い場合，上昇しているということでよろしいかと思いますが，それがすなわちサルコイドーシスを意味するものではありません．サルコイドーシス以外では ACE が正常上限の 2 倍以上になることがほとんどない，といわれますが，2 倍以上になること自体，滅多にお目にかかりません．

　ですから，ACE は盲目的に測定されるべきものではなく，症状，所見から「サルコイドーシスを疑う」ときに初めて測定されるべきものであるといえるでしょう．

JUMP！ サルコイドーシスの診断→272 ページへ GO！

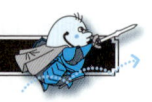

▶❻QFT，T-SPOT＝IGRAs

　QFT（クォンティフェロン），T-SPOT（ティースポット），いずれも商品

名（の一部）になりますが，先行品のQFTが「絆創膏＝バンドエイド」のように有名になってしまいました．

ちなみに一般名はIGRAs（interferon gamma release assays：インターフェロンガンマ放出試験）といいます．結核菌が体内にいる，すなわち感染していて細胞性免疫が成立していると，結核菌の抗原である蛋白（ESAT-6，CFP-10，TB7.7）を患者さんの血液に加えたときに，血液中のTh1リンパ球が抗原を認識してIFN-γをじゃんじゃん産生します．その産生されたIFN-γの量を測定する検査がIGRAsです．

感染が成立していない，すなわち，Th1リンパ球が結核菌抗原をみたことがないと，知らん顔をしていますのでIFN-γは産生されません．こういう状態が陰性です．

これまで結核感染の指標に用いられていたツベルクリン反応は，過去に接種されたBCGで陽性になってしまいますので特異度が低く，新たな結核菌感染を確認するのがしばしば困難でした．一方IGRAsで用いる抗原はおもにヒト型結核菌に存在するものであり，過去に接種されたBCGに影響されないため，ツベルクリン反応よりも正確な感染の判定が可能となったのです．

具体的な判定基準としては，以下のとおりです．

- 陽性：≧0.35 IU/mL
- 陰性：＜0.1 IU/mL
- 判定保留：0.1〜0.35 IU/mL

評価として，明らかな陽性（≧0.35 IU/mL）は結核感染が疑われる，明らかな陰性（＜0.1 IU/mL）は結核感染がないと考えられる，ここは問題ないでしょう．

問題はその間の判定保留というやつです．こりゃ何でしょう？　要するに，QFTだけでは決められない，ということです．病歴や状況から感染リスクを考慮し，総合的に判定することになります．たとえば，ある集団でQFT検査を行い，陽性率が高い場合には，判定保留であっても感染ありとして扱う，とされているのです．

また，陽性コントロールの測定値が低い（＜0.5 IU/mL）ときは，細胞性免疫そのものが低下していることが考えられるため，QFT値が低値であっても判定を行わないことになっています．

T-SPOTはESAT-6を添加した検体（A），CFP-10を添加したもの（B）の発色数と陰性コントロールの発色数との差を求めて評価するもので，具体的な判定基準は以下のとおりです．

- 陽性（結核感染が疑われる）：A，B両方，またはどちらか片方のSPOT数が6個以上
- 陰性（結核感染がないと考えられる）：A，Bいずれも5個以下
- 判定保留：A，B両方とも5〜7個である場合

- 注意点

戦後の結核蔓延期に青春時代を過ごされた高齢者の方々は，結核菌が体内にいる（感染が成立している）ことが多く，しばしばIGRAsが陽性であります．そういう集団なのです．ですから，高齢者のIGRAsはあまりアテになりません．

それとあくまでIGRAsは，結核菌感染の有無を判定するツールであり，肺結核にかかっているか，発病しているかどうかを判定するものではありません．IGRAs陽性＝結核発症，ではありません．

臨床の現場で，「肺結核（発症）の診断」に使われているのをしばしばみかけますが，肺結核の診断はあくまで痰の中に結核菌を証明すること，あるいは100歩譲って画像診断が本道であります．IGRAsを使うべき場面は何といっても「接触者健診」．このときに限るのです．

❼ IgE・RAST

アレルギー性疾患，特にⅠ型アレルギーが強く関与していると考えられる疾患の，アレルギー反応の強さをみるひとつの指標がIgEです．IgE値は特にアトピー素因と関係が深いです．

一般的にIgEが高値であると，それだけ体内のアレルギー反応が大きい，ということになりますが，IgEは喘息だけでなく，アトピー性皮膚炎やアレルギー性鼻炎・花粉症でも上昇しますので，特にこのような疾患を合併している場合には，特異性がありません．

また，たとえばスギ花粉の飛散時期や夏場のダニのように，アレルゲンに多く曝露するとIgEは上昇しますから，採血した季節も考慮する必要があります．

したがって，たとえば喘息の診断にIgE値を用いることはナンセンスであります．IgEが高値であることは，喘息の存在を意味するものではありませ

ん．喘息の診断は，あくまで繰り返し・可逆性・過敏性の存在を確認することで行います（☞ 220 ページ）．

喘息と診断したうえで，IgE が高値であると，アトピー素因がしっかりある，ということがわかり，アトピー型，IgE 依存型などとよばれます．

特定のアレルゲンに対して産生される IgE を測定する方法は RAST 法とよばれ，個々の患者さんにおいて，アレルギー症状の原因となっている物質（アレルゲン）の見当をつけるのに使われています．「見当」という曖昧な言葉を使ったのは，IgE-RAST が陽性であっても，必ずしも生体内でアレルギーを起こすとは限らないからです．

血清総 IgE 値が高ければ RAST も全体的に上昇しますし，スギ花粉が多く飛散する時期にはスギ RAST 値が上昇する，など，多く曝露した物質の RAST は，たとえ花粉症の症状が出ていなくても高くなる傾向にあります．ですから，あくまで「見当」をつけるにとどまります．もちろん，ひとつだけ突出して高い，という場合には，かなりクサい，ということになるでしょう．

見当をつけるだけでも，避けられるもの，曝露しないで済むもの（食物であったり特定の花粉であったり）であれば，対策などをたてることができますから，それはそれで意味があることだと思います．

調べられる物質は 200 種類以上あるので，どういう項目をオーダーするかは悩まれることも多いと思いますが，基本的にはクサいものを調べます．たとえば喘息のときにはハウスダスト，ダニ，カビなどに，ペットがいる場合は動物の毛，花粉などを組み合わせます．症状ごとに陽性度の高い項目をセットにしたものもありますので，それを使う手もあります．

治療への応用としては，抗 IgE 抗体であるオマリズマブを投与するにあたって，IgE 値に基づいて投与量を決定しています．オマリズマブは IgE と結合することでアレルギー反応を抑え，効果を発揮します．具体的には重症アトピー型喘息患者さんで，血清 IgE 値が 30～1,500 IU/mL の方に使用可能です．

IgE が 1,500 IU/mL を超えるほど高くても，オマリズマブが結合して多少 IgE が減りますから，実際多少は効果が期待できるのですが，臨床的に（有意に）満足できる効果が出ない，ということで，1,500 IU/mL 以上の症例には適応外，ということになっています．

❸ D ダイマー

　体内に血栓ができると，過剰な血栓をプラスミンが溶かす現象である線維素溶解（＝線溶）が亢進してきます．血栓の材料であるフィブリンが線溶で分解されるとフィブリン分解産物（fibrin/fibrinogen degradation products: FDP）ができますが，D ダイマーはそのひとつです．

　血栓ができる疾患一般で D ダイマーは上昇します．＞0.5 μg/mL で異常高値とします．特に肺血栓塞栓症での感度が 95％以上と抜群によいので，除外診断には必須といえるでしょう．

　ただ，血栓を作る他の疾患，たとえば DIC でももちろん上昇しますし，肺血栓塞栓症のない深部静脈血栓症でも上昇します．悪性腫瘍や膠原病，重症感染症などの凝固亢進状態でも上昇しますし，大動脈解離や大動脈瘤，大きな血腫があっても上昇するようです．このように特異度は決して高くはありませんので，ある程度鑑別を絞り込んでから測定するのがよろしかろうと思います．若い先生方はやたらと測定されますけれども……．

> **JUMP！** 肺血栓塞栓症の診断→273 ページへ GO ！

3-4-2　呼吸器系免疫不全状態におけるマーカー

　第 2 章であげたような背景因子をもつ症例では，細胞性免疫が低下している可能性があり，その際に結核とニューモシスチス肺炎，アスペルギルスやクリプトコッカス，それにサイトメガロウイルス感染のおそれがあります．

　いずれの感染症も確定診断は気軽にできるものではありません．たとえば肺生検，肺洗浄液の検査など．しかも必ずしも陽性率が高くないときたもんです．ですから，そういう症例で感染徴候がみられたら，まず血液検査で低侵襲的に（気軽に？）判定できるものをよく測定されていると思います．その代表が β-D-グルカン（べーたでぃーぐるかん）と C7-HRP（しーせぶんはーぷ）です．

❶ β-D-グルカン

　β-D-グルカンは真菌の細胞壁に含まれる成分で，酵母の出芽や糸状菌の

菌糸先端が発育する際に細胞外へ出てくるため，カンジダやアスペルギルスによる侵襲性病変，すなわち深在性真菌症で上昇するとされています．クリプトコッカス感染症と接合菌症では上昇しませんし，表在性真菌症でも上昇しません．

また，Pneumocystis jirovecii も細胞表層にβ-D-グルカンが存在するため，ニューモシスチス感染症でも高値をとります．

とはいえ，透析，血液製剤，体内ガーゼやアガリクス摂取など，偽陽性もけっこうありますし，治療効果の検討には適していない（治療後すぐには下がらない）点には注意が必要です．

現実的には，ニューモシスチス肺炎や深在性のアスペルギルス症が疑われるような，

- HIV 感染症
- ステロイド長期投与
- 免疫抑制薬投与
- 骨髄・臓器移植後
- 血液疾患
- 好中球減少
- 既存の肺病変（囊胞性病変）

といった免疫低下の背景がある症例で，感染症状がある場合，

①画像状特徴的な陰影（holo sign, air crescent，結節，空洞）をみる場合には，肺アスペルギルス症を疑い，アスペルギルス抗原検査とともにβ-D-グルカンを測定します．

②急な発熱，空咳や著明な低酸素血症（A-aDO$_2$開大）があり，胸部画像上両側すりガラス影（地図状の分布），LDH 高値などの特徴的所見がみられる場合，ニューモシスチス肺炎を疑い，β-D-グルカンとともに気管支肺胞洗浄などを（可能であれば）施行します．
（胸部画像診断の勘ドコロ．メジカルビュー社より）

▶ ❷C7-HRP

サイトメガロウイルス（CMV）感染症の診断には，末梢血の多核白血球内に発現している CMV の抗原を検出する検査がよく使われます．

CMVが細胞に感染すると産生される抗原のうち，pp65という抗原に対するモノクローナル抗体を用いて免疫化学染色を行いまして，その染まった細胞（陽性細胞）の数を数えるという，量を測定する＝定量というほどでもない，数を数える＝半定量といわれる検査になります．

　このモノクローナル抗体がHRP-C7とC10/11の2種類あり，HRP-C7でやるほうの検査系をC7-HRPとよびます．

　末梢血の白血球5万個あたり陽性細胞がいくつみられたか，数で評価します．CMV感染症の診断において，感度，特異度ともに高いうえ，病勢や治療経過とよい相関を示すことから，ガイドラインでも重要な位置づけをされています．

　5万個あたり陽性細胞が10個以上の場合にはCMV感染症，あるいはこれから感染症が発症すると考えてガンシクロビル（GCV）の適応になる，としているガイドラインが多いです．

　造血細胞移植患者さんとかはもう少し厳しく，3個でGCVの先制治療を開始，という施設もあるようです（造血細胞移植ガイドラインより）．呼吸器内科では移植患者さんを診ることはあまりなく，ステロイドや免疫抑制薬使用，担癌状態といった，中ぐらい（？）の免疫抑制状態にある症例がほとんどですので，10個を目安にしています．

　問題点としては，多核白血球の数を数える検査なので，白血球<1,000の症例では実施不能となったり，参考値扱いとなったりすることです．特にCMV感染症を起こしそうな症例に限って移植後や免疫低下状態なわけですから，好中球などの減少が起きがちだったりしますので，注意が必要です．
（胸部画像診断の勘ドコロ．メジカルビュー社より）

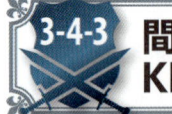

3-4-3　間質性肺炎のマーカー　KL-6，SP-A，SP-D

　KL-6, SP-A, SP-D（肺サーファクタントプロテインAおよびD: pulmonary surfactant protein-A, D），これらはいずれも間質性肺炎のマーカーとして使われていますが，そもそも違うジャンルの物質です．ですが保険適応もあり，採血で気軽に検査できますので，他科の先生にも同列に考えられ，オーダーされる機会は多いと思います．

❶ KL-6

　KL-6 はもともと腫瘍マーカー探索の際に発見され，間質性肺炎で上昇し，細菌性肺炎では上昇せず，治療による病勢の改善とある程度相関する，ということがわかってから頻用されるに至ったものです．肺癌の細胞株を免疫源として作成されたもので，Krebs von den Lungen-6 の略なんですが，これ肺癌ってことですから，フルスペルで書いてもあまりありがたみが……．

　で，そもそも何をしている物質なのか，間質性肺炎で上昇する意味合いは何か，本当のところがイマイチわかっていない．肝心なところがどうも漠然としているのです．
　わかっているのは，呼吸細気管支上皮細胞やⅡ型肺胞上皮細胞に発現しており，間質性肺炎でみられる再生肺胞上皮細胞に強い発現がみられる，ということです．上皮細胞の過形成や破壊に伴って出てくるのかな，という感じですが，炎症による血管透過性の亢進も血中に KL-6 が出現する理由としてあげられています．

　KL-6 の測定系を開発された河野修興先生らのデータを参照しますと，特発性間質性肺炎群，過敏性肺炎，放射線肺炎，膠原病関連間質性肺炎，サルコイドーシス，ニューモシスチス肺炎，サイトメガロウイルス肺炎，肺胞蛋白症といった「間質性肺疾患系」において KL-6 は 70〜100％の陽性率である一方，細菌性肺炎（実質性肺炎）ではほとんど上昇がみられませんでした．
　KL-6 値は線維化の程度，広がりとある程度の相関があるようです．ということで KL-6 の上昇がみられれば間質性肺炎，特に線維化を伴う間質性肺炎である可能性が高いということになります．でもイコールではありません．肺胞蛋白症とか，線維化があまりなくてもメチャ高値だったりしますし．
　ステロイド治療に対する反応性もみられますが，症例によっては治療によって病勢が落ち着いても高値をとり続けることがあります．1 対 1 対応で考えないほうがいいです．いくつかの研究で，特発性肺線維症症例では，診断時の KL-6 値が高いほど予後が不良であった，とか，ARDS で，予後予測因子として有用，とか報告されています．
　あと，もともと腫瘍マーカー的なものとして開発されていただけのことはあり，肺癌や膵癌，乳癌といった悪性腫瘍でも高値となることがあります．原理的には偽陽性というわけではありませんが，KL-6＝間質性肺炎，とはいいきれないところにご注意ください．

▶ ❷SP-A, SP-D

　SP-A，SP-DもKL-6同様に，間質性肺炎で頻用されている血清マーカーですが，KL-6よりも理屈としてわかりやすい，肺サーファクタント蛋白です．おもにⅡ型肺胞上皮細胞やクララ細胞で産生され，上皮の破綻，障害や血管透過性の亢進で血中に移行すると説明されています．

　特発性間質性肺炎に対しての陽性率はKL-6とSP-A，SP-Dは同様ですが，SP-A，SP-Dは細菌性肺炎，喫煙者，心不全患者でも上昇することがあり，特異性はKL-6が優れているとされています．

　一方で増悪時，治療奏効時には，KL-6よりもSP-Dのほうが，動きが速いようです．また，SP-A，SP-DはCT所見ですりガラス影の広がりと相関するものの，蜂巣肺の広がりとはほとんど相関しないともされています．それに対して，KL-6はすりガラス陰影，線維化，いずれの広がりとも相関がみられるというデータがあります．

　ということでKL-6≒線維化という理解との対比でいいますと，SP-A，SP-D≒すりガラス影，という理解で，大きなはずれはないように思います．

JUMP！ 間質性肺炎の診断→231ページへGO！

3-4-4　自己抗体・ANCA

　特に間質性肺疾患や肺胞出血など，「ワケわからん系」の病態が肺にみられるときに測定されがちなのが，自己抗体やANCAではないでしょうか．それでも，わけもわからず絨毯爆撃するよりは，ある程度意味を知ったうえでオーダーしたいものです．

▶ ❶自己抗体

　膠原病の場合，それっぽい（比較的特異性の高い）症状，というものが出ていれば，それから推測される鑑別診断を「確認する」ために抗体を測定する，というのが本来の使いかたになります．

　肺病変をきたしやすい膠原病について，代表的な（肺以外の）症状と抗体をあげてみます．

- 左右対称に生じている多発関節炎：RF，抗CCP抗体⇒慢性関節リウマチ
- 乾燥症状，環状紅斑：抗SS-B抗体⇒Sjogren症候群
- 筋症状：抗ARS抗体（抗Jo-1抗体）⇒多発性筋炎
- 典型的な皮膚硬化：抗トポイソメラーゼⅠ抗体・抗セントロメア抗体⇒強皮症
- 中途半端に重複する膠原病症状，肺高血圧：抗U1RNP抗体⇒混合性結合組織病

その他の疾患特異性の高いおもな自己抗体とそれに関連する疾患も，参考までにあげておきます．

- 抗dsDNA抗体・抗Sm抗体：全身性エリテマトーデス
- 抗リン脂質抗体：抗リン脂質抗体症候群（診断に必須）

肺病変先行型の膠原病ではしばしば他臓器，特異的な症状がみられず，診断に難渋することもあります．そのような場合，スクリーニングで抗核抗体を測定し，高力価陽性，とか，どうも膠原病の存在が疑わしい，となったら特異的な自己抗体を測定，これが筋かなと思いますが，実際には間質性肺炎，となったときに最初からいろいろ抗体を測定される事例もよく見かけます．

▶ ❷ANCA（抗好中球細胞質抗体，antineutrophil cytoplasmic antibody）

- MPO（ミエロペルオキシダーゼ myeloperoxidase）-ANCA
- PR3（プロテイナーゼ3 proteinase 3）-ANCA

MPO-ANCAは血管炎〔顕微鏡的多発血管炎（microscopic polyangiitis：MPA），好酸球性多発血管炎性肉芽腫症（eosinophilic granulomatosis with polyangiitis：EGPA，旧アレルギー性肉芽腫性血管炎）〕，PR3-ANCAは多発血管炎性肉芽腫症（granulomatosis with polyangiitis：GPA，旧ウェゲナー肉芽腫症）で陽性になります．MPO-ANCAは血管炎全般で陽性となることが多く，疾患特異的，とはいえません．一方PR3-ANCAはGPAにおいて特異度が高いため，診断の参考になります．

典型的な経過や症状とANCA，疾患を組み合わせてみると以下のようになりますが，例外も多々あります．

- 喘息を基礎にもつ頑固な炎症症状，神経症状：MPO-ANCA⇒好酸球性多発血管炎性肉芽腫症
- 頑固な上気道の炎症に引き続いての発熱，喀血や肺の結節：PR3-ANCA⇒多発血管炎性肉芽腫症

いずれも治療で活動性が低下すると低値となり，再燃で高値となるなど，ある程度疾患活動性を反映するため，診断がついた後に治療・管理をするうえでは有用です。

3-4-5 免疫マーカー

❶IgG4

昨今話題のIgG4（免疫グロブリンG4, immunoglobulin G4）関連疾患の診断に有用です。診断基準としては，血清IgG4＞135 mg/dLが示されています。もちろんこれは，臨床的にIgG4関連疾患を疑うような，たとえば胸部だったら縦隔リンパ節腫大やリンパ路の拡大といった画像所見があって，涙腺や唾液腺が腫大して，膵炎があって，そのうえで診断に踏み込もうか，つまり生検などを行うかどうするか，ふんぎりをつけるための状況証拠として用いる，そういう意味でのカットオフ値と理解しましょう。

実際問題ホンモノの（？）IgG4関連疾患では，もっともっと高い数値をとることが多いですから，何かびまん性肺疾患でスクリーニング的に採取したIgG4の，135 mg/dLを少し超えた程度の値をみて，「IgG4関連肺疾患だ！」とかいわないほうがよいと思います。この数値だけだと診断への特異度がそれほどでもない，という感じでしょうか。

❷IL-6

IL-6（インターロイキン6, interleukin-6）はB細胞分化因子として発見されたサイトカインであり，高γグロブリン血症，多中心性キャッスルマン病などの形質細胞が増多する疾患，慢性関節リウマチなどで高値をとることが知られています。

ただ，IL-6は上記疾患だけではなくさまざまな炎症性疾患で上昇するため，疾患特異性は高くありません。どちらかというと診断をつけてから活動性の評価に使う，という感じで，診断の補助にはならないと考えるほうがよいで

しょう.

❸sIL-2R

　sIL-2R（可溶性インターロイキン2レセプター，soluble interleukin-2 receptor）は活性化したリンパ球の表面に発現した蛋白が切断されて遊離し，血中に（可溶性という形で）存在するものを測定しています.

　リンパ腫，リンパ増殖性疾患，白血病，レトロウイルス感染症，リウマチ・膠原病など，T細胞が活性化される病態で上昇し，疾患活動性を示すマーカーとなります．Tリンパ球が活性化される疾患はいろいろあり，これといった疾患特異性は低いため，診断の補助にはなりません．診断がついてから活動性をみるのに使いましょう．
（胸部画像診断の勘ドコロ．メジカルビュー社より）

3-4-6 腫瘍マーカー

　一般的に使用されている腫瘍マーカーの感度，特異度は，いずれも「悪性腫瘍，癌という，人生を左右するきわめて重大な疾患の診断」をくだすには，あまりにも頼りないといわざるを得ません．

　ですから，一般健診で腫瘍マーカーによるスクリーニングはすべきではないと考えています．勧められる腫瘍マーカーの使いかたは，「疑われる症例で測定する」もしくは「確定した症例でのフォローアップのために用いる」ということです．

　それはたとえばウイルス性肝炎・肝硬変がある症例（すなわち肝細胞癌のリスクが高い症例）で，定期的にPIVKA-Ⅱを測定することで肝細胞癌の発症を知る，そういう使いかたになります．

JUMP！ 肺癌の診断→267ページへGO！

　ここでは肺癌領域でよく使用する腫瘍マーカーをあげておきましょう．

❶CEA（癌胎児性抗原，carcinoembryonic antigen）

　肺癌以外に，各種消化器癌，腎癌でも陽性率が高いのですが，糖尿病，肝

硬変，肺結核，それに加齢や喫煙でも高値を呈します．すなわち，特異度は低いのが問題です．

▶ ❷CA19-9

膵癌，胆道癌，胃癌，大腸癌，肝癌で陽性率が高いことが知られていますが，肺癌，特に腺癌でも高値をとることがあります．

▶ ❸SLX（シアリルLex-I抗原，siaryl Lewis X-i抗原）

卵巣癌，膵癌と肺の腺癌で陽性率が高いとされています．

▶ ❹シフラ・CYFRA21-1（サイトケラチン19フラグメント，cytokeratin 19 fragment）

非小細胞肺癌のなかでも，扁平上皮癌の陽性率が高いです．

▶ ❺SCC（扁平上皮癌関連抗原，squamous cell carcinoma related antigen）

肺扁平上皮癌における陽性率が高く，特異度も高いのですが，検体への汗や唾液の混入，皮膚疾患で高値となることがあります．

▶ ❻ProGRP（ガストリン放出ペプチド前駆体，pro-gastrin releasing peptide）

小細胞肺癌に対する特異度がきわめて高いのが特徴です．

▶ ❼NSE（神経特異的エノラーゼ，neuron specific enolase）

読んで字のごとく，神経組織における特異性が高いため，神経内分泌細胞由来の小細胞肺癌において特異度が高いものです．

肺癌疑いの健診発見異常陰影症例で，腫瘍マーカーはどれを検査するか．保険上は1回に3種類までですので，疑いの段階では同じ組織系の系統になるマーカーは組み合わせず，たとえばCEA・シフラ・ProGRPのように，汎用性の高いCEAと，シフラやProGRPといった組織特異性の高いものを組み合わせることが多いと思います．

(胸部画像診断の勘ドコロ．メジカルビュー社より)

3-4-7 抗体検査・ペア血清

　病原体が侵入したときに免疫が働きますが，液性免疫の主役である B 細胞は，抗体という遠隔攻撃システムを産生して，細胞の外にいる病原微生物を直接攻撃します．病原微生物によって産生される抗体は少しずつ異なりますから，血中の抗体価をみれば，その微生物が体内にいる（いた）ことがわかります．

　抗体にはおもに IgM，IgG などがあり，IgM は感染後速やかに上昇し，1〜2 週間でピークに達してその後は低下します．IgG は 1 週間ほど経過してから上昇し，その後けっこう長期間高値をとり続けるといわれています（図3-54）．

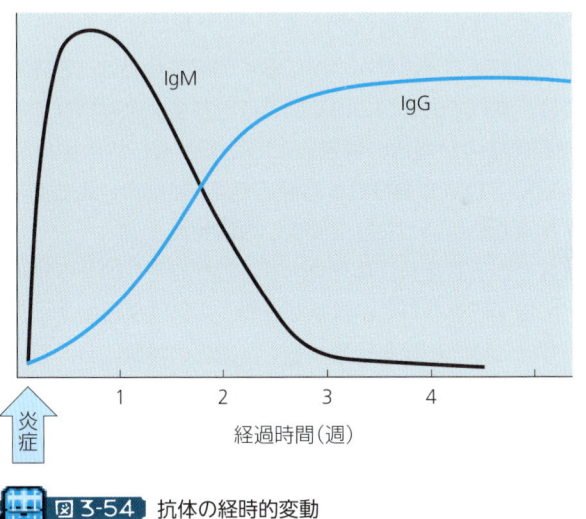

図 3-54　抗体の経時的変動

　したがって，病初期にある病原体に対する IgG 抗体価を測定し，2 週間後に再度測定（この 1 対の検査を**ペア血清**といいます）して有意に（4 倍以上）上昇をしていたら，その病原体に感染しているだろう，と考えられるわけです（図 3-55）．

図 3-55 ペア血清で抗体を測定

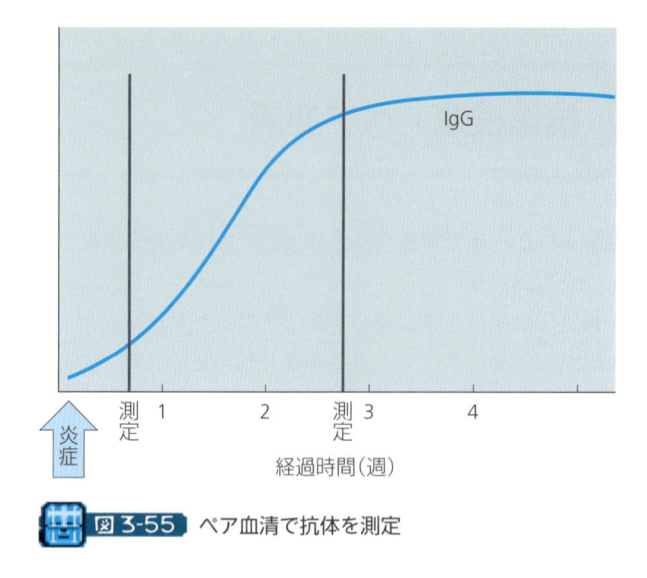

　それはいいのですが，結局ペア血清をとるためには 2 週間待たなくてはならず，迅速な診断はできません．特に多くの感染症では，2 週間経って診断できる頃には，すべてカタがついていることが多いと思われますので，なかなか価値を見出すのが難しい検査，といえるかもしれません．ウイルスによっては病初期に IgM が高ければ診断できる，ということもありますが，すべてのウイルスでそういうわけにはまいりません．

　特に喀痰などから直接病原体を見出すことができない，ウイルスや非定型病原体などにおいて行われていますが，ウイルス性疾患のキッチリとした診断が必要になるのは，小児科領域が多く，成人の診療においては一部をのぞき，（私を含めて）あまり抗体検査に熱心でない医師が多いような気もしています．それは結局，「どれを測定したらよいのかよくわからない」，「どう解釈していいのかイマイチわからない」からではないでしょうか．

　抗体の測定方法にも CF（complement fixation，補体結合反応），HI（hemagglutination inhibition，赤血球凝集抑制反応）などいろいろあって，コレがややこしいことに少しずつ特徴が異なり，またウイルスによっても判定に差があります．

　たとえば CF は基本的な測定法であり，一般的には IgG を検出していると考えられています．一般論として CF 活性自体は短期間しか続きませんので，CF が高ければ割と最近の感染が疑われます．

　一方，HI は IgG，IgM，IgA すべてにみられ，病初期から速やかに上昇し

ます．感度は CF よりも良好ですが，急性期にすでにピークになってしまい，ペア血清での上昇がみられないこともあるのです．

IgG や IgM といったクラス別の測定が可能なのは EIA（enzyme-immunoassay, 酵素免疫定量法）ですが，測定可能なものは限られています．

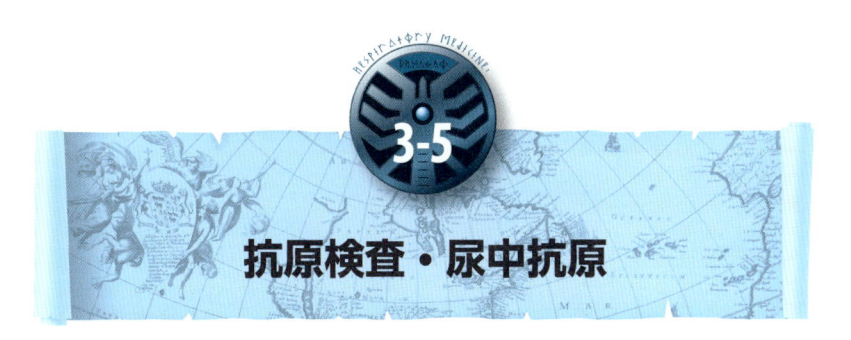

3-5 抗原検査・尿中抗原

肺炎における尿中抗原検査は，今では広く普及しておりますから，皆さんご存じでしょうが，いくつか確認しておきましょう．

尿中抗原検査で保険適応があるのは，肺炎球菌とレジオネラのみです．肺炎球菌は肺炎の原因菌としての頻度が高く，レジオネラは診断が困難なことが多く，いずれも重症化が問題となる点で，価値の高い検査といえるでしょう．

肺炎球菌尿中抗原は，研究にもよりますが感度は 50〜80％，特異度は 90％以上とされ，喀痰グラム染色が施行できないケースでの診断に威力を発揮するといわれています．

ただし肺炎球菌ワクチン接種後や，肺炎球菌感染の既往歴があると偽陽性となることが知られていますので注意が必要です．こういう症例ではグラム染色が必要になりますね．それと尿中に抗原が出てくるのが症状出現後すぐではないので，発症後すぐに検査をした場合には結果の解釈に注意が必要です．

レジオネラには血清型がいくつかあり，血清型 1 が半数を占めており，重症化するのはおもに血清型 1 です．で，レジオネラ尿中抗原はその血清型 1 を対象としています．血清型 1 の感度，特異度ともに 90％以上と優れていますが，血清型 1 以外では感度が低く役に立ちません．

重症化，ということを考えますと，尿中抗原検査には十分値打ちがありますが，尿中抗原陰性＝レジオネラを否定，ということにはならない，という

ことを知っておきましょう．

3-6 気管支鏡検査

　気管支鏡検査は，経気管支的にファイバースコープを挿入し，肺内，気管支沿いに存在する陰影部分から組織サンプルを得るための検査です．大きく分けて，結節や腫瘤影の組織，細胞，病原体を採って確定診断をするための検査と，間質性肺疾患の診断を補うための検査があります．

　前者は経気管支生検（transbronchial biopsy：TBB）と気管支洗浄，後者には経気管支肺生検（transbronchial lung biopsy：TBLB）と気管支肺胞洗浄（bronchoalveolar lavage：BAL）です．

● 経気管支生検

　結節や腫瘤影を狙って鉗子を挿入し，X線透視下で陰影に当たっているかどうかを確認のうえ，鉗子で陰影をつまんで採ってくる検査です．直接組織の生検を行いますので，きちんと組織が採れていれば，病理所見から診断が可能です．

● 気管支洗浄

　結節や腫瘤影に至ると思われる気管支内に少量（20 mL 程度）の生理食塩水を注入し，その後吸引することで陰影部に存在する細胞や病原微生物を回収する検査です．施設によっては，肺炎の原因微生物を検索するために施行されることもあります．

　経気管支肺生検と気管支洗浄は，腫瘍や腫瘤形成性感染症（肺結核，肺非結核性抗酸菌症など）で施行されることが多いものです．

● 経気管支肺生検

　何気なく読むと，「経気管支生検と一緒やんけ！」と思われるかもしれませ

んが，別物です．経気管支「肺」生検，すなわち「肺」を採る検査です．

　経気管支生検は標的となる陰影があって，そこを生検する検査なのですが，それに対して経気管支肺生検は，肺に両側びまん性の（肺全体の）陰影がある，びまん性肺疾患が疑われる場合に，どこでもいいから（？）採りやすいところの肺でサンプルを採る，そんな検査になります．

　びまん性肺疾患における診断的な価値としては，肉芽腫の存在，病原体の存在がわかる，好酸球や癌細胞など，特殊な組織への浸潤がわかる，あたりかと思いますが，間質性肺炎の病理組織型まではわかりません．

　採ることができるのは肺の末梢，一番端っこになります．びまん性肺疾患では，陰影が強かろうと弱かろうと肺のどこでも同じような変化が起こっている，という考えかたで，透視下で肺の胸膜直下ぎりぎりを狙いやすい，B^2b，B^3a，B^8a などで施行されることが多いです．

● 気管支肺胞洗浄
　気管支洗浄とは異なり，たっぷりめの（50 mL×3＝150 mL 程度の）生理食塩水を気管支から流し込み，肺胞領域までいきわたらせた後に回収し，おもに肺胞内に存在する細胞，肺胞内の病原微生物などの存在を解析します．
　回収した液（気管支肺胞洗浄液，bronchoalveolar lavage fluid：BALF）も経気管支肺生検同様，びまん性肺疾患を鑑別するうえで参考になる情報が得られますが，好酸球が多い→好酸球性肺炎，リンパ球が多い→ステロイドが効くかも，ニューモシスチスなど，特定の病原微生物が検出された，そのあたりの情報がメインになります．

3-7 胸水検査・胸膜生検

　胸膜炎の診断のために，胸腔穿刺を行って胸水を採取し，その蛋白成分などの濃さを確認します．具体的には Light の基準 3 項目，

- 蛋白：0.5＞胸水中蛋白/血清蛋白
- LDH：0.6＞胸水中 LDH/血清 LDH
- 胸水中 LDH が，施設の血清 LDH の正常上限の 2/3 以上

　上記のうち 1 個でも満たせば，滲出性胸水と判断します．滲出性胸水の原因は，多いものとして，

- 悪性腫瘍（原発性，転移性）
- 結核性胸膜炎
- 細菌感染症

などがあります．
　どれも満たさない場合，漏出性であり，原因としては

- 心不全
- 低アルブミン血症（肝硬変，ネフローゼなどによる）

などが考えられます．

　漏出性胸水はその原因からしても一般的に両側にみられることが多く，一方で滲出性胸水は原因となる病変が片側に存在することが多いので片側性となることが多いものです．
　そこで現場では，両側（量に差があることはしばしばあります）溜まっている胸水をみたら，まずは漏出性胸水の鑑別に原疾患の評価を行い，利尿薬を投与して反応をみたりすることが多く行われています．
　私自身は「胸水があったら，何も考えずにともかく抜いて調べろ」という

教育を受けてきたもので……まず抜きますが，クリニックの外来で処置が難しいとか，いろいろな事情ですぐ抜けないことはありますから．

　でも片側性の場合，あるいは利尿薬であまり変化がないなどの場合は，観念して胸腔穿刺をすべきです．自施設でできない場合はご紹介ください．胸水が滲出性であることを確認したら，鑑別には胸水のさらなる検討が必要です．

　まず細菌感染症の場合，現場には好中球が集結しますから，胸水中の細胞分画は好中球優位となります．そして悪性腫瘍や結核の免疫を担うのはリンパ球ですから，これらによる胸水の場合，胸水中の細胞分画はリンパ球優位となるのです．
　つまり滲出性胸水の場合，細胞分画を確認して，好中球優位であれば細菌感染症，リンパ球優位であれば悪性腫瘍や結核の存在が疑われる，ということになります．さらに培養で菌が生えれば細菌感染や結核の診断，細胞診で悪性細胞を検出すれば癌の診断がつきますが，菌体や細胞は胸水中に拡散して，なかなか検出されないことも多いのが現状です．
　そのときにリンパ球優位であれば，胸水中のADA（アデノシンデアミナーゼ），胸水中のCEAなどを診断の参考とします．ADAはカットオフ値50Ｕ/Ｌで結核性胸膜炎の可能性が上がり，CEAは明確なカットオフ値はありませんが，癌性胸膜炎では異常に高くなります．

　あと，ヒアルロン酸≒中皮腫について，カットオフ値の考えがちょっと難しく，評価には注意が必要です．一応カットオフ値は10万ng/mLとされていますが，これは10万を超えたら中皮腫ぐらいしかない，という特異性の高い数字であって，中皮腫でも10万未満であることは多々あり，その場合この値だけで他の疾患との鑑別は困難です．
　つまり，高値であれば診断に大きく寄与しますが，低値の場合除外はできない，ということです．画像上中皮腫が疑われる，とか，中皮腫の原因となるアスベスト曝露がある，という場合には生検が必要です．
　リンパ球優位の滲出性胸水が貯留する胸膜炎の原因は，多くの場合癌性，結核性でありますが，胸水の検査から鑑別が困難なこともあり，その場合生検を行います．

　病理組織で癌や中皮腫の診断が可能ですし，組織に肉芽腫や抗酸菌がみら

3-7　胸水検査・胸膜生検

れたら結核性胸膜炎の可能性が考えられます．

　上にあげたもの以外には，肺塞栓，膠原病，膵炎，薬剤などによる胸水もしばしばみられます．膵炎の場合は胸水中，血中アミラーゼの高値がみられますが，塞栓や膠原病の診断は胸水からのみでは困難で，他の所見から診断します（第4章参照）．

第4章

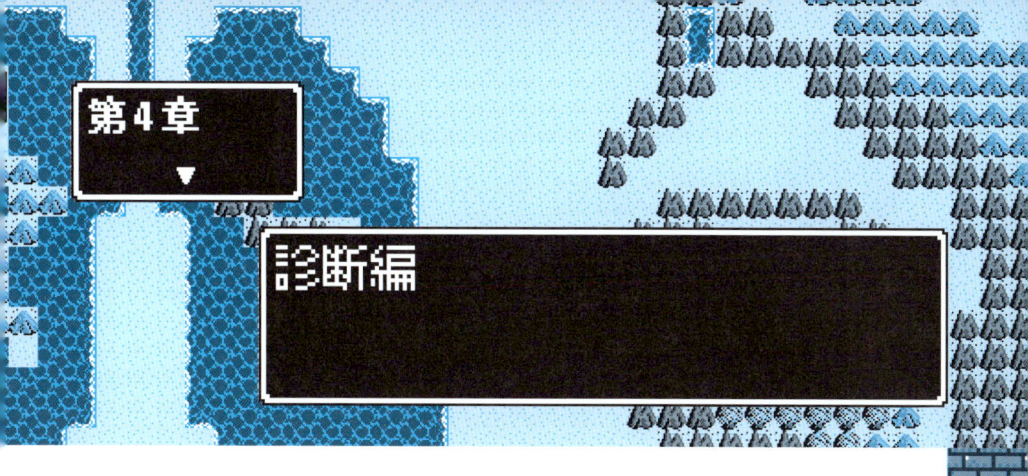

診断編

病歴⇒診察⇒検査を統合した，診断への道筋

　いよいよ診断ですが，原則として，胸部画像上何らかの陰影があって，何らかの症状を呈しているものは，必ずその原因を究明すべく，物的証拠を押さえにいく，これが診断の常套手段であるということは間違いありません．すなわち可能であれば細菌検査や生検を行う，ということですね．ポピュラーなのは喀痰や気管支鏡による生検ですが，経皮針生検や胸腔鏡による外科的肺生検も行います．

　また，直接検体が得られない場合，参考所見として，第3章にあげたような各種マーカーや抗原・抗体検査などが使われることもあります．

　この原則に則って診断されるべき疾患については，あまり診断過程をうるさく説明する必要はありませんから，代表的なもの，重要疾患の診断についてサラッと取り上げています．

　例外としては，両側すりガラス影，網状影などがある間質性肺疾患があります．こちらも生検があればいい，というものではありませんので，診断の手順をご紹介しています．

　生検で一発診断という，ある意味ロジックが簡単な診断以外の，外来で比較的よく遭遇する疾患については，病歴⇒診察⇒検査を統合した，診断への道筋をこの章で紹介したいと思います．

　血管炎など，呼吸器以外の要素が多く，診断基準がある程度カッチリ決まっているものについては，あえてここでは取り上げておりませんので，各種診断基準を参照してください．

4-1 喘息の診断

❶呼吸機能検査と気道可逆性試験，ピークフロー

　喘息を疑う病歴があって，身体診察で wheezes を聴取した（発作時），もしくは，特記すべき身体診察所見がなかった（安定期）場合，確定診断を行うためにはどうすればいいでしょうか．

　喘息の呼吸生理学的な特徴としては，まず気流制限があります．要するに閉塞性障害ですね．スパイロメトリーにより，1秒率の低下（70％未満）を証明すれば閉塞性障害です．
　ただし喘息の非発作時には閉塞性障害はみられないことも多く，そもそも咳喘息において呼吸機能は正常ですから，「閉塞性障害がない」ことをもって喘息を否定することはできませんし，逆に発作時やゲホゲホ咳をされているときにスパイロメトリーをやるのは酷なことであったりします．

　というわけで，喘息を**確定する**には，「可逆性」，「過敏性」を証明する必要があります．可逆性をみる検査は気道可逆性試験です．喘息が疑われていて，1秒量の低下がみられる場合，気管支拡張薬（短時間作用性β_2刺激薬：SABA）を吸入してどの程度改善がみられるかを評価します．
　具体的には，吸入前後の1秒量を比較し，改善率が12％以上，かつ改善量が 200 mL 以上であれば，有意な可逆性があると判断されます．

- 改善率（％）＝（吸入後の1秒量−吸入前の1秒量）÷吸入前の1秒量×100

　しかし繰り返しますが，そもそも1秒量が正常範囲の場合にはこの「改善」は意味がありません．その場合可逆性を証明するのに，ピークフロー（PEF）を自宅でモニタリングする方法があります．毎日朝晩記録し，20％以上の日内変動があれば「可逆性あり」と判断できるのです．

　とはいっても外来でピークフローメーターの使いかたを説明するのはかなり大変で，しかも患者さんの負担にもなり，喘息の診断がハッキリしていないケースで導入するのはなかなかハードルが高いように思います．

それでは咳喘息において，どうすれば可逆性を証明できるか．それはSABAなどを投与して「症状がよくなるかどうか」という，主観的な指標になります．しかし確かに，「明らかに」症状は改善しますので，容易に判断できることも多いのです．

昨今では治療導入を兼ねて，吸入ステロイド/吸入長時間作用性β_2刺激薬（ICS/LABA）合剤を投与することもしばしばありますが，かなりよく効きますので，スッキリ診断できることが多いです．

▶ ❷気道過敏性試験・呼気 NO 測定

喘息の診断に適用する検査のうち，スパイロメトリーや気道可逆性試験以外のものは，一般病院や診療所でやるにはちょっとハードルが高くなってきます．

たとえば気道過敏性試験．気管支収縮薬であるメサコリンなどの薬剤をごく薄い濃度から吸入していただき，だんだんと吸入する濃度を上げていきます．1秒量が20％以上低下したところで検査終了．そのときの濃度を評価し喘息の診断を行います．

いってみればわざと喘息発作を起こすわけですから，対処できるよう医師がそばにいることが望ましいわけで，人員に余裕がない施設での施行は難しいでしょう．まあ，器械自体そんじょそこらにあるものではないため，大学や専門医療機関で研究も兼ねて行われていることが多いようです．

他にたとえば気道の炎症をみるための検査としては，好酸球性の炎症を知るために，喀痰中の好酸球をカウントする，気管支粘膜の生検で好酸球浸潤を直接確認する，といったことも行っている施設があります．しかしこちらも手間暇がかかります．喀痰は手間だけで済みますが，気管支粘膜の生検は侵襲も相当なものですから，ただ診断のためだけに行う価値はないでしょう．

呼気中の NO 濃度を測定する（☞186ページ），こちらも専用の器械が必要です．逆にいうと，器械さえあればそれほど無理なくできますから，行われているところもちょくちょくみかけます．ウチでもこの器械を導入していますので，よく測定しています．

呼気中の NO は気道炎症を反映するといわれていて，未治療の喘息では NO 値が上昇しますが，吸入ステロイドにより炎症がコントロールされると低下することが知られています．

一方，COPDにおいては活性酸素によりNOが気道局所で消費されるため，呼気NO濃度は増加しません．

「喘息予防・管理ガイドライン2015」では日本人におけるカットオフ値を37 ppbとされ，この値を超していると喘息と診断することが可能とされています．

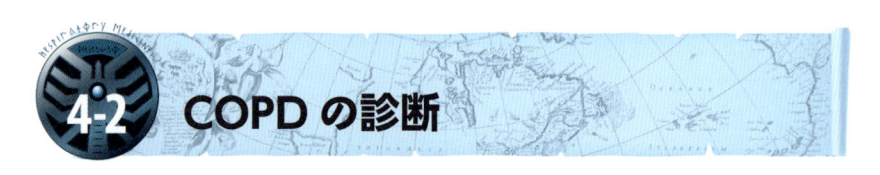

4-2 COPDの診断

高齢で慢性の咳・痰・息切れがある症例では，まずCOPDの可能性を考える必要があります．COPDの診断にはスパイロメトリーが必須で，病名診断と同時に病期分類も行います．加えて胸部X線写真，CT検査も行います．

❶スパイロメトリー

COPDには診断基準があります．病歴や身体所見から「クサイ」と思ったら，診断基準に照らし合わせたいところです．

診断基準はシンプル．

- 気管支拡張薬投与後のスパイロメトリーで1秒率（FEV_1/FVC）が70％未満であること
- 他の気流閉塞をきたしうる疾患を除外すること

というものです．ですからCOPDを疑ったら次は呼吸機能検査と胸部X線写真，胸部CTとをオーダーします．

呼吸機能検査では1秒量（FEV_1），予測値に対する1秒量（%FEV_1），1秒率に注目します．いずれも努力呼気（いっぱいに吸い込んだ息を思いっきり，できるだけ早く呼出する）時に測定します．

- 1秒量：最初の1秒間で呼出された空気の量
- 予測値に対する1秒量：1秒量が予測値（理想値というか，正常値というか）の何％にあたるか．1秒量÷予測1秒量で求められます
- 1秒率：努力呼気時に計測した肺活量のうち，最初の1秒間で何％出

たか．FEV₁/FVC で表されるごとく，1 秒量÷努力肺活量で求めます

　この1秒率が＜70％であれば，閉塞性障害ありと診断できます．
　フローボリューム曲線（図 4-1）は閉塞性障害を反映して下に凸の曲線となり，進行例では肺活量の低下を反映して全体的に小さくなります．

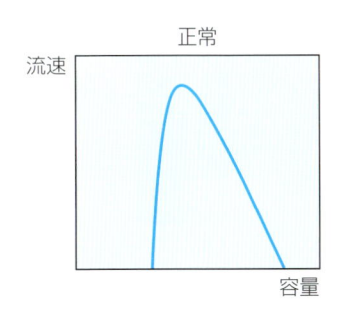

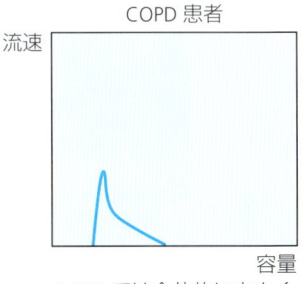

正常／COPD 患者
COPD では全体的に小さく，下に凸となる．

図 4-1　COPD におけるフローボリューム曲線

❷胸部 X 線写真・胸部 CT

　COPD 症例では胸部 X 線写真上，「過膨張」の所見がみられます．過膨張ということは，肺の中に過剰に空気が入って，肺が大きくなっている所見ですから，身体所見でもみられたような以下の所見がみられます．

- 横隔膜の低位・平坦化
- 肺野が黒くみられる（＝低吸収域）
- 前後径の増加（樽状胸郭を反映）
- 心臓が立ってきて滴状心になる

　逆に，こういう所見を X 線写真でみておいて（図 4-2），診察をすると，答え合わせができる，という寸法です．

滴状心

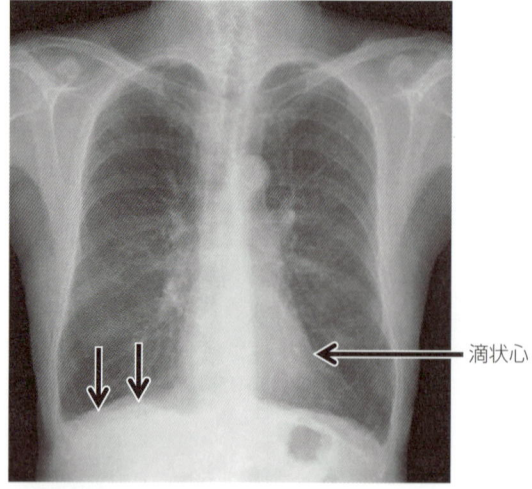

横隔膜の低位・平坦化

図 4-2 COPD 症例の胸部 X 線写真

　胸部 CT では気腫像，または低吸収域がみられます．ハッキリ正常と区別できる黒さのこともあれば，何となく全体的に黒い，ということもあります（図 4-3）．

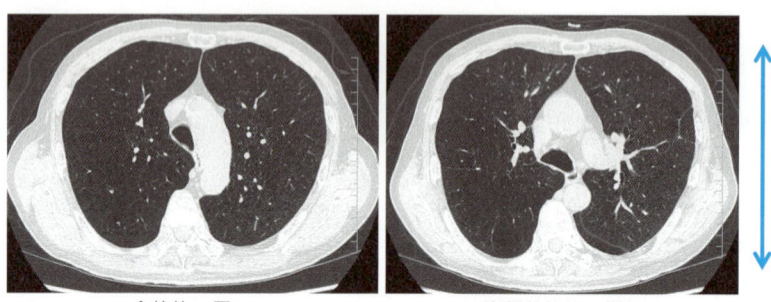

全体的に黒い　　　　　　　胸郭前後径の増加

図 4-3 COPD 症例の CT

　もうひとつ，胸部 X 線写真には，「他疾患の除外」という重要な役割があります．
　特にガイドラインに「除外すべし」として記載されている疾患は次のとおりですが……（ 117 ページ）．

- 喘息
- びまん性汎細気管支炎
- 先天性副鼻腔気管支症候群
- 閉塞性細気管支炎
- 気管支拡張症
- 肺結核
- じん肺
- 肺リンパ脈管筋腫症（lymphangioleiomyomatosis：LAM）
- うっ血性心不全
- 間質性肺疾患
- 肺癌

　びまん性汎細気管支炎，先天性副鼻腔気管支症候群，気管支拡張症，肺結核，じん肺，うっ血性心不全，間質性肺疾患，肺癌などは，胸部X線写真で所見がみられることがあります．

　ただ，微妙な所見は胸部CTでないとよくわからないこともありますし，閉塞性細気管支炎や肺リンパ脈管筋腫症といった疾患はCTでないと（CTをもってしても!?）よくわかりません．昨今では肺癌の発症リスクも鑑みて，COPD症例では初期診断の段階でぜひ胸部CTを撮影しておきたいところです．

　喘息は胸部画像では診断困難でありますので，先述の病歴や気道可逆性試験から診断します．

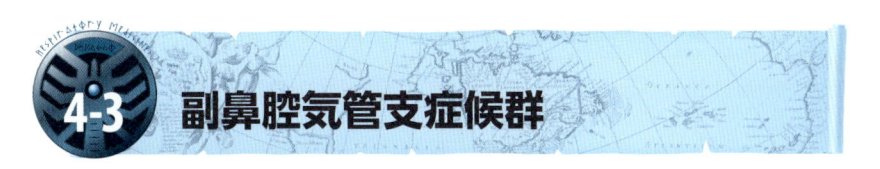

4-3　副鼻腔気管支症候群

　副鼻腔気管支症候群は，咳嗽に関するガイドライン第2版によると，日本における慢性咳嗽の3大原因疾患のひとつであるとされています．実際，少なくとも副鼻腔炎による後鼻漏を含めれば，「慢性の咳」症例の原因としては相当多い印象があります．

　おそらく線毛機能の低下によって，もともとクリアランスの悪い副鼻腔や中葉，舌区などに慢性感染が生じ，長期間の経過で気管支壁の破壊，修復〜気管支拡張が起こってくると考えられています．

困ったことに欧米には「副鼻腔気管支症候群」という概念がなく，後鼻漏や鼻副鼻腔炎，上気道咳症候群といった病名に含められているようで，欧米と日本の疾患概念をすり合わせることが難しいのが現状です．

日本の概念，定義としては，上気道～下気道の慢性・反復性好中球性気道炎症で，慢性副鼻腔炎に慢性下気道感染症や気管支拡張症，甚だしいものでは両側びまん性に病変が生じる，DPB を合併した病態となります（☞ 43 ページ）．

診断基準は割とハードルが低い，というか副鼻腔炎＋後鼻漏だけでもコレに入ってしまうような基準になります．

- 8 週間以上続く呼吸困難発作を伴わない湿性咳嗽
- 次のうちひとつ以上を認める
    1）後鼻漏，鼻汁，咳払いなどの副鼻腔炎症状
    2）敷石状所見を含む口腔鼻咽頭における粘液性あるいは粘膿性の分泌液
    3）副鼻腔炎を示唆する画像所見
- 14・15 員環マクロライド系抗菌薬や去痰薬による治療が有効

（咳嗽に関するガイドライン第 2 版．日本呼吸器学会より）

参考所見として，画像的に副鼻腔炎と気管支拡張や細気管支炎を認めますが，X 線写真では一般に副鼻腔炎の診断には感度が低いとされていて，副鼻腔の CT で液の貯留などを判定することが多いです．

また，胸部 X 線写真で索状影，CT では気管支拡張や小葉中心性粒状影などの存在がみられることも診断の参考になります．

鼻汁や喀痰中の好中球増加を証明すればそれに越したことはありませんが，特段治療方針が変わるわけでもありませんので，それほど熱心にはされていないと思います．

診断基準の最後の項目，14・15 員環マクロライド系抗菌薬（エリスロマイシン，クラリスロマイシン，ロキシスロマイシン，アジスロマイシン）による治療が有効，のくだりですが，これは MAC 症でもある程度有効なので，副鼻腔気管支症候群の診断があやふやな状態でクラリスロマイシンを投与したりすると，「効いたかな」と診断を誤って，MAC に対してクラリスロマイシン単剤投与を続けてしまう結果につながります．

MAC 症に対しては多剤併用が原則で，クラリスロマイシンはその中心と

なる key drug になります．一番効くやつ．それが，単剤投与を続けることで耐性化してしまい，「いざ」多剤併用，というときにクラリスロマイシンが効きません，という困ったことになってしまいかねないのです．

　それを防ぐためには，副鼻腔炎の存在を画像的に一度は確認しておくべきでしょう．もちろん喀痰検査で好中球優位であること，そして H. influenzae など，気道にいそうな菌が検出されることなども参考になります．

　喀痰を調べることで，MAC や他の非結核性抗酸菌が検出されれば，診断の決め手になりますから，喀痰を調べるのは本当に大切なことなのです．喀痰を調べずに漫然とマクロライドを投与するのは避けましょう．

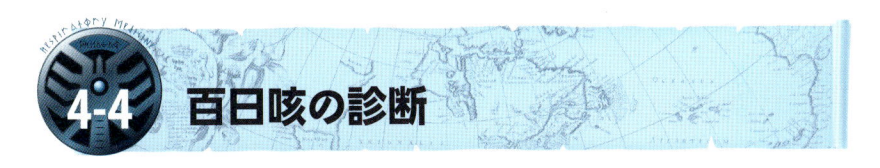

4-4 百日咳の診断

　（喘息と異なり）明らかな繰り返し episode のない，それでいて激しく夜も眠れないような，2週間以上続く咳の場合，病歴から百日咳を疑っても，身体所見上特段の異常所見があるわけではない．そんな百日咳の「確定診断」には検査が必要，となります．しかしこの「検査」にはいろいろとハードルがあります．

- 百日咳においては胸部 X 線写真，CT では異常所見がみられない
- 病原体の分離培養は，成人においては菌量が少なく分離率が低い
- 遺伝子増幅法（LAMP 法）は保険収載なし，できる施設も限られる
- 通常行われる抗体検査（☞211 ページ）では感染初期と2週間以上経過後のペア血清が必要．そこで4倍以上上昇していることで判断する．結局相当後でないと診断できない，ということで，単独でも特異度の高いEIA 法による PT-IgG が 100 EU/mL 以上であれば診断可能，とされているが，これもすぐには結果が得られない
- 従来から行われている抗体検査（凝集法）には東浜株と山口株があり，日本のワクチンは東浜株で，近年流行しているのは山口株．しかし，ワクチンの効力は成人で低下するとかしないとか，ちゃんとついていたら高値であるとかいろいろあって，DTP，DT ワクチンの接種歴や免疫状態などを総合的に勘案する必要がある

　……．「一体，どうすりゃいいのかわからんぞ」ってことで，ガイドライン

には百日咳診断のフローチャートが載っています（図 4-4）．

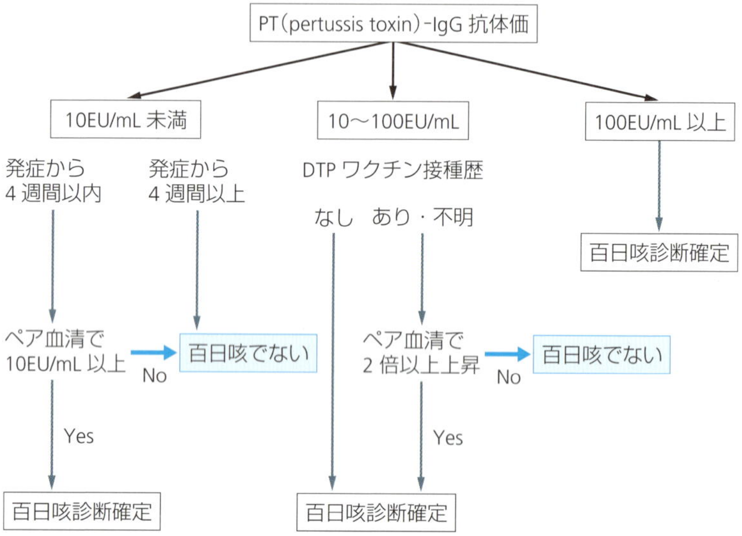

```
                    PT（pertussis toxin）-IgG 抗体価
         ┌──────────────────┼──────────────────┐
    10EU/mL 未満         10〜100EU/mL         100EU/mL 以上
    ┌─────┴─────┐      DTP ワクチン接種歴             │
  発症から    発症から      なし   あり・不明              │
  4 週間以内  4 週間以上      │        │            百日咳診断確定
     │         │          │        │
  ペア血清で → 百日咳でない  ペア血清で → 百日咳でない
  10EU/mL 以上  No         2 倍以上上昇  No
     │                      │
    Yes                    Yes
     │                      │
  百日咳診断確定          百日咳診断確定
```

図 4-4 成人の百日咳診断（血清診断による）

14 日以上続く咳の訴えがあった場合，まずは臨床的に百日咳と診断できる．

- 発作性の咳き込み
- 吸気性の笛声
- 咳き込み後の嘔吐

の有無を確認します．

それがみられない場合（成人ではこちらがほとんど），発症から 4 週間以内であれば培養，あるいは LAMP 法を施行します．これらが陽性であれば診断確定．できない，あるいは陰性であれば血清診断を行います．

血清診断では EIA 法による PT-IgG を測定します．

- 100 EU/mL 以上であれば診断確定
- 10〜100 EU/mL の場合，DTP ワクチン接種歴を確認し，ナシなら診

断確定
- DTP 接種 1 回以上，あるいは不明の場合，ペア血清で 2 倍以上の上昇なら診断確定
- 10 EU/mL 未満の場合，発症から 4 週間以内であればペア血清で 10 EU/mL 以上に上昇すれば診断確定．ペア血清が上昇しない，あるいは，発症から 4 週間以上経過していれば百日咳ではないと診断

(咳嗽に関するガイドライン第 2 版．日本呼吸器学会より)

　そういうわけで，百日咳の診断確定には，1 週間後とかに結果を聞きに来ていただく血清検査，場合によってはペア血清を用いなくてはなりません．
　しかしながら百日咳の治療が症状低減に有効なのは，発症からせいぜい 1〜2 週間に投与した場合といわれています．すると，悠長な検査をして結果を待っている間に（患者さんの症状を軽減させるための），治療をすべき時機を逸してしまう公算が高いわけです．
　もちろん百日咳による咳症状を放置すれば，周囲に感染をひろげてしまう可能性があります．特に予防接種前の小児に接する可能性のある人（医療従事者，保育士，教員など）であれば，感染予防のために内服することも意味があるでしょう．とはいえ，診断に至るまでの期間を考えると，診断がつくまでにかなりばらまいてしまっていることになるわけですが……．

　そう考えると，診断がついた時点で抗菌薬を投薬するというのはチト遅いのではないか．伝搬予防という観点からは，できる限り早期に抗菌薬を投与したほうがよいということになりますが，早期に投与するためには，もう「激しい咳をしている人全員にマクロライド」みたいなことになって，これも具合が悪い（これ，やっちゃダメですよ）．

　逆に，同居している小児がワクチン未接種だったら，そちらに予防的に投与する，ということもいわれています．

　う〜ん，どうしたらいいのか……．

　こういうこともあり，小児に接触する可能性がない成人で，発症からすでに 2 週間以上経っているような症例において，百日咳かどうかの診断を熱心に行っても……みたいないわれようがあったりもします．難しいところです．

4-5 マイコプラズマ感染症の診断

　明らかな繰り返しepisodeのない，それでいて激しく夜も眠れないような，2週間以上続く咳の場合，病歴からマイコプラズマ感染症が確定的，であるわけではない．また，身体所見上は肺炎ですとラ音を聴取することもありますが，気管支炎であれば特段の異常所見があるわけでもない．そんなわけでマイコプラズマ感染症の「確定診断」には検査が必要，となります．

　しかしこの「検査」にはいろいろとハードルがあります．

- 気管支炎では胸部X線写真，CTにて異常所見がみられない
- 肺炎の場合，気管支壁肥厚像～粒状影，それが融合した浸潤影，すりガラス影などをきたす．臨床像とあわせて診断に役立つ
- 血清診断はPA法であればペア血清が推奨されていて，まったく迅速性に欠ける
- イムノカードIgMは迅速に「結果」が出るが，感度，特異度ともに低く，参考程度にしかならない

　マイコプラズマも百日咳同様，「とっても激しくて夜眠れないほどの咳」が特徴ですが，やはり診断に至るタイミングでは「時，すでに遅し」となっていることが多い印象です．
　そもそも気管支炎であれば自然治癒するために，抗菌薬を使用しても症状軽減には寄与しない，という意見もあり，じゃあもう気管支炎で収まっているマイコプラズマをことさらに診断しても，あまりメリットがないんじゃないか，と思うのです．肺炎になっていたら別ですけど．

　というわけで何となくの結論ですが，明らかな繰り返しepisodeのない，それでいて激しく夜も眠れないような，2週間以上続く咳，百日咳を思わせる，

- 発作性の咳き込み
- 吸気性の笛声
- 咳き込み後の嘔吐

もないと．それで身体所見には何も異常がみられない．軽症の肺炎など除外のために胸部 X 線写真は欲しいですが，そこで所見なしであれば，可能性として，

- 咳喘息の発症直後
- 百日咳
- マイコプラズマ感染症

が想定されるでしょう．

そこから先は，

- 咳喘息の診断には気道可逆性をみるために，β_2刺激薬を投与して反応をみる，さらに今後繰り返し同様の episode があるかどうかを見守る（こういうことがあったら来院するよう説明する）
- 周囲，地域で百日咳が流行していれば，百日咳の診断目的で EIA 法による PT-IgG を測定
- 肺炎でないマイコプラズマ感染症に関しては「日にち薬」として，積極的には検査をしない．間違っても「何となくマクロライド」は処方しない（耐性菌のもと！）

てな感じで考えています．まあ現実にはいろいろありますけど……．

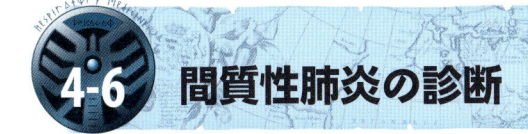

4-6 間質性肺炎の診断

　病歴では，経過の長さはさまざまながら，悪化する呼吸困難，乾性の咳，特に労作で強い呼吸困難をきたす疾患が間質性肺炎です．しかしこれらの症状自体にはそれほどの特異性はありませんから，呼吸器疾患，心疾患，貧血といった大きな網をかける以上には鑑別を絞り込むことはできません．

　心疾患は発作性，発症の様子，夜間呼吸困難など特有の症状がありますから，そういう要素を除外していきます．貧血にも特有の症状，ありますよね？　もちろんこの段階で完全な除外はできませんから，後に身体所見や検査などで網を狭めていきます．

　呼吸器疾患関連としては生活歴として，喫煙はもちろん，昨今非常に増え

ている，薬剤性肺障害を意識し，薬剤，漢方，サプリメント，健康食品の使用歴に注意しましょう．近頃は減っていますが，職業や住居環境における粉塵曝露の有無も確認します．既往歴では基礎に膠原病や血管炎がないか，ステロイドや免疫抑制薬，抗がん剤などが使われていないか，これらのことから，「原因のある」間質性肺炎の存在を想定していきます．

　そして身体所見ではやはり fine crackles（捻髪音）の有無を確認します．吸気時の終末にかけて，だんだん大きくなる断続性のラ音を聞いたら，間質性肺炎の存在を強く疑います．

　それ以外に，特に肺線維症でよくみられるばち指は特徴的ですし，膠原病や血管炎特有の身体所見（皮疹，皮膚硬化，関節，神経筋所見など）があれば，そちらも参考にできます．また，線維化をきたしている場合には胸郭運動の制限も身体所見としてみられます．

　病歴と身体所見から間質性肺炎が疑われたら，次は胸部 X 線写真．これで両側に，すりガラス影，網状影があれば間質性肺炎の存在を強く考えます．肺線維症では，図 4-5 のように横隔膜の挙上があって，肺野，特に辺縁部（胸膜直下）がボンヤリと白くみられる（すりガラス影・網状影），といった所見が典型的です．

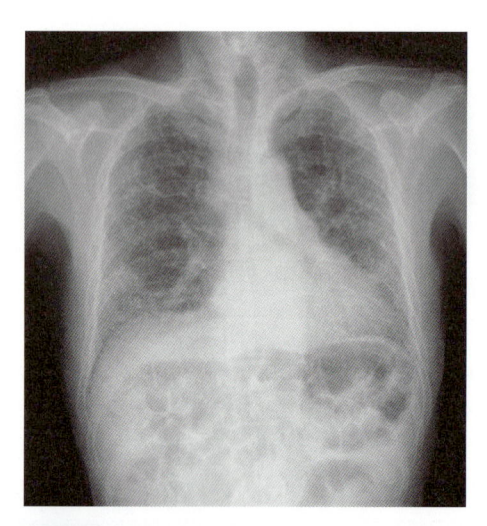

図 4-5　横隔膜挙上，肺野辺縁部にすりガラス影

なぜか理由は不明ながら，肺の「よく動くところ」がやられてきます．それで横隔膜の直上，陰影の多い場所では，fine cracklesがよく聞こえます．したがって，典型的には，肺底部でよく聴取されるわけです（☞106ページ）．

横隔膜の直上がやられて，線維化を起こしてくると，だんだん硬くなってきます．肺の周囲，よく動くべきところが硬くなってくると，肺の伸び縮みが悪くなってきます．すなわち，拘束性障害をきたすのです．具体的には，肺活量の予測値に対する％（％VC）が80％未満，で拘束性障害です．

●肺が思いきり伸びたり縮んだりできなくなる＝肺活量が低下する

それから間質性肺炎では拡散障害もきたしますから，拡散能（D_{LCO}）も低下します．一般的に，D_{LCO}の予測値に対する％（％D_{LCO}）が80％未満で拡散障害とします（☞185ページ）．

間質性肺炎を診断する（けっこう有力な）助けになるのが，比較的感度，特異度の優れた検査である，SP-A，SP-DとKL-6です．これら，特に特異度の高いKL-6が異常高値である場合（☞205ページ），間質性肺炎の存在が強く疑われるのです．

▶ ❶間質性肺炎の分類・原因があるもの

上記の診察・検査所見で間質性肺炎がある，という診断はそれほど難しくありませんが，ひと口に間質性肺炎，といっても原因別，あるいは病理別に多くの種類が分類されていますから，「間質性肺炎である」という診断をすると同時に，間質性肺炎の「どれ」にあたるかを診断していく必要があります．

まずは原因があるものかないものか．昨今多くの新薬で問題になっている薬剤性肺障害（☞47ページ），過敏性肺炎をきたす居住環境や職業歴（☞75ページ）など，薬剤中止や抗原回避などが治療につながるものをしっかりとあぶり出す必要があります．ここは病歴をよく聴取しましょう．また，どんどん出てくる新薬がどのような副作用をもつか，少なくとも担当症例においてはしっかり把握しておく必要があります．

薬剤性肺障害の診断確定はけっこう難しいものです．本当に確定するには実際（もう一度）投与して同一の症状が出る，チャレンジテストが必要ですが，倫理的な面から現在は行われません．そうすると状況証拠で固めていく，ということになりますが，これが明確な基準がなくて判断に困ることが多いのです．

状況証拠のポイントとしては，「これまでに当該薬で同様な病態の報告があるか，その頻度はどの程度か」．服用していた薬剤を洗い出し，これまでの報告を確認します．服用開始から発症に至るタイミング，陰影のパターンや病態などが似通っていれば，疑ってかかることができるでしょう．

薬剤性肺障害を疑うとき，薬剤リンパ球刺激試験（DLST）がしばしば実施されますが，薬剤によっては陽性，陰性の判断が難しいので，個々の判断基準を熟知しておく必要があります．少なくとも，陽性＝原因薬剤，陰性＝原因でない，と決められるものではありませんので注意しましょう．

過敏性肺炎の診断は，抗原隔離による症状の緩和や偶然の再曝露による症状悪化などがみられれば確からしくなりますが，これは急性〜亜急性の場合であり，慢性過敏性肺炎ではこれほどハッキリした症状の消長がみられないのが普通です．

急性〜亜急性の診断には，特徴的な病歴に，BALF リンパ球増多，夏型で BALF 中 CD4/8 比の低下（<1），農夫肺や鳥関連では CD4/8 比上昇（>1），TBLB による肉芽腫の検出，原因物質特異抗体の検出などが役立ちます．
実は間質性肺炎の範疇で，BAL/TBLB が診断に有用な数少ない疾患のひとつであります．
慢性の場合 IPF との鑑別がしばしば困難ですが，画像上 UIP パターンに矛盾する所見があったり，少なくとも既知の抗原に曝露している，という状況が明らかであったりすれば，慢性過敏性肺炎の存在を疑う必要があります．特に上〜中肺野優位に病変がみられる場合は，蜂巣肺があっても過敏性肺炎の要素がないかどうか，病歴を洗い直す必要があるでしょう．

疑われる抗原がある場合，原因物質に対する特異抗体を測定し，外科的肺生検を考慮して，積極的に診断します．

原因物質があるもの以外に，膠原病などに合併した間質性肺炎も，合併疾患によって予後・治療が若干異なりますから，診断をちゃんとしておく必要があります．

膠原病の診断は，まず症状や身体診察から疑いをかけることが大事です．特に間質性肺炎の合併が多いものは慢性関節リウマチ，強皮症（全身性硬化症），皮膚筋炎/多発性筋炎，シェーグレン症候群あたりですから，それらの診断基準も熟知しておきましょう．

- 慢性関節リウマチ（RA）

    多関節の疼痛，腫脹があればまず疑います．早期 RA の感度を上げるために作られた，2010 年の米国リウマチ学会/欧州リウマチ学会（ACR/EULAR）新分類基準では，関節病変の数，血清学的因子（RF と抗 CCP 抗体）などが診断基準に使われます．

- 強皮症（全身性硬化症，SSc）

    典型例では診断に迷うことはないでしょう．皮膚の硬化が特徴です．血清学的には抗 Scl-70 抗体，抗セントロメア抗体が使われます．

- 皮膚筋炎/多発性筋炎（PM/DM）

    典型的には筋症状，筋原性酵素の上昇，筋電図の筋原性変化があります．急速進行，重症化を示す Amyopathic DM（筋症状のない皮膚筋炎）の徴である皮膚所見（ゴットロン徴候，ヘリオトロープ疹など）に注意します．血清学的には昔から知られている抗 Jo-1 抗体以外に昨今話題のものとして，（抗 Jo-1 抗体を含む）抗 ARS 抗体があります．

- シェーグレン症候群

    眼や口の乾燥症状が有用で，診断にはガム試験や Schirmer 試験，それに生検が用いられます．

▶ ❷特発性肺線維症の診断

　以上のような原因がない間質性肺炎を，特発性間質性肺炎群といいます．群ということはこのなかにもさらにいくつかの疾患があるということですが，少し専門的になってしまいますので，なかでも大切な特発性肺線維症（idiopathic pulmonary fibrosis: IPF）の診断を取り上げます．

　IPF はあまり有効な治療薬がなく予後の不良な疾患です．特定疾患治療研究事業の指定難病に入っているぐらいで，IPF の診断をすることは治療法がない宣言，予後告知に等しくなります．ですから慎重に，かつ診断すべき症例はキッチリと診断しなくてはなりません．

　IPF の診断基準は 2011 年の ATS-ERS-ALAT による IPF/UIP ガイドラインによるものを紹介します．ポイントは以下のとおり，臨床像と画像診断

が診断のカギになる，ということで，外科的肺生検をしなくても確定診断が可能，これが大事です．予後の悪い疾患の診断に，リスクの高い検査を行わない，ということです．

> ● 他の既知のびまん性肺疾患を除外する
> ● 外科的肺生検なし：高分解能 CT（HRCT）で通常型間質性肺炎（UIP）パターンを認める
> ● 外科的肺生検あり：HRCT 所見と病理所見を組み合わせて診断する

他の既知のびまん性肺疾患を除外するというのは，先にお示ししたような，「原因のある」間質性肺炎，それにサルコイドーシス，感染症など他の疾患で，多くは病歴，診察，画像所見で除外可能です．

同ガイドラインでは，HRCT 所見で示される UIP パターン，possible UIP パターン，inconsistent UIP パターンが示されています．所見をみてみましょう．

● UIP パターン〜4 つの所見すべてを満たす
　・胸膜直下，肺底部優位の分布
　・網状影
　・蜂巣肺（traction bronchiectasis はあってもなくてもよい）
　・UIP パターンに矛盾する所見（inconsistent UIP パターン）がない

● possible UIP パターン（UIP の可能性ありパターン）〜3 つの所見すべてを満たす
　・胸膜直下，肺底部優位の分布
　・網状影
　・UIP パターンに矛盾する所見（inconsistent UIP パターン）がない

● inconsistent UIP パターン（UIP に矛盾するパターン）〜7 つの所見のうち，いずれかがある
　・上中肺優位の分布
　・気管支血管束周囲優位の分布
　・広範囲のすりガラス陰影（範囲が網状影の範囲より大きい）
　・小粒状影が多数みられる（両側，上葉優位）

- 囊胞が散在（多発，両側，蜂巣肺から離れた場所に存在）
- びまん性のモザイクパターン/エア・トラッピング（両側，3葉以上に存在）
- 肺区域や葉に及ぶコンソリデーション

　典型的な UIP パターン像は，図 4-6 のように網状影・蜂巣肺が胸膜直下，肺底部優位に分布しています．広範なすりガラス影やコンソリデーション，粒状影など，UIP パターンに矛盾する所見はありません．

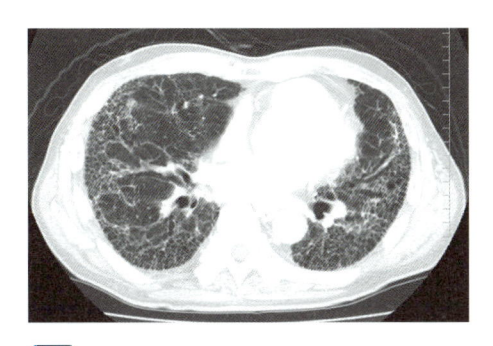

図 4-6 UIP パターン像

　UIP パターンと possible UIP パターンとの違いは蜂巣肺の有無です．つまり蜂巣肺がないと UIP パターンとは断言できない，ということになります．断言できない，というのも微妙ですが，実際に HRCT の UIP パターンと外科的肺生検による病理的 UIP パターンは必ずしも一致しないので，ある程度裁量の幅をもたせている，と考えられます．

　まあ蜂巣肺はガッチリした線維化を表しますから，そこまであれば予後不良といいきってもいい，という感じで捉えればいいでしょう．網状影ぐらいまでであれば，まだ希望はある，という感じで捉えます．

　inconsistent UIP パターンの所見はいずれも，UIP ではなくて他の疾患（NSIP，OP，HP などなど）でみられる所見です．これ以上は細かい鑑別になりますが，間質性肺炎のなかで，特発性肺線維症を除外できれば，それ以外のものは基本，ステロイドを使うことになり，治療法は大きく変わりません．

　inconsistent UIP パターンのうち，すりガラス優位であること，胸膜直下や肺底部優位の分布ではないこと，気管支血管束周囲優位の分布，という

キーワードがあれば，いわゆる NSIP パターンとなります．図 4-7 では割と上肺野の，胸膜直下から少し入ったところ，気管支の周囲に，すりガラス影〜浸潤影を認めます．

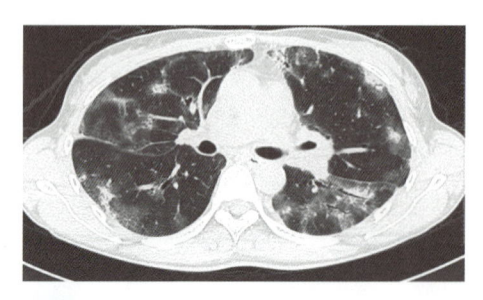

図 4-7 inconsistent UIP パターン像：すりガラス影と浸潤影

　NSIP は膠原病に合併することも多く，多くの場合ステロイドが効果を現しますから，このパターンは知っておきましょう．
（レジデントノート増刊　Vol. 17　No. 8　呼吸器診療の疑問，これでスッキリ解決！　みんなが困る検査・手技，鑑別診断，治療のコツを教えます．羊土社より）

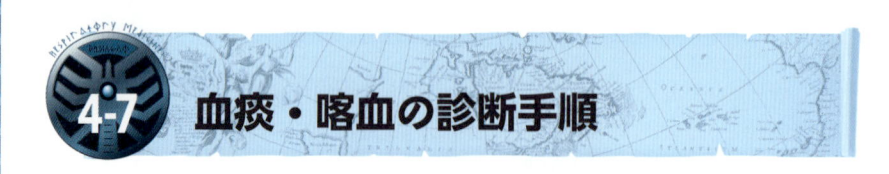

4-7　血痰・喀血の診断手順

　血痰，喀血がある．次はどういう手順をとるべきでしょうか．

　まずは喀血か吐血か．吐物（喀出物）の pH をみると，喀血ではアルカリ性，吐血では酸性（胃酸ゆえに）であるのでそれで目星がつきます．
　喀血と確認したら，原因疾患の鑑別をしていくことになりますから，何はなくとも胸部 X 線写真，できれば胸部 CT が必要です．鑑別すべき疾患別の代表的，典型的な所見は以下のようになります．

- 肺癌：結節〜腫瘤影，時に空洞を伴う
- 気管支拡張症：tram line, signet ring sign
- 肺結核・非結核性抗酸菌症：空洞を伴う結節影，気管支拡張像，粒状影

- 細菌性肺炎：浸潤影，気管支肺炎像
- 肺膿瘍：浸潤影，空洞（ニボーを伴う）
- 肺真菌症：アスペルギルス症でhalo sign（結節周囲のすりガラス影），air crescent（三日月）sign
- 肺塞栓症：肺末梢の楔形陰影
- 肺動静脈瘻：拡張した血管像
- 肺胞出血：両側すりガラス影，肺の末梢は正常

▶ 気管支鏡検査

　出血している現場を押さえる，という意味では気管支鏡，というのも有効な検査です．たとえば陰影が複数ある，とか，限局していなくて肺胞出血を疑う，などの場合，出血点の確認や肺胞出血の診断目的に施行されることもあります．

　しかし何といってもメリットは，サンプルが直接採れる，ということ．特に直接物的証拠を得る必要のある，肺癌や肺結核・肺非結核性抗酸菌症，細菌性肺炎，肺膿瘍，肺真菌症では，検体で陽性の所見が得られたら診断に直結する，価値のある検査です．また，HRCTでは確認しにくい内腔，粘膜面の異常を発見できる，という意味でも有用です．

　大量出血の場合，胃内視鏡と違って，気管支鏡による止血，というのは難しく，血管造影・塞栓術が選択されますので，そういう（止血の）意味では積極的に行う必然性はない，ともいえます．逆に，せっかく止血していたのに，気管支鏡の刺激，咳などで再出血，というリスクもあるわけです．

　ですから診断目的での気管支鏡検査，ということになりますが，その場合，即座に気管支鏡をしたほうがいいのか，落ち着いてからやったほうがよいのか，ベストのタイミングというのは議論のあるところです．

　もちろん即座に気管支鏡をするほうが診断自体は早くつきますが，予後には変わりなかった，とする研究もあるのです．ですからどのタイミングで施行するか，現実的には，出血のリスクと診断を急ぐかどうか，などによって総合判断ということになるでしょう．

4-8 肺結核・肺非結核性抗酸菌症の診断

　肺結核・肺非結核性抗酸菌症の診断は，まず疑うことから始めます．抗酸菌感染症のリスクがある人が長引く咳，痰，微熱，盗汗，倦怠感や体重減少といった微妙な，**一般抗菌薬が無効の，慢性の感染徴候**を呈して，あるいは無症候性に健診発見の胸部X線写真異常で受診，となったときには必ず鑑別に含めておかなくてはなりません．

　身体所見上はcoarse cracklesをはじめ，起こっている出来事によって多彩な所見を呈します．決して疾患特異的な所見があるわけではありませんが，参考にはなるでしょう．

　胸部X線写真では空洞の存在がかなり抗酸菌感染を思わせます．空洞内部に鏡面形成がないことも，液体がない≒乾酪壊死を思わせる重要な所見です．空洞がない場合，粒状影，気管支拡張像などが参考になります．

▶ ❶喀痰検査

　結核でも非結核性抗酸菌でも，診断確定には「病巣由来の菌の存在を証明する」必要のあることが共通なのです．菌を証明する手っ取り早い方法は，病巣から出てきた（であろうと考えられる）喀痰の中に菌体を証明することです．

　菌体を証明する方法，ひとつは痰をそのままスライドグラスに塗りつけ，染色して顕微鏡で観察する，塗抹検査．これには蛍光法とZiehl-Neelsen（チール・ニールセン）法があり，スクリーニングには暗闇で菌体がピカッと光ってみえる（ゆえに感度の高い）蛍光法が使われますが，ゴミ，糸くずがたまたま蛍光を発して陽性に出てしまう，ということがあるので，蛍光法で菌数が少ない検体は，Ziehl-Neelsen法で確認することが勧められています．

　塗抹検査では菌体を直接観察するのですが，結核菌と非結核性抗酸菌との区別はできません．それなりに痰に含まれる菌の量が多い（1 mL中に5,000個以上）場合に陽性となるので，「塗抹検査陽性」の意味合いは，
　　喀痰中，そしておそらく病巣中に，抗酸菌がたくさんいる
ということを意味します．

第4章 診断編

喀痰塗抹検査とあわせて検査すべきは，喀痰培養検査です．塗抹ですと菌体を直接みるのですが，培養検査では痰の一滴を培地に植え，菌が生えてきたものを観察するため，塗抹よりも少ない菌量（1 mL 中に 200 個以上）で陽性になります．

　つまり，塗抹検査よりも感度の高い検査なのです．塗抹陰性で培養のみ陽性，という場合は，塗抹陽性の場合よりも菌量が少なく，感染性が低いと考えられています．

　培養で生えた菌の遺伝子検査をすることで，菌種が同定できますし，薬剤感受性検査も培養で生えてきた菌を用いて行いますから，結核，非結核性抗酸菌症診療において必須の検査であることは間違いありません．

　ただし菌が生えてくるのを待つわけですから，結果が出るのに時間がかかります．かつては小川培地で早くて 4 週，最大 8 週間，最近汎用されている液体培地を用いた MGIT 法でも，早くて数日，陰性であると確認するためには 6 週間の培養を行います．これが最大の欠点でしょう．

　塗抹，培養各々長所と短所がありますが，最近使われるようになった PCR などを用いた核酸増幅法検査は，痰の中にごく微量含まれる DNA を増幅して確認するもので，菌種も確認でき，感度も高く，迅速性もある優れた検査になります．ただし高額であり，保険診療の範囲内では 1 回だけ施行が可能です．

　抗酸菌塗抹＋培養検査は，1 回だけ施行するよりも 3 回施行するほうが，陽性率が高いことが知られており，お値段が安価であることもあって 3 回行うよう推奨されています．

　以上をまとめますと，肺結核や非結核性抗酸菌を診断する目的の喀痰検査では，

- （抗酸菌塗抹＋培養）×3 日連続＋うち 1 回核酸増幅法検査をオーダー

ということになります．はずれを防ぐために，塗抹陽性の検体で核酸増幅法検査を追加オーダーする，ということもあるようです．
（やさしイイ呼吸器教室．日本医事新報社より）

　このように喀痰をスンナリ採れれば苦労はしませんが，けっこうしばしば「出ません」，「出せません！」，「採れません！！」というセリフがかえってく

るものです．そんなときはどうするか．

　おおよそ，次のような順番（侵襲の少ない順番）で，試みていくことになると思います．

> ● 喀痰 3 連検
> ● 生食吸入による喀痰 3 連検
> ● 3％食塩水吸入による喀痰 3 連検
> ● 胃液培養 3 連検
> ● 気管支内視鏡による採痰，気管支洗浄

　普通に「痰を出してください」で出ないときは，ネブライザーで生理食塩水，あるいは 3％食塩水を吸入してもらうと，気道内に水分が増えて痰の量が（文字どおり）水増しされ，喀出が促されやすくなります．

　その際，吸入する液の塩分は濃いほうが，刺激が強くなり痰は出やすくなりますが，刺激が強いということは患者さんも苦しいということをお忘れなく．3％食塩水でも，けっこう咳込みはキツいです．決して，3％を作るのが面倒だといって 10％ NaCl なんかでやらないように！

　どうしても痰が喀出できなければ，胃液を採ります．早朝空腹時には，夜の間に細気管支～気管支～気管～喉頭へと運ばれてきて，そこで無意識にゴックンした痰に含まれている菌が胃の中にたまっているものです．

　まあ，早朝でなくてもたまってはいますが……．胃内に食物が多いと胃液をうまく採れませんので，早朝の，最も胃が空っぽの時間を狙っての採取となります．経鼻胃管を挿入しての採取ですので，眠くてもドクターが早起きして採ります．

　胃液採取も，毎回経鼻胃管を挿入するわけですから，それなりに侵襲が大きいです．それを 3 回もやるのは大変……．で，それでも診断がつかないときには，気管支内視鏡の出番．さすがにこれは，病巣を画像で確認したうえで狙い撃ち，なわけですから，通常は 1 回のみの施行になります．

　いずれの方法であっても，**1 個でも結核菌が検出されれば，肺結核の診断**に間違いありません．後で述べる非結核性抗酸菌症の診断とはここが異なります．

　肺結核の場合，感染がひろがる（伝染する）という公衆衛生的な面もあり，診断は積極的に行われるべきであります．また，そこらにいる菌ではない（ヒトの体内でしか生きられない）ため，環境から検体への混入（コンタミ）は

考えられず，1個でも検出されれば診断となります．

　それでは，ヒト-ヒト感染は基本的にないと考えられている，そしてそこらの環境中に生息しているがゆえに，唾液などに容易にコンタミする，非結核性抗酸菌によって生じる肺非結核性抗酸菌症の診断はどのように行うのでしょうか．
　基本的な考えかたとして，たまたまコンタミした非結核性抗酸菌が検出されたようなケースを非結核性抗酸菌「症」と過剰に診断しないために，「繰り返し」陽性所見が得られることを必要条件としています．具体的には，

- 2回以上の異なった喀痰による培養陽性
- 気管支洗浄液での培養陽性
- 肺生検での組織所見と組織・気管支洗浄液・喀痰いずれかでの培養陽性

（まれな菌種では専門家の見解が必要）

という具合です．少なくとも喀痰であれば2回，ちゃんと培養まで生える（生きている菌が出てきた，と証明される）ことを確認せよ，ということになります．
　喀痰以外の，病巣局所から直接検体が得られたような場合，培養陽性（生きている菌がいるということ）を確認できれば，非結核性抗酸菌がヒト体内で病巣を作っている，ということを確認できたとみなすわけです．

　あとは最後の「まれな菌種では専門家の見解が必要」も重要なポイントです．要はホントにヒトに対して病原性がある菌なのかどうか，専門家に確認するように，ということですね．

　どうしても喀痰が得られない症例の診断に，MAC特異的血清診断（抗MAC抗体）が使えるようになっています．MACの壁を構成する抗原成分に対する抗体を測定するもので，感度40～80%，特異度90～100%程度と報告されています．
　抗原成分が迅速発育菌にも存在する点と環境中のMACに曝露することで抗体が産生されうることから，偽陽性はそこそこありそうです．ということで，現段階ではあくまで痰の替わりとして使うものではなく，痰がそう何度も得られないときに補完するような位置づけ，としての紹介になっているよ

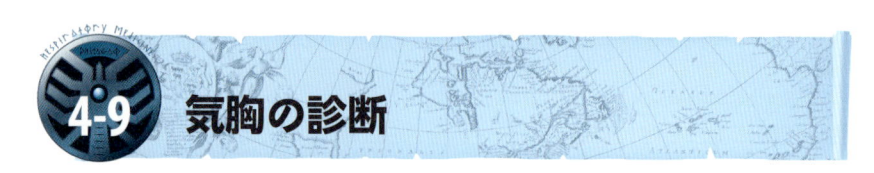

うです．まだエビデンス不足ということでしょうか．

4-9 気胸の診断

病歴と身体所見から気胸が疑われたら，次は胸部 X 線写真を撮りましょう．もちろん緊張性気胸のときは，撮っている暇がないかもしれません．迅速に処置（脱気）が必要なこともあるでしょうが，その場合はそれとして．

気胸の胸部 X 線写真，特徴は，

- 気胸腔が肺実質の濃度に比べてやけに黒い
- 肺と気胸腔の間に肺の辺縁（線）がみえる
- 肺の虚脱が著しいと肺濃度が上昇する（白くなる）

あたりです（図 4-8，4-9）．

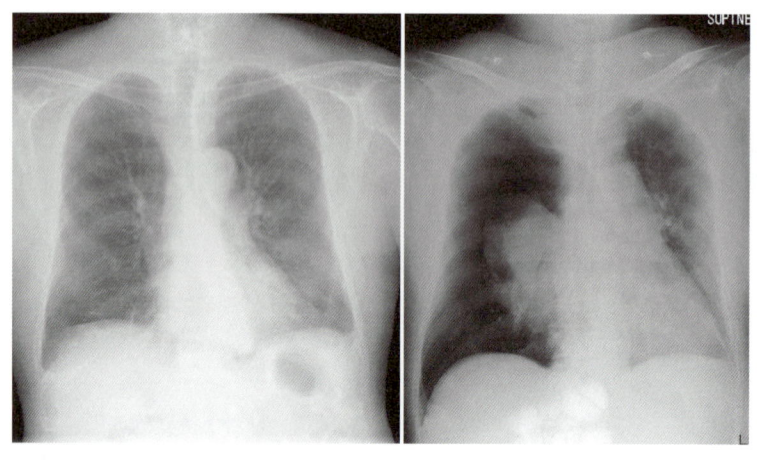

図 4-8 気胸の実例（右図が気胸発症時）

気胸腔がやけに黒い

肺の辺縁がみえる

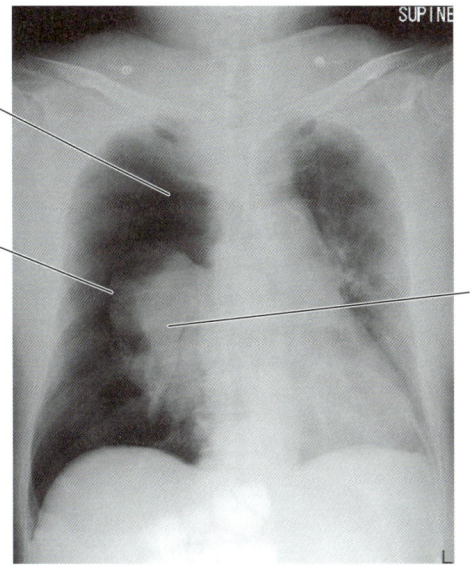

肺濃度が上昇する

図4-9 気胸の特徴

　軽微な気胸を検出するのに，深呼気位で撮影を行うと，深吸気位のときよりも肺が小さくなり，相対的に気胸腔が大きくなる，という理由から，以前は呼気・吸気で撮影することが推奨されていましたが，最近はエビデンスがない，ということであまり推奨されないようです．

　あと，特殊な場合には，以下のような所見がみられることもあります．

- 緊張性気胸：皮下気腫・縦隔気腫
- 胸水が生じている：ニボー（niveau，鏡面形成像）

　皮下気腫は通常真っ白の皮下組織に空気が入って黒くみえるものです（図4-10，4-11）．

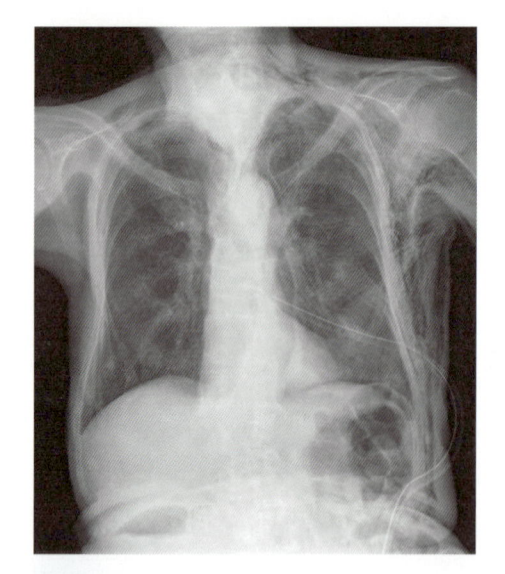

図 4-10 皮下気腫

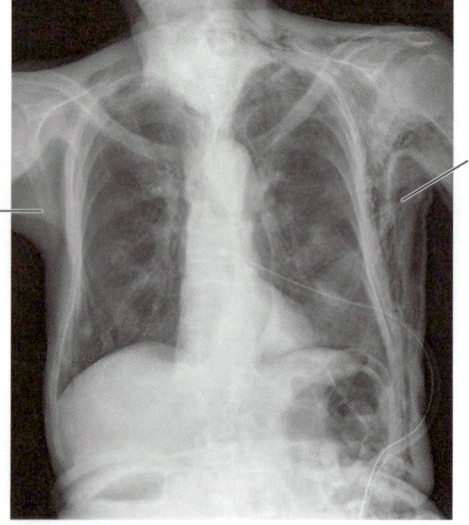

通常皮下は白い

皮下気腫（黒い）

図 4-11 皮下気腫の特徴

　縦隔気腫は気管周囲など縦隔に空気が入ります（図 4-12, 4-13）．けっこう見落としがちなので，気をつけて気管の周りをみる練習が必要です．

図 4-12 縦隔気腫

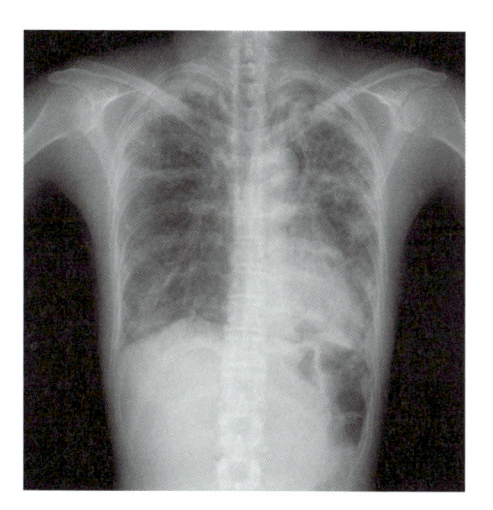

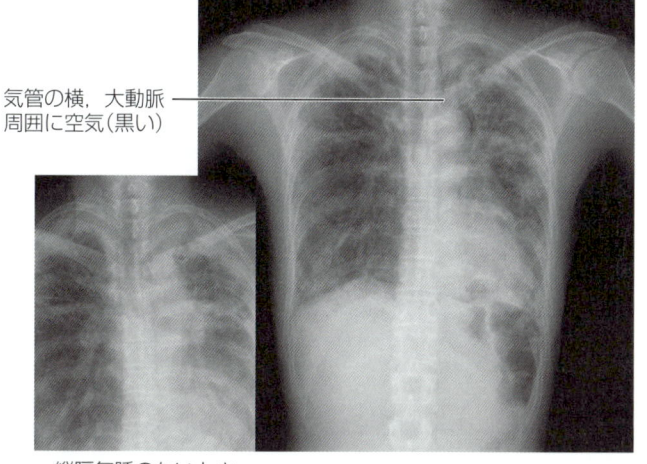

気管の横,大動脈周囲に空気(黒い)

縦隔気腫のないとき

図 4-13 縦隔気腫の特徴

　ニボーは,気胸が発症してからしばらく経過した後に胸水がにじみ出してくるとみられます(図 4-14).発症直後にはみられません.また胸部外傷などで血気胸になってもニボーがみられます.

図4-14 ニボーがあるということは……

　逆に胸腔内にニボーがみられる場合は，ほんのわずかであっても気胸が存在するはずですので，入念に肺の外縁を探します．

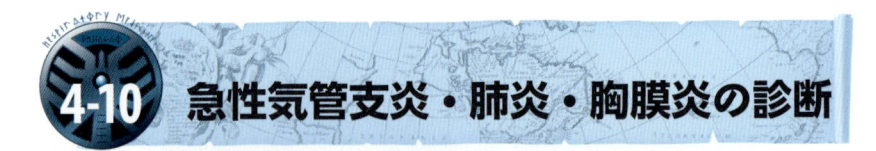

4-10 急性気管支炎・肺炎・胸膜炎の診断

▶❶急性気管支炎か，肺炎か

　比較的急性に呼吸器，肺に強い症状が現れ，咽頭や鼻の症状に欠ける場合，肺炎や気管支炎などの下気道感染症が考えられます．

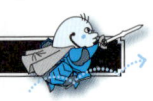

JUMP！ 急性の咳の病歴→4ページへGO！

　下気道感染症のうち，咳，痰（膿性痰），発熱，呼吸困難や喘鳴といった気道関連症状があり，胸部Ｘ線写真，CTにて異常所見がみられないのが急性気管支炎，画像に出てくるのが肺炎，と一般に理解されていると思います．
　ただし肺炎の初期像や，脱水があるとき，あるいは心臓や横隔膜裏の死角など，胸部Ｘ線写真で所見がみられないことがあり，「胸部Ｘ線写真で陰影なし＝肺炎でない」とはまったくいえない，ということになるのです．

　そこで気管支炎と肺炎をどこまで厳密に鑑別する必要があるか，というこ

となのですが，鑑別が必要なのはやはり治療法が異なる場合．急性気管支炎の多くの原因はウイルスであり，その場合は抗菌薬を必要としません．一方，肺炎の場合は細菌性，非定型病原体，ウイルスなど原因微生物によって治療が異なります．

　急性気管支炎はウイルス性で抗菌薬は不要．胸部X線写真で浸潤影のある肺炎は細菌性なので抗菌薬を投与する．それで割りきれればいいのですが，問題となるのは，「胸部X線写真で陰影のない細菌感染症」です．
　肺に基礎疾患がなければ，肺炎球菌，*H. influenzae* 桿菌，*M. catarrhalis* による急性気管支炎はまずない，とされており，基礎疾患のない外来患者さんで急性に下気道感染症状があり，胸部X線写真で異常が見当たらなければ，ウイルス性の気管支炎，もしくはマイコプラズマなどの非定型病原体が原因の気管支炎と考えてよさそうです．
　このような非定型病原体の，慢性咳嗽での鑑別は前に書きました（☞44ページ）が，急性期において症状による鑑別は困難です．
　症状としては，市中肺炎ガイドラインによる鑑別項目，痰がほとんど出ずラ音が聴取されない，激しい空咳，という病歴は参考にはなるでしょう．検査では血液検査で末梢白血球＜10,000，イムノカード IgM などを参考にして総合判断します．

　まあこの場合，成人においては仮にマイコプラズマであっても，マクロライドなどの投与が予後にあまり関係しないとされていますので，通学している，多数の小児に接触する可能性がある，などの場合を除いて抗菌薬は不要かもしれません．

▶ ❷肺に基礎疾患がある場合
　肺に基礎疾患がある場合，特に喫煙者，COPD など，*H. influenzae* 桿菌や *M. catarrhalis* といった，派手な症状の出ないグラム陰性菌がつきそうなケースでは，細菌感染症が見逃されることがあり，また，感染によって基礎疾患の増悪も起こる可能性もありますから，注意が必要です．

　そこで役に立つのは痰のグラム染色．多核白血球による菌の貪食像を確認すれば細菌感染症の可能性が高まり，菌の形状から原因菌の推定も可能です．
　それから症状も診断に役立ちます．前に書いたとおり，細菌感染症はあちこちの多臓器，多器官にわたる症状は出にくいので，肺以外の器官由来の症

状，咽頭痛や鼻症状が目立つ場合にはあまり細菌感染症の可能性は高くないと考えられます．

　逆に悪寒戦慄を伴うような高熱や寝汗の存在などは細菌感染症を強く示唆しますので，抗菌薬を使用するかどうかの判断材料になるでしょう．
(誰も教えてくれなかった『風邪』の診かた．医学書院より)

▶ ❸肺炎の診断

　咳と痰（膿性痰），呼吸困難や喘鳴があり，悪寒戦慄を伴うような高熱や寝汗が急性に生じて，咽頭痛や鼻汁がない．となりますと少なくとも急性細菌感染症が疑われます．聴診でcoarse cracklesを聴取，気管支呼吸音化，触覚振盪・声音振盪の亢進などなど（肺炎の身体所見→127ページ）が認められれば，胸部X線写真をチェックします．

　健常肺（図4-15）では肺胞内に空気が入っていますが，肺炎を起こすと肺胞内で細菌が増殖して暴れ出し，Kohn孔などを通じて肺胞から肺胞へひろがります（図4-16）．

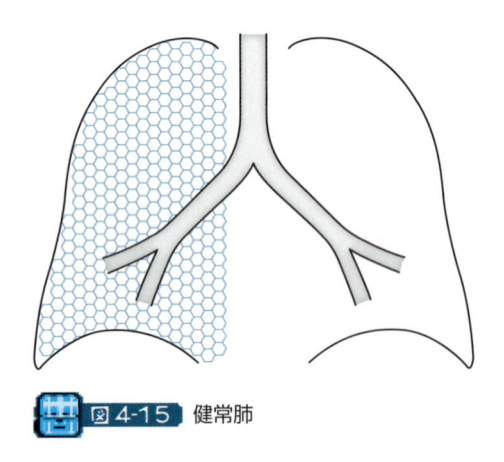

図4-15　健常肺

図4-16 細菌が肺胞で増殖,拡散

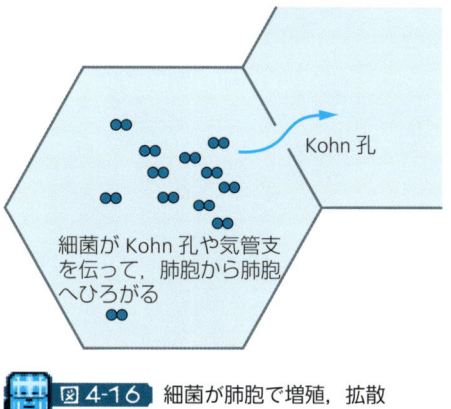

　病変部が水に置き換わることで,そのエリアはべったりと真っ白い陰影（＝浸潤影）になります（図4-17, 4-18）.

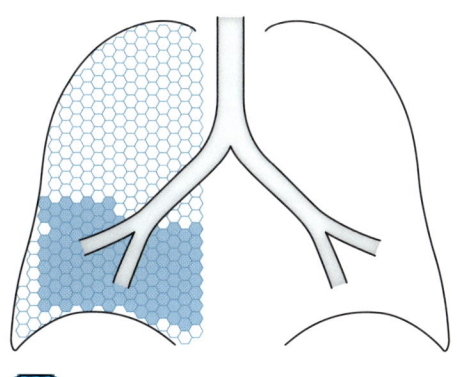

図4-17 浸出液（＝水）が溜まる＝浸潤影

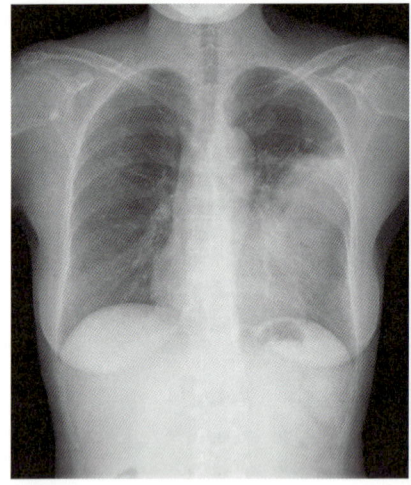

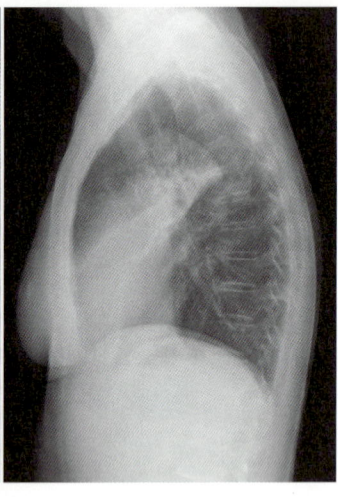

図4-18 浸潤影

　昔ながらの大葉性肺炎の場合，べったりとした浸潤影（☞167ページ）で，しばしばエア・ブロンコグラムを伴います．同じ真っ白でも，胸水や腫瘤のように気管/縦隔を圧すような力はありません．また，無気肺のように気管/縦隔を引っ張ることもいたしません．ただ大きさ，形はそのままに，肺胞内に水がたまったような像になります（図4-19）．

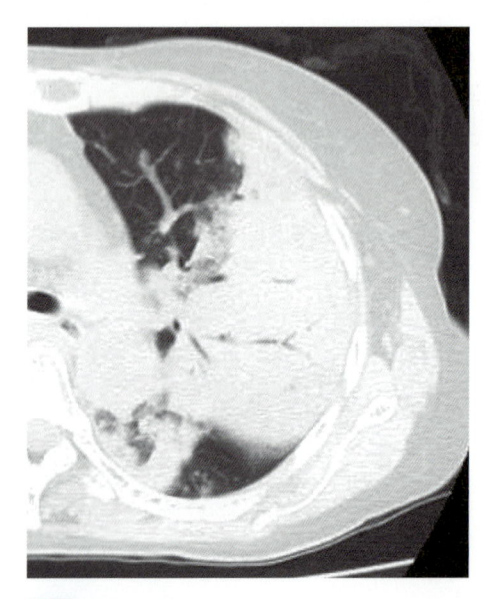

図4-19 肺胞内に水がたまったような像

気管支肺炎では，気管支壁肥厚像〜粒状影，それが融合した浸潤影，すりガラス影などをきたします．最近多い誤嚥性肺炎では，肺底区に陰影がみられることが多いので，特に左側では心陰影の影になって見逃されたりしがち．聴診でcracklesが聴かれたところは入念に画像を確認しましょう（図4-20）．

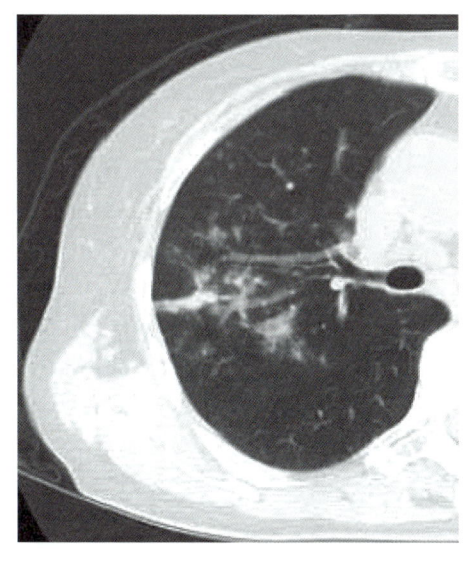

図4-20 気管支肺炎像

　肺炎の場合にももちろん喀痰のグラム染色は有用な情報になります（☞180ページ）．
　原因菌として，肺炎球菌や H. influenzae 桿菌，M. catarrhalis はグラム染色でも見当がつくと思います（図4-21）．
　急性症状を呈していて，典型的な陰影があり，細菌感染症の可能性が高ければ，グラム染色がなくてもエンピリックに（経験的に）抗菌薬を使用して経過を観察する，効果があれば診断的治療とする，という戦略は一般的に広く行われています．
　これはこれで頻度を考えるとある程度理にかなっているのですが，問題は経過がよろしくない場合で，特に真菌症など，なかなか病原体が検出されず，しかも抗菌薬が無効で予後がよろしくない場合もありますから，診断のために気管支鏡検査を行うこともあります．

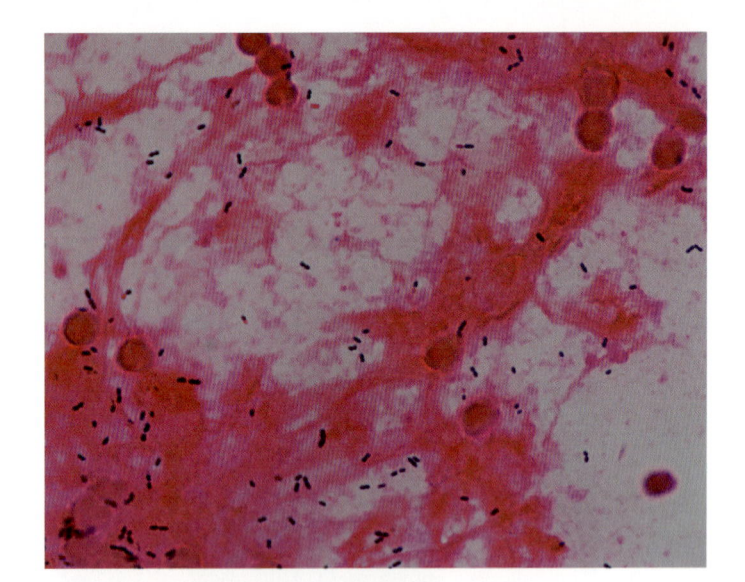

図 4-21　肺炎球菌の場合の喀痰のグラム染色

　また，雑多な菌がみえる場合，嫌気性菌≒誤嚥性肺炎の可能性を考慮します（図 4-22）．

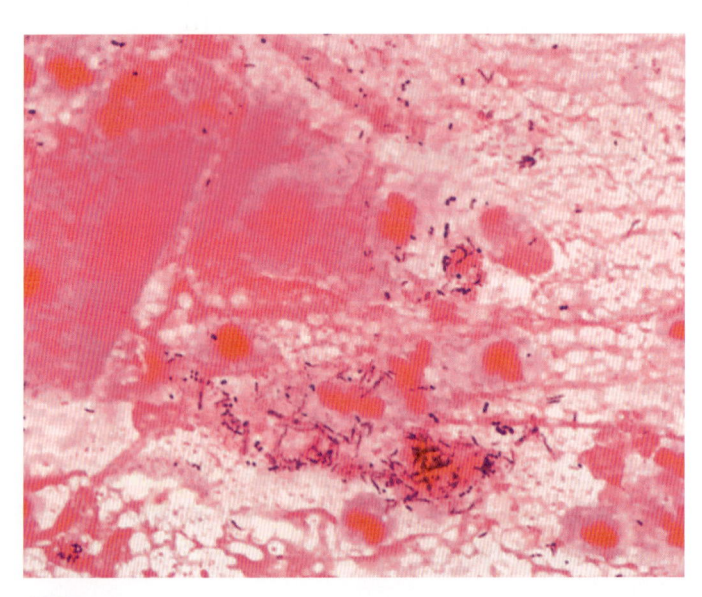

図 4-22　雑多な菌がみえる場合，誤嚥性肺炎の可能性あり

▶ ❹胸膜炎の診断

以前は肺炎のうち，炎症が臓側胸膜を貫くと胸膜炎，と理解していましたが，最近では肺炎随伴性胸水，とよばれることが多いです．胸膜直下の肺炎では炎症性サイトカインの影響で胸腔にも液が貯留することがあり，それが字面どおりの意味での肺炎随伴性胸水ですが，一定の割合で胸腔に細菌が侵入し，やがて膿を形成する＝膿胸になります．

細菌感染以外には悪性腫瘍，結核による胸膜炎が多くみられます．こちらは癌性胸膜炎，結核性胸膜炎とよばれます．

胸膜に炎症が波及すると胸痛が生じますが，この胸痛は呼吸，特に深吸気や咳のときに痛みが増強するのが特徴で，胸痛の鑑別には重要な特徴です．

JUMP！ 胸膜炎の身体所見→133ページへGO！

胸部X線写真では，胸水は毛細管現象によって端っこが引っ張り上げられるように弧を描きます．胸水が少ないうちは横隔膜の影に隠れてあまりみえませんが，およそ300 mLを超えてくると肋横角（costo-phrenic angle: CP angle）付近に円弧としてみえるようになります（図4-23）．

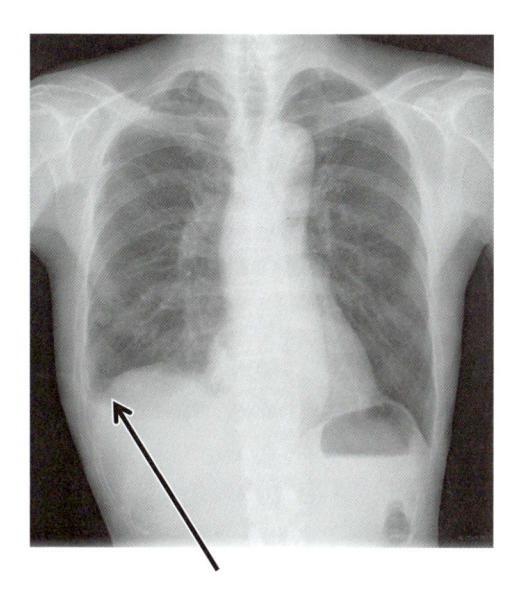

図4-23 肋横角付近をみる

また，胸水がなみなみとたまると，真っ白の陰影が徐々に縦隔，気管を圧すようになります（図4-24）．

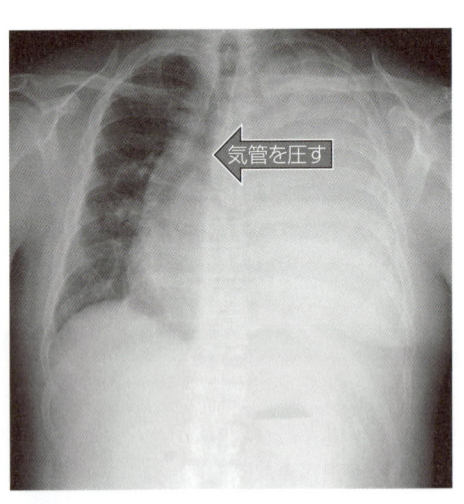

図4-24 真っ白の陰影

胸水と肺炎（浸潤影）との違いは，少量の際にはCP角の鈍化，増えてくると縦隔，気管を圧すという点，それに真っ白な中にエア・ブロンコグラムが見受けられない，そのあたりでしょう．

▶ ❺ 胸膜炎の原因診断

診察，画像上から胸水の存在が考えられたら，その原因を考えます．

胸水が増加する原因は大きく分けて2つあります．ひとつは浸透圧や静水圧など，血管内の水圧的なものが高まって水がにじみ出してくる，漏れてくる，漏出性胸水．もうひとつは炎症など，何らかの病変によって血管透過性が亢進してにじみ出してくる滲出性胸水です．

血管内の水圧的なものは左も右も変わりませんので，漏出性胸水は基本両側に生じます．それに対して「何らかの病変」は片側にあることが多いので，滲出性胸水も片側に存在することが多くなります．

両側胸水の場合，原因として多い心不全，肝硬変やネフローゼの有無を確認します．心不全などが疑われる場合，利尿薬を投与して反応をみることで診断につながります．

利尿薬に反応がない，あるいは片側の胸水であれば胸腔穿刺を行います．

JUMP！ 胸水検査→216 ページへ GO！

　胸腔穿刺による胸水検査から，漏出性胸水と滲出性胸水の鑑別，さらに滲出性胸水のなかでも頻度の多い下の疾患は見当がつきます．

- 悪性腫瘍（原発性，転移性）
- 結核性胸膜炎
- 細菌感染症

　診断が困難な場合，胸腔鏡や Cope 針（胸膜生検用の特殊な針）を用いた生検を行って診断を試みる，ということになります．

　なお，胸水の性状だけでは診断困難で，他の所見も含めた総合判断が必要なものに肺塞栓，RA や SLE などの膠原病，膵炎，薬剤などがあげられます．

4-11 肺化膿症・慢性膿胸の診断

❶肺化膿症とは

　肺炎球菌などによる肺炎に対し，黄色ブドウ球菌や嫌気性菌などによる肺胞の感染症では，病原菌が蛋白分解酵素（プロテアーゼ）や多糖分解酵素を産生し，肺胞や胸膜といった組織を破壊します．その結果好中球が閉鎖された病巣空間に侵入するとリゾチームや細菌膜透過性亢進蛋白，カチオン蛋白などを放出し，膿瘍が形成されます．

　これら放出された物質により，細菌の生育が抑制される結果，膿瘍内部では比較的マイルドな炎症が持続的に起こります．そのため，慢性経過を辿ることもしばしばみられると考えられます．慢性感染症の鑑別に膿瘍形成疾患が入るのはこのあたりが原因となります．

　具体的には細菌の細胞分裂速度が 20～70 倍遅くなるようです．抗菌薬は細胞分裂を阻止することで効果を現しますから，そもそも細胞分裂をしない状況ではなかなか効果を発揮しない．さらに膿瘍内の pH は低く（酸性環境），白血球の機能は低下し，血流が少ないことから抗菌薬の局所濃度も上がりにくい．またアミノグリコシド系抗菌薬などの効果は酸性環境では弱まってしまいます．これらが，肺膿瘍の治療期間が肺炎に比べてずいぶん長い理由

です．

　肺膿瘍の原因として有名なのは歯周病菌でもある *Streptococcus milleri* 群，それに口腔内常在菌である嫌気性菌群でしょう．これらは口腔内から誤嚥されて肺炎→肺膿瘍，という経過を辿りますが，嫌気性群による膿瘍は比較的緩徐な経過を辿ることが多く，上の機序であると考えやすい一方で，*Streptococcus* 属は急な経過を辿り，激しい症状を呈することが多いとされています．上に書いた機序とは少し異なる出来事が起こっているのかもしれません．

　それから外傷や手術の合併症に代表される血行性の散布病変では，黄色ブドウ球菌などもみられます．黄色ブドウ球菌もプロテアーゼを産生し，組織破壊を伴う割と激しい症状を引き起こします．*Streptococcus* 属と並んで，「球菌系は激しい症状」と覚えておきましょう．

　肺の話に戻りますと，肺胞の壁がプロテアーゼで溶けてしまい，肺胞が溶けたエリアに膿で満たされた空間ができることになります（図 4-25）．

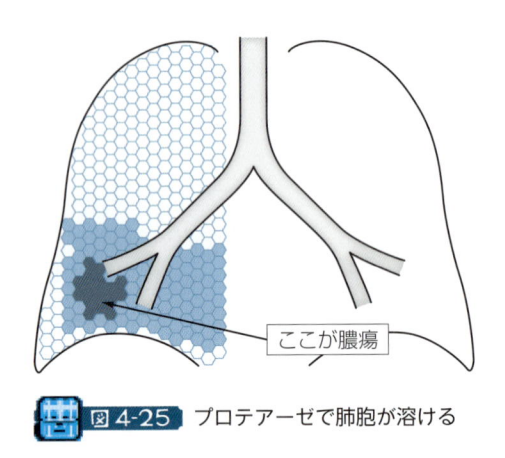

図 4-25 プロテアーゼで肺胞が溶ける

　そして，その膿が気管支から（痰と一緒に）流出することで（図 4-26），そのエリアに空気が入り，空洞が形成されるのです．他に嫌気性菌などが局所でガスを産生しても空洞が形成されます（図 4-27）．

図 4-26 膿が流出する

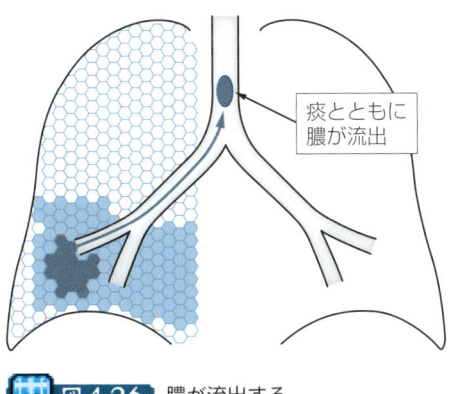

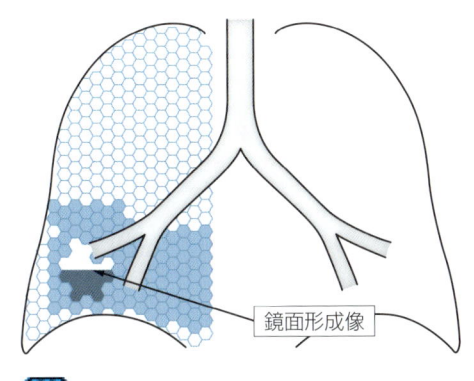

図 4-27 膿が流出した後が空洞になって，残っている膿（水分）との間に鏡面形成する

　気胸の際のニボーのできかた（☞247ページ）でみたように，ニボーは「水」が「空気」に接するところで形成されますから，肺内であっても，「水（この場合は膿）」が「空気」に接すれば，ニボーが形成されるわけです．
　同じ空洞形成疾患でも，肺結核の場合は乾酪壊死，つまり内容物がチーズ（乾酪）のような固形物であることが多いですから，ニボー形成は少ないですね．
　逆に，肺の中にニボーが存在するということは，少なくともある程度以上の肺胞が破壊され（て，空気と水が接触するだけのスペースができ）た，ってことになります．

　一方，肺の外（胸腔内）にニボーがある場合にはどうでしょうか．まず気

4-11 肺化膿症・慢性膿胸の診断

胸ありき，という病態ならニボー＝気胸＋胸水，とか，血気胸ということになります．気胸以外では膿胸（次項参照）の場合，肺外にニボーがみられます．ニボーが肺の中にあるのか外にあるのか，その判断には往々にしてCTの助けを借りる必要があったりします．

▶ ❷膿胸とは

肺の炎症，膿瘍が胸膜直下まで波及するとプロテアーゼで胸膜も溶かされてしまいます．結果，炎症が胸腔内に波及したものが膿胸になります．膿を包んだ袋が破れて胸腔内にどろ〜っと流れ込むイメージですね（図4-28）．

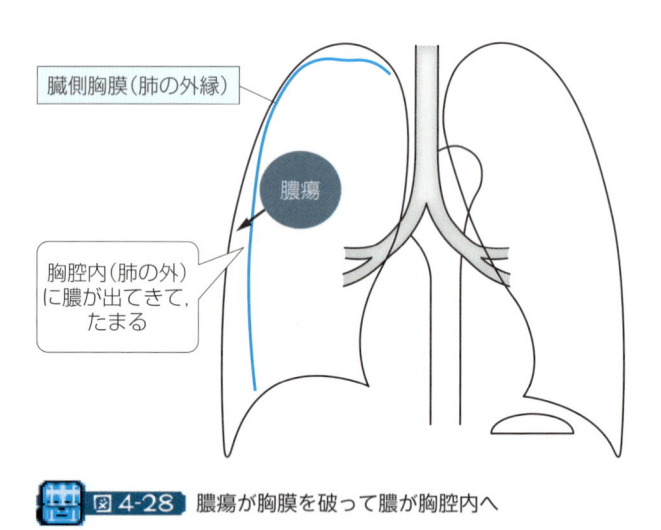

臓側胸膜（肺の外縁）

膿瘍

胸腔内（肺の外）に膿が出てきて，たまる

図4-28 膿瘍が胸膜を破って膿が胸腔内へ

嫌気性菌感染であればしばしばガス産生が起こり，胸腔内に胸水（膿）とともに空気成分がみられることがあります．その場合，肺の外にニボーが形成されます（図4-29）．

図4-29 膿胸

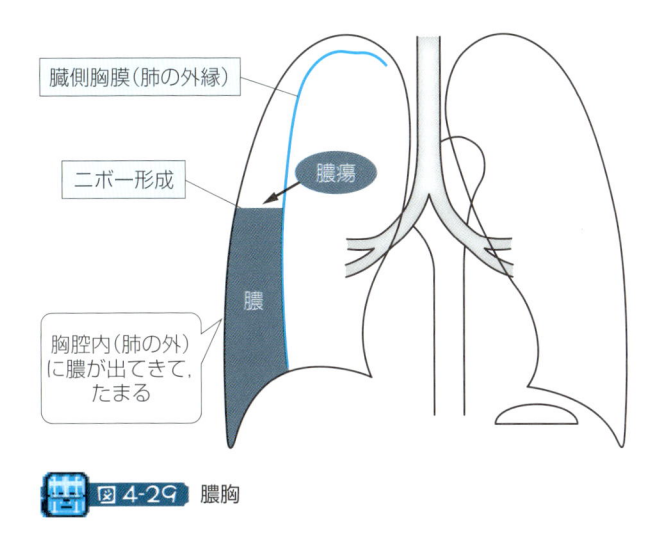

ブドウ球菌感染などでは臓側胸膜が破壊されて空気が入り込むことでニボー形成が起こります．あまりハッキリと書かれている文献をみつけられませんでしたが，原因菌によってニボー発生の機序は違うように思われます．
(感染症診療スタンダードマニュアル第2版．羊土社より)

❸診断のための画像所見

　肺化膿症や慢性膿胸を症状や診察所見だけから診断する，というのは困難であるところが実際です．感染症状はあるんだけれど，経過が慢性，マイルド，というのは典型的ではありますが，特異的ではありません．
　やはり画像検査，特に胸部CTが必要になってくるでしょう．

　肺化膿症では肺炎の内部が壊死しているため，もとの肺炎部分よりも壊死巣は少し比重が軽い，ということで黒っぽく（より低濃度として）写ります．この微妙な濃度の差は縦隔条件でよくわかります．
　また，べったりとした浸潤影の内部に，不意にガス像，ニボー形成がみられることがあります．実際の症例をみてみましょう（図4-30）．

図 4-30　肺化膿症

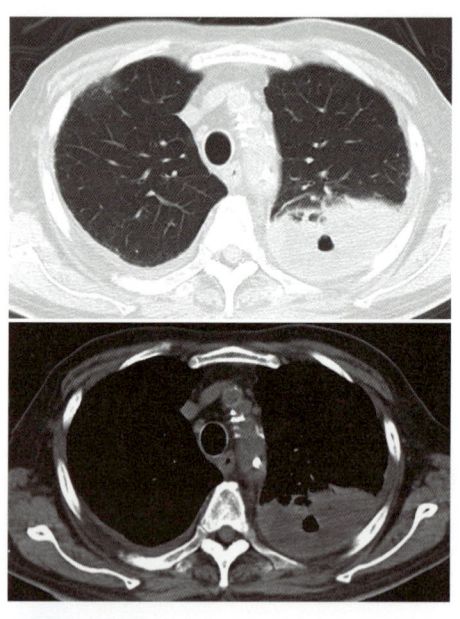

　写真上の肺野条件ではべったりした白い陰影の中にガス像がみられますが，下の縦隔条件では肺野条件で一見「べったりした白い陰影」とみえていたものが，実は均質なものではなくまだらにみえる不均一なものである，ということがわかります（図 4-31）．

ガス像

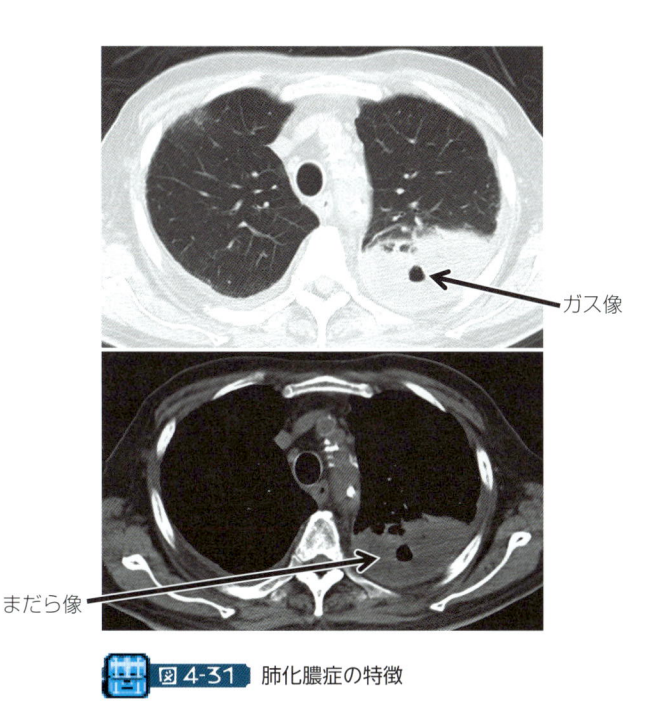

まだら像

図 4-31 肺化膿症の特徴

　膿胸の場合，もちろん胸水が貯留しますので，それだけでしたら胸膜炎の画像所見と同じなのですが，周囲を器質化した胸水や肥厚した胸膜（CT で濃度が高い）で囲まれ，被包化されてくると膿胸っぽくなってきます（図 4-32）．

図 4-32 膿胸

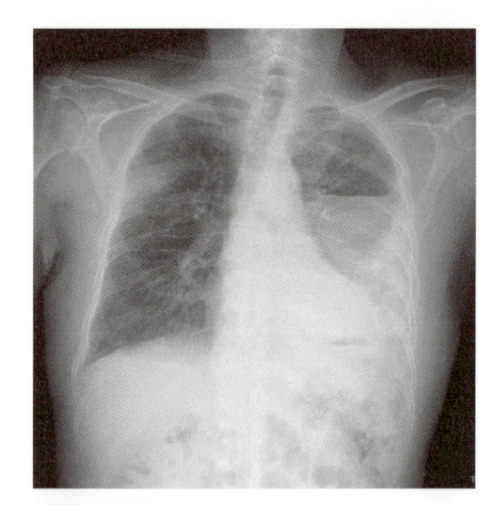

　前にも書きましたが，ガスを産生したり気管支と胸腔内に交通ができたりすると肺の外に空気の存在を認めるようになります．空気の量がある程度多くなるとニボー形成を認めます（図 4-33）．慢性に経過すると石灰化を伴ったり胸郭の縮小を伴ったりすることもあります．

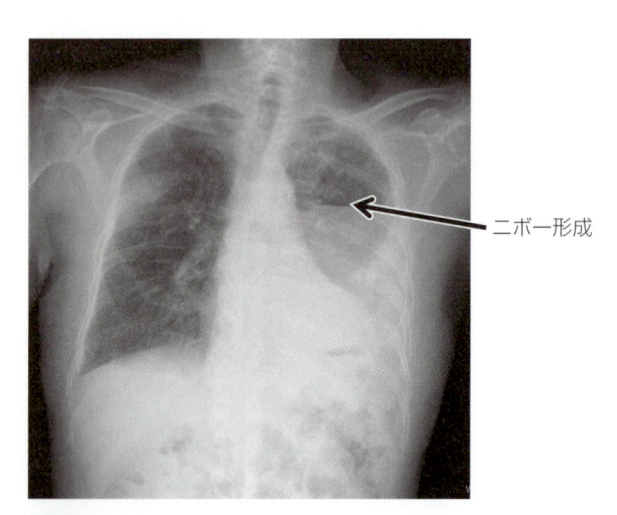

ニボー形成

図 4-33 膿胸でのニボー形成

大きな空気像とニボーは胸部X線写真でもみえています．ただ小さなガス産生はCTでしかみえません．
　上の症例のCT像です（図4-34〜4-37）．

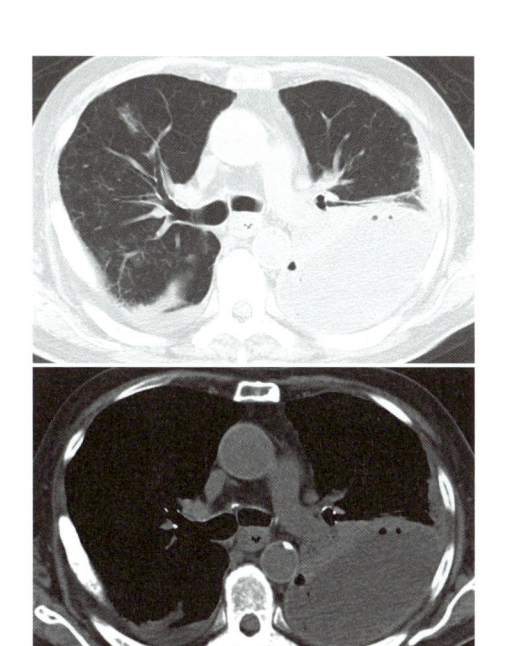

図4-34 膿胸でのCT①

ガス像

胸膜肥厚

図4-35 膿胸でのCT①の特徴

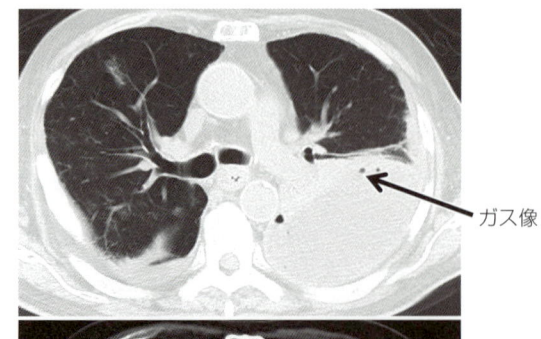

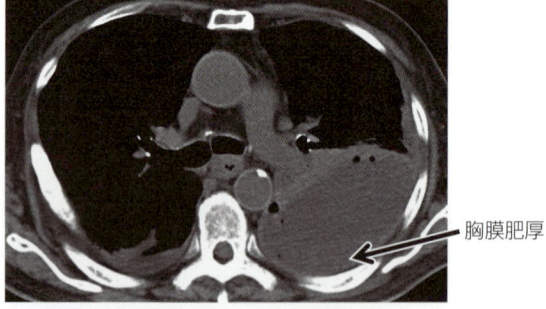

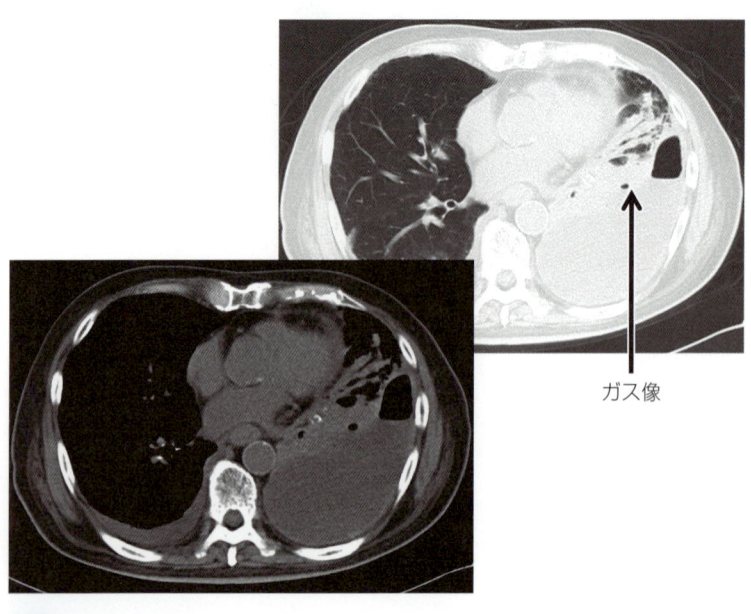

ガス像

図4-36 膿胸でのCT②

ニボー形成

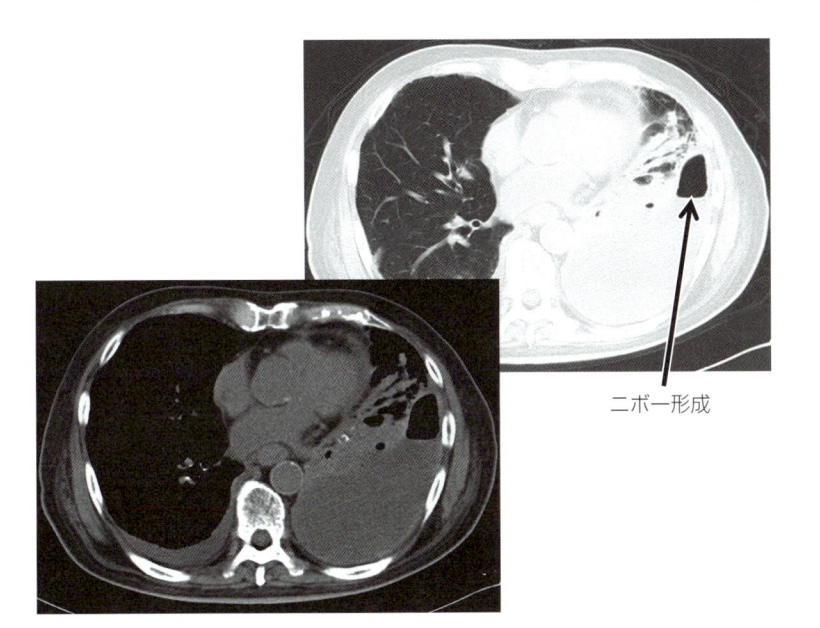

図 4-37 膿胸でのCT②の特徴

❹診断の手順

　画像（特にCT）で肺化膿症，膿胸の存在は明らかになります．さらなる診断としては原因菌の確定が望ましいのですが，特に嫌気性菌において「病巣から菌を空気に触れさせずに（＝嫌気的に）取り出し培養する」というのが，若干ハードルが高いので，確定されないことも少なくないように思います．

　まあ逆に嫌気性菌であれば，ペニシリンやクリンダマイシンでシンプルに治療できますから，菌種まで厳密につめる必要もない，といえるでしょう．

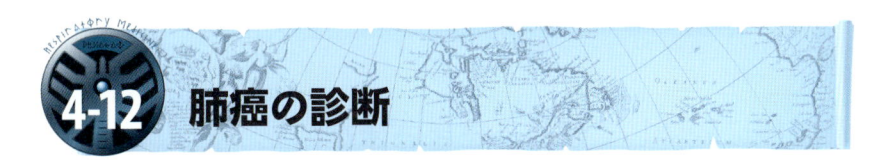

4-12 肺癌の診断

　肺癌の診断は，シンプルといえばシンプル．でも，時に難しいことがあります．
　まあ肺に結節や腫瘤があって，そこの生検をして悪性細胞がみられたら，癌の診断は難しくない．これは問題ないでしょう．

生検には次の3つがよく使われます。

- 気管支鏡下生検（経気管支生検）（☞214ページ）
- CTガイド下針生検
- 胸腔鏡下生検

肺癌と診断したら，次のステップは肺癌でも治療法の異なる，組織型を分けていくことです．

- 非小細胞肺癌か，小細胞肺癌か
- 非扁平上皮癌か，扁平上皮癌か
- *EGFR* 遺伝子変異，*ALK* 転座は陽性か

この辺は病理診断の段階でやっていただけることがほとんどだと思います．ガイドラインではこれらをしっかり分けたうえで治療の指針を示しています．

難しいのは，たとえば肺だけでなくて他の臓器にも結節・腫瘤がみられるとき，どちらがどちらの転移なのかわからない場合など．

その場合，状況証拠から推察する，物的証拠を調べる，というやりかたがあります．状況証拠はたとえば，所属リンパ節腫大があるかどうか．片方の臓器Aには所属リンパ節腫大があり，もう一方にはない，となると，Aが原発巣である可能性は高まります．

また，臓器Aの結節は1カ所で臓器Bの結節は多数ある，という場合，Aが原発巣である可能性が高いです．もちろん発生頻度も参考になるでしょう．

物的証拠では，病理組織が物語ることがあります．臓器AとBに結節がみられる．臓器Aの癌は扁平上皮癌しかなく，臓器Bの癌は腺癌，という場合，得られた組織が扁平上皮癌であれば，原発巣はAでBに転移している，と考えられるでしょう．

どちらも腺癌，のように決めかねる場合，組織診断マーカーによる染色を行います．たとえばTTF-1やSP-Aなどは肺腺癌で陽性率が高い，というような特異的なマーカーが染まれば診断に近づくものです．

❶肺癌に随伴して起こるさまざまな所見

肺癌に限ったものではありませんが，疾患が存在することによって肺に影響が及び，さまざまな所見を呈することがあります．

▶ ❶無気肺

　気管支が閉塞することで，閉塞部位より末梢にある肺の空気が抜け，肺が虚脱（縮む）した状態です．虚脱していないところは逆に引っ張られてフン伸びます（図 4-38）．

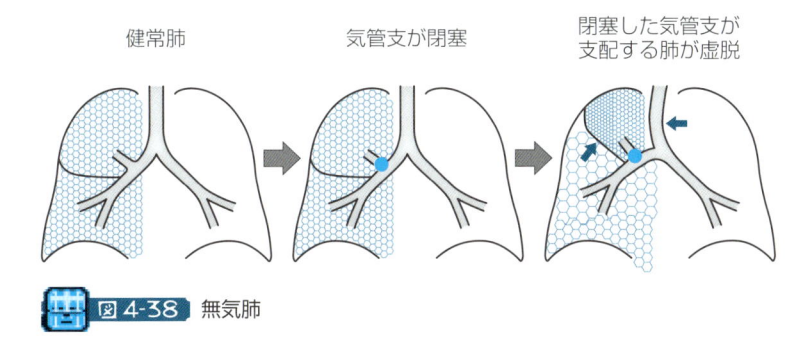

健常肺　　　　気管支が閉塞　　　　閉塞した気管支が
　　　　　　　　　　　　　　　　支配する肺が虚脱

図 4-38 無気肺

肺が縮むので，気管，気管支，葉間，横隔膜などは引っ張られます．

JUMP！ 無気肺の身体所見→118ページへ GO！
無気肺の胸部 X 線写真→153ページへ GO！

この機序で起こる無気肺の原因になるのは，次のような疾患です．

- 肺癌
- 肺結核・気管支結核
- 異物

ですから無気肺をみたらまずは気管支を閉塞しているものが何であるかを評価する，気管支鏡検査を行います．異物であればそのまま除去しますし，腫瘍が気管支を塞いでいれば生検を行って診断します．

JUMP！ 気管支鏡検査→214ページへ GO！

▶ ❷胸水

　臓側胸膜と壁側胸膜の間の胸腔に水が溜まったものが胸水です．胸水が大量に溜まると肺は圧されて虚脱し，縦隔も圧されます．

JUMP！ 胸水貯留時の身体所見→118ページへ GO！
胸水の胸部 X 線写真→157ページへ GO！
胸水検査→216ページへ GO！

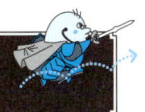

特に片側の胸水貯留は，次のような疾患が胸膜面にできたときに生じてきます．

- 悪性腫瘍
- 結核
- 細菌感染

ですから片側の胸水をみたらまずは胸水を抜いて性状，特異的物質の有無を調べ，診断困難な場合には生検も行います．

片側無気肺と胸水はパッと見，片肺が真っ白で区別がつきにくいですが（図 4-39），気管をみればどちらであるか，次に行うべき検査はどれかすぐにわかります．

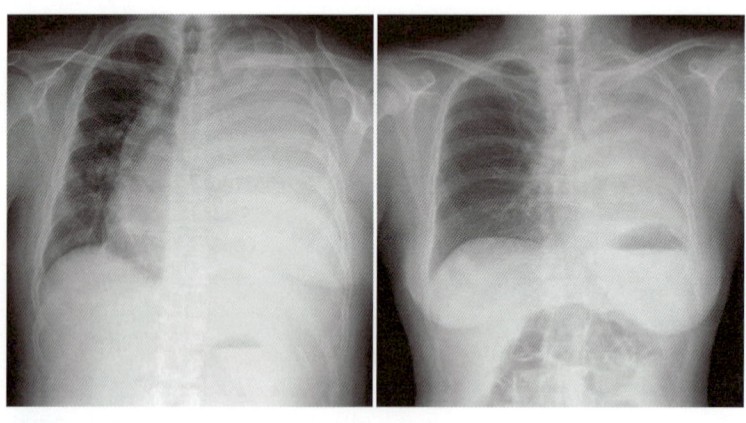

図 4-39 胸水（左）と無気肺（右）の違い

- 真っ白な病変が気管を圧している→胸水なので穿刺し胸水の検査
- 真っ白な病変が気管を引っ張っている→無気肺なので気管支鏡

▶ ❸横隔神経麻痺

横隔神経が浸潤を受けたり圧迫されたりすると横隔膜が動かなくなります．横隔神経は胸腔内でも縦隔付近を走行しますので，次にあげるような腫瘤によって生じます．

- 肺癌
- 縦隔腫瘍
- 縦隔リンパ節腫脹

　原因となる疾患はこれらの他に，神経系の疾患や手術による損傷などもあります．

　横隔神経麻痺そのものの診断は，吸気と呼気で横隔膜の位置が変わらないことからわかります．原因となる腫瘍などは CT で場所を特定し生検で診断，これは普通の癌診断と同じですね．

❹上大静脈（SVC）症候群

　上半身に下行性の表在静脈怒張（☞ 122 ページ）があり，上大静脈症候群が疑われる場合には，画像所見を確認します（図 4-40）．

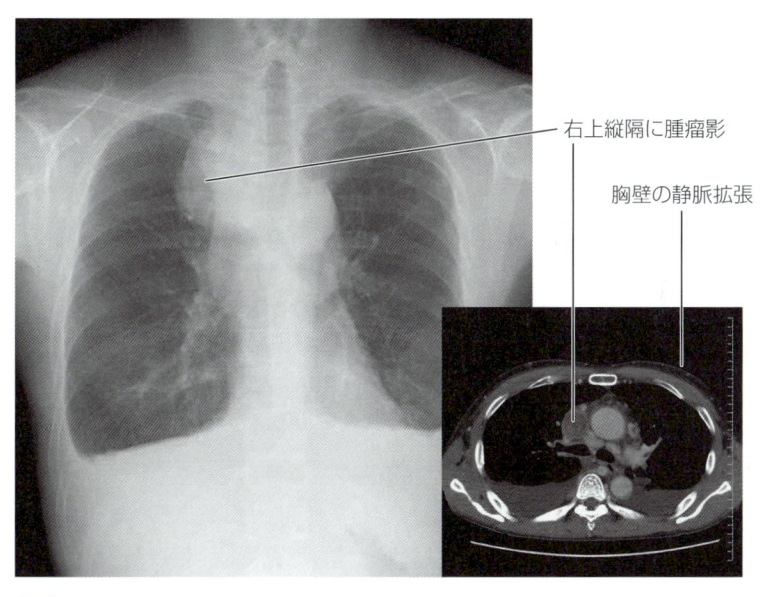

図 4-40　上大静脈症候群

右上縦隔に腫瘍影
胸壁の静脈拡張

　上大静脈症候群特有の画像所見としては，右の上縦隔に上大静脈を閉塞する腫瘍影がみられることが多いです．造影 CT では腫瘍以外に，診察時にみられた皮膚の拡張した血管がみられます．

4-13 サルコイドーシスの診断

　サルコイドーシスは無治療でも自然軽快する例が多く，ランダム化比較試験がやりにくいからか，なかなか新薬のトピックが少ないものです．そういうこともあってか，あまり熱心に診断されることも減ってきたかもしれません．

　受診動機はぶどう膜炎による眼症状（霧視・羞明など）が多く，ついで両側肺門リンパ節腫脹（bilateral hilar lymphadenopathy：BHL）など，胸部 X 線写真の異常所見を指摘されて受診することが多いです．ここで確認しておきたいキーワードは「両側」．両側ぶどう膜炎はサルコイドーシスを強く疑わせますし，肺門リンパ節腫脹も両側が特徴的なのです．片側にしか病変がない，ということがそこに原因があることを表すのに対し，両側にある病変は**免疫学的な機序**を表すのです．

　診断にはサルコイドーシス/肉芽腫性疾患学会による診断基準が使われますが，診断にあたってのポイントは「複数臓器に病変があることを証明する」ということです．ひとつの病変は「サルコイド病変」であり，それが複数の臓器にわたって存在するのがサルコイドーシスでありますから，これは疾患の定義（全身性疾患だということ）に関わる問題であります．

　たとえば組織診断群では，ひとつの臓器に非乾酪性類上皮細胞肉芽腫を認め，かつ他の臓器に臨床，組織所見があるか，全身反応を示す検査所見があることが診断基準です．詳しくは診断基準を参照してください．

　胸部 X 線写真の異常所見で受診に至った症例では，まず眼など他臓器の病変を示唆する症状，検査所見がないかどうかを確認し，何かありそうなら精査します．皮膚や表在リンパ節など，生検の容易な場所があれば生検をしておきます．

　同時に状況証拠として血清 ACE（☞ 198 ページ）とリゾチームを測定，それから気管支鏡を施行し気管支肺胞洗浄（BAL）（☞ 215 ページ）液の細胞分画でリンパ球の増多，CD4/8 比の高値を確認します．

　肺の生検は気管支鏡下肺生検（TBLB）（☞ 214 ページ）で肺野，超音波気

管支鏡（EBUS）で縦隔リンパ節を採取します．組織が十分得られない場合，全身麻酔が必要ですが縦隔鏡下にリンパ節を採取する方法もあります．

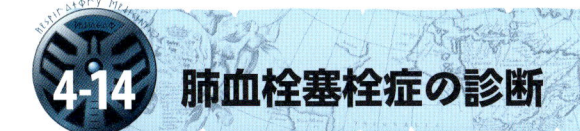

4-14 肺血栓塞栓症の診断

　肺血栓塞栓症は「鑑別から漏れがち」な疾患の代表でした．ナンデヤ，というと，呼吸器なのか循環器なのか，どっちに入れたらいいのか（つまり，どっちの科が診たらいいのか）ハッキリしない境界領域の疾患で，実際施設によって，また医師によって，守備範囲であることとそうでないことがあやふやなのです．私が研修医の頃は総合診療の医師，という方がおられず，結局誰も診る人がいない，みたいなこともあったり，そもそも学生のときに教えていただいた経験がなかったりしました．

　また，CT スキャンの性能が低かった時代には，肺血栓塞栓症の診断そのものが難しく，診断に至った症例が少なかった，という事情もありました．昨今では CT スキャンの性能がよくなって診断しやすくなり，おもに救急・総合診療のスペシャリストとして活躍しておられる先生方から，いろいろな情報が発信されています．

　肺血栓塞栓症は急性発症で致死的疾患であり，呼吸困難という非特異的な症状を呈する疾患です．診断には一刻を争うにもかかわらず，臨床症状や身体所見が典型的でない例も少なからず見受けられる現状で，いかにして診断を進めて CT にもちこむかが問題となっています．

▶ ❶肺血栓塞栓症の診断に使う検査

　そこで肺血栓塞栓症に典型的な検査所見にはどのようなものがあるか，なんですが，肺動脈が詰まると胸痛や低酸素などによる症状が起こります．しかし，閉塞した範囲が広大でない限りは右心負荷～肺高血圧をきたしません．その場合，感度の低い検査では徴候が捉えられない，ということになります．

　たとえば胸部 X 線写真．教科書的には心陰影の拡大，肺門拡大，肺野の透過性亢進などを認める，とありますが，これは右心負荷～肺高血圧をきたすことによって生じる所見ですので，閉塞範囲が小さい場合には認められないことになります．

逆にむしろ胸部 X 線写真で所見がない，でも低酸素，ということから肺血栓塞栓症を鑑別にあげるくらいです．低酸素をきたす疾患は胸部 X 線写真に異常が出ることが多いですから，異常がないのは特徴的ですね．
　心電図も同様で，右心負荷〜肺高血圧を生じると有名なＳⅠQⅢTⅢ，V_1〜V_3 の陰性 T 波，右脚ブロックなどを認めますが，これをアテにしていると感度が低い，ということになります．一点，洞性頻脈所見は低酸素を反映してよくみられ，不整脈による頻脈との鑑別に有用ですが，特異的ではありません．
　動脈血ガス分析では血流の途絶による A-aDO_2 開大が生じ，低酸素血症になります．呼吸中枢が低酸素を関知すると呼吸回数を増やして対処しようとしますので，呼吸回数が増えて換気量が増加し，二酸化炭素が飛んで低二酸化炭素血症となります．
　換気量が増えても低酸素の改善は乏しく，結果，

低酸素血症＋低二酸化炭素血症

となります．
　低二酸化炭素血症になると酸性物質である二酸化炭素が減ることでアルカローシスとなります．ということで，呼吸性アルカローシスを呈します．

　上にあげた感度の低い検査しか適用できない時代には，肺血栓塞栓症の診断は困難でありましたが，昨今では感度，特異度の高い検査がいくつか適用できるようになったおかげで，診断される機会が格段に増えました．
　血液検査では何といっても D ダイマー（☞ 202 ページ）．>500 μg/L で異常高値とします．
　感度は 95％以上と抜群によい一方で，特異度は 40％〜と低く，陽性だから肺血栓塞栓症である，とはいえないものの，少なくとも陰性であれば肺血栓塞栓症は否定的，というところから，救急の現場では便利に使用されていると思います．採血で結果がわかるのも，今どきの先生方に好評ですね．臨床状況と併せて診断に使われます．

　そして今や肺血栓塞栓症診断のエース的存在，胸部造影 CT です．CT の多列化など性能の向上で，造影剤を注入と同時に撮影し，肺動脈内の血栓がキレイに描出できるようになったおかげで，エースの座にのぼりつめたものです．感度，特異度ともに 90％以上を誇ります．
　ついでに下肢も撮影して DVT の評価もできるようになり，一発の検査で簡単に一連の評価ができるようになりました（図 4-41）．

肺動脈内に血栓　　　　　下肢静脈内にも

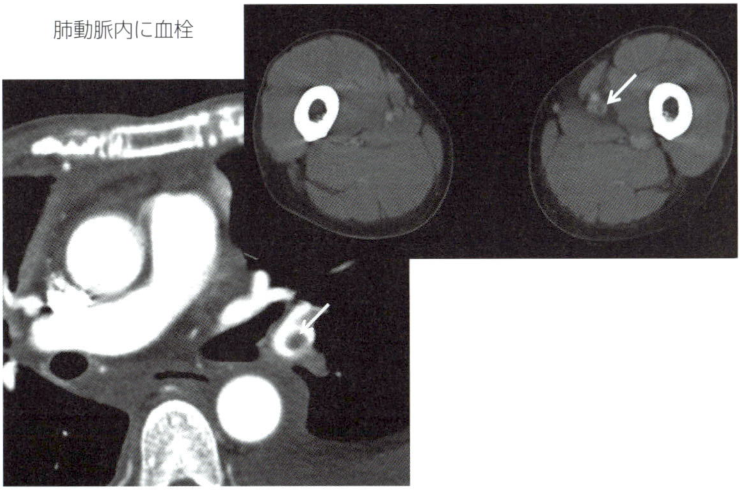

図4-41 胸部造影CT

　心エコー検査では，右室の拡大や壁運動，それに肺動脈圧の評価も可能ですので，心負荷所見，肺高血圧所見を評価したい場合に有用です．こちらは重症肺血栓塞栓症以外の診断，という意味では必須とまでは申せません．
　肺シンチグラフィは，以前にはよく使われていましたが，核医学検査ですので迅速性にいささか問題があり，しかも大きい欠損しかわかりませんので，胸部造影CTの台頭もあってあまり施行されなくなってきています．
　肺動脈造影は，以前には診断のスタンダードでしたが，侵襲が大きいのと技術をもつ医師が必要であることから，カテーテルによる治療を目的とされるケースを除いては施行されることは少なくなってきました．

❷肺血栓塞栓症診断のアルゴリズム

　急性で重症例，致命的となることもあり，かつ診断に迷うことの多い肺血栓塞栓症だけに，診断アルゴリズムがあると便利ですね．UpToDate® から引用してみましょう．
　まずはWellsの基準（改），簡易版です．

- DVTの症状（下肢の腫脹，圧痛）がある：1点
- 肺塞栓が疑わしいと主治医が考える：1点
- 頻脈（＞100/分）：1点

- 4週間以内に3日以上の臥床，または外科手術の既往：1点
- DVT・肺塞栓の既往：1点
- 喀血：1点
- 悪性腫瘍：1点

　これらの項目があれば得点を加え，2点以上のものは肺血栓塞栓症っぽい，1点以下のものを肺血栓塞栓症っぽくない，とします．

　Wellsの基準による臨床診断とDダイマー，造影CTによるアルゴリズムをあげておきます（図4-42）．

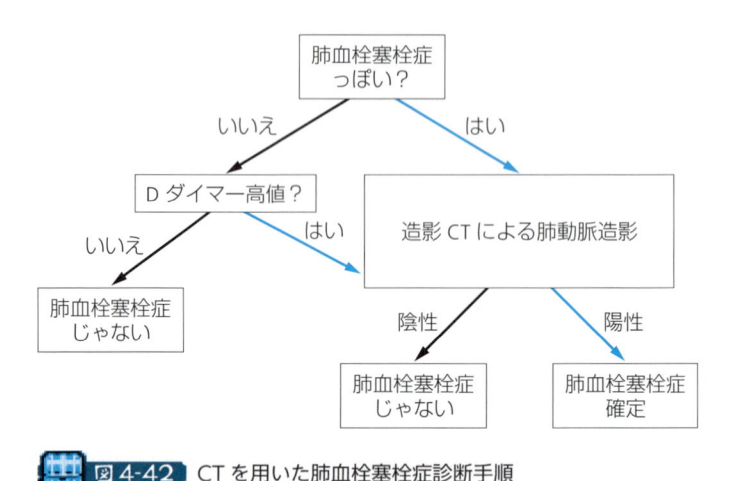

図4-42 CTを用いた肺血栓塞栓症診断手順
(van Belle A, et al. JAMA. 2006; 295: 172 より改変)

　また，肺血栓塞栓症を否定できる場合として，以下の除外基準があげられています．

- 50歳未満
- 脈拍が100/分未満
- 酸素飽和度（SpO_2）≧95％
- 喀血なし
- エストロゲン使用なし
- DVT・肺塞栓の既往なし
- 片側下肢の腫脹なし
- 過去4週間の外科手術，入院を要する外傷の既往なし

これらをすべて満たし，Wellsの基準などで肺血栓塞栓症っぽくない，という症例については除外が可能であろう，ということになります．
(UpToDate® より)

4-15 肺高血圧症の診断

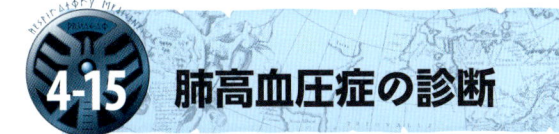

　肺血栓塞栓症のような急性発症ではありませんが，徐々に進行する息切れ・呼吸困難の鑑別として忘れてはならないのが肺高血圧症ですが，まだまだ見逃されている例も少なくないようです．肺高血圧症でみられる所見は，右心負荷に伴う所見で，肺血栓塞栓症と重なる部分も多いです．

　スクリーニング検査として行う胸部X線写真，心電図，心エコーにおける右心負荷所見は以下のようなものがあげられます．ただ，特に早期，軽症例においては，胸部X線写真や心電図で所見がみられることは少ないのが現状です．それゆえに，積極的に疑っていかないと見過ごされてしまうのですね．

　胸部X線写真（図4-43）では，

肺動脈の拡張
末梢血管陰影の細まり

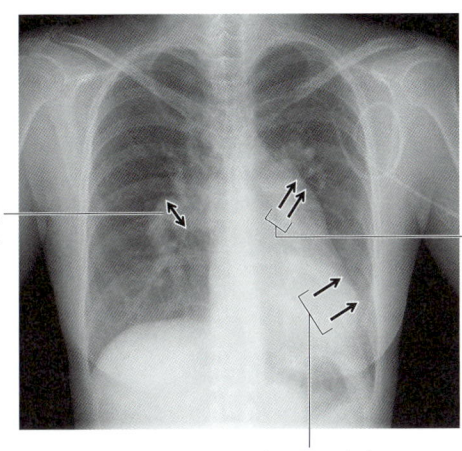

肺動脈の拡張
左2弓の突出

左4弓の突出
心胸比増大

図4-43　胸部X線による肺高血圧症の診断

- 肺動脈の拡張，左 2 弓の突出
- 右室拡大による左 4 弓の突出・心胸比増大
- 末梢肺血管陰影の急激な細まり

心電図（図 4-44）では，

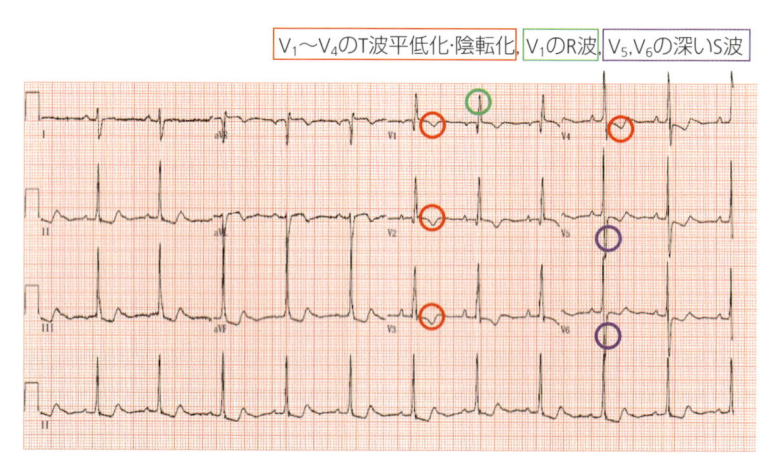

V₁〜V₄のT波平低化・陰転化, V₁のR波, V₅,V₆の深いS波

図 4-44　心電図による肺高血圧症の診断

- 右胸部誘導（V₁〜V₄）のＴ波平低化・陰転化
- Ⅱ，Ⅲ，aV_F，V₁，V₂の肺性Ｐ波
- V₁のＲ波，V₅，V₆の深いＳ波
- 右軸偏位

心エコー（図 4-45）では，

図 4-45 心エコーによる肺高血圧症の診断

- 右室拡大
- 中隔の圧排，左室扁平化
- TR（三尖弁最大圧較差 TRPG＞35 mmHg）
- 右軸偏位

　たとえば膠原病でしたら強皮症や混合性結合組織病，SLE などリスクの高い症例では，定期的な心エコーの施行が望ましいとされています．心エコーで TRPG が高値であれば，積極的にカテーテル検査で直接，圧の測定をしたいところです．

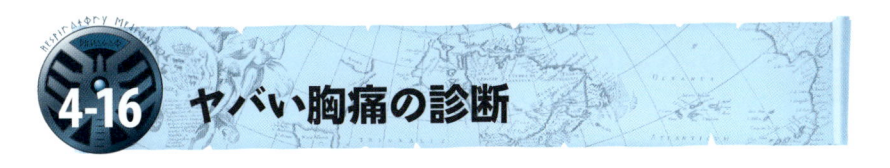

4-16 ヤバい胸痛の診断

　胸痛の性状，随伴症状から虚血性心疾患を疑う場合には，年齢（中年以降），喫煙状態（現在喫煙者），症状（痛みに伴って発汗あり・左腕に放散する痛み・嘔気）などの項目があげられます．

　そういう場合，とにもかくにも 12 誘導心電図をとって，ST 上昇の有無をみる……．そのとおり．ST 上昇がなければ新たに出現した左脚ブロック，異

常Q波，ST低下や陰性T波の有無に注意します．

　血液検査では，有名なトロポニンとCK-MBを測定します．特に心筋トロポニンはCK-MBよりも感度，特異度ともに優れていますが，心電図のようにすぐに結果が判明するわけではありませんし，発症後すぐには感度が低いということもありますので，絶対的な指標ではありません．ST上昇があれば，これはもう問答無用でカテーテル治療に入るべきなので，別に結果を待つ必要はありません．循環器ドクターをコールしましょう．

　ST上昇がない，でも心電図異常がある，という場合には心筋酵素の結果などからカテーテルの適応を考慮する，という感じになると思います．心電図異常がなく，心筋酵素の異常もなかったら，もう心筋梗塞ではないのか？という問いはけっこう難しい問題で，これまでにもいくつかの胸痛決断ルールが作られていますが，決定版はないようです．

　大動脈解離では胸部X線写真での縦隔および大動脈陰影の拡大が有名な所見ですが，有用ではあるものの信頼性に乏しいと評価されています．大動脈解離はきわめて重要，重篤な疾患であるにもかかわらず，造影CTを撮らないとキッチリした診断がなかなか難しいといわれているのです．

　そこで最近Dダイマーが使われるようになっています．Dダイマーは感度が高いため，低値（1.0 μg/mL 未満）であればかなり否定的といってよいようです．

　かなりサラッと書きましたが，あまり細々とこのあたりのことに触れると，呼吸器疾患からどんどん離れますので……．詳しく知りたい方はぜひ循環器の成書を．

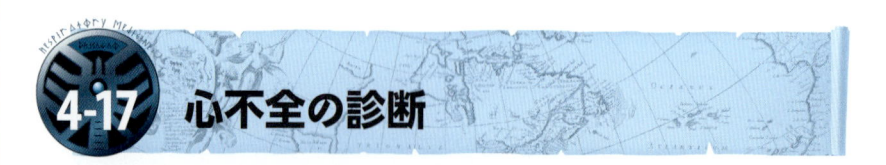

4-17 心不全の診断

▶ ❶胸部X線写真

　心不全の診断には，経胸壁エコーによる壁運動の評価が必須といえますが，ここではそれ以前にスクリーニングとして行われる検査，胸部X線写真と心電図所見，それにBNPを考えましょう．まず胸部X線写真ですが，基本的には「水が血管をパンパンに張らせ，かつ血管からにじみ出してきている状態」になります（図4-46）．

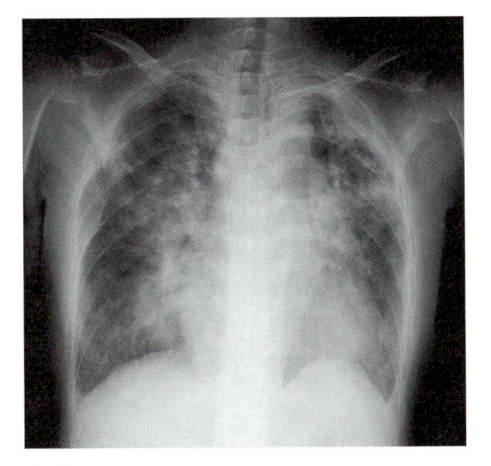

図 4-46　心不全

　ということは，肺動脈，肺静脈ともに普段よりも太くなり，心臓が大きくなり，また，周囲の肺胞腔内，および間質に水があふれて浸潤影〜すりガラス影を作り，肺外にあふれた水は胸水（両側）となる，という感じです．

　具体的な所見をあげますと，

- Kerley's B line
- 肺尖部への血液再分布（上葉への血管が下葉の血管よりも太くみえること）
- 間質・肺胞の浮腫
- 心拡大
- 両側胸水

などが心不全の診断に役立つとされています．ちょっと実例を（図 4-47）．

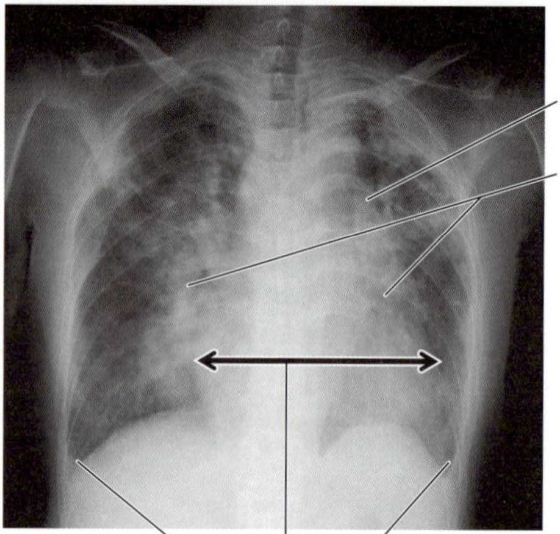

図4-47 心不全（解説）

血液再分布
間質・肺胞の浮腫
心拡大
両側肋横角鈍（胸水）

❷心電図

　心筋梗塞や狭心症とは異なり，心不全に「特有」の心電図所見はありません．それでも，何らかの異常がある，ということで心不全診断の手がかりになることは経験されます．

- 呼吸困難患者での心房細動の存在
- 新たなT波の変化
- 何らかの異常所見

　があると，心不全らしいと考えられます．逆に，完全に正常な心電図所見がみられれば，少なくとも収縮障害による左心不全は考えにくい，といえるでしょう．

❸BNP

　また，BNPに関しては，カットオフ値がけっこう微妙であったりするのですが，

- BNP＜100 pg/mL であれば左心不全は考えにくい
- BNP値が高まると心不全の可能性は高くなる

- 心不全がなくても，腎機能悪化や加齢などによって，BNP値は400 pg/mLまでの値をとりうる

ということのようです．

4-18 健診発見――どんな陰影かによって異なる次の一手

健診で発見された異常影，大きく分けると，

- 腫瘤系：腫瘍，腫瘤形成性感染症（抗酸菌，真菌など）
- びまん系：間質性肺疾患
- びまん性の粒・腫瘤系：サルコイドーシス，リンパ増殖性疾患，びまん性に存在する腫瘍

になるかと思います．いずれも，陰影がある程度の量に達するまでは無症状ですので，読影が診断へのカギになります．診断には，以下のようなアプローチを行います．

▶ ❶腫瘤系（孤発性の腫瘤影）

経気管支生検，経皮生検，それでアプローチできない場合には胸腔鏡下生検を行います．何よりも物的証拠である生検が決め手になります．喀痰検査で判明することも少ないながらあります．

状況証拠としては腫瘍マーカー（☞209ページ），たとえばCEA・シフラ・ProGRPなどを採取します．

▶ ❷びまん系（両側びまん性のすりガラス影，浸潤影）

診断には病歴と画像診断が重要です．病歴で過敏性肺炎が疑われたら沈降抗体検査を行ったり，家庭訪問をしたりします．また，入院で改善する，on-offがあれば診断の根拠になります．

JUMP! 過敏性肺炎の診断→234ページへGO！

状況証拠としては画像上両側びまん性にすりガラス影があり，KL-6，SP-A，SP-Dが高値であれば，間質性肺炎であると判断することはそれほど困

難ではありません．しかし過敏性肺炎以外の間質性肺炎にもいろいろありまして，診断に迷う場合には，気管支肺胞洗浄や肺生検を考慮します．

▶ ❸びまん性の粒・腫瘤系（両側びまん性に存在する腫瘤影）

BHL など，サルコイドーシスを疑う場面では，気管支肺胞洗浄（BAL），経気管支肺生検（☞214 ページ）と眼など他臓器の検索を行います．

あちこちのリンパ節が腫れている，リンパ増殖性疾患の診断には，体表からアプローチできる頸部や鎖骨上窩，腋窩，鼠径部などのリンパ節腫脹があれば，まずはそこの生検を考えます．縦隔リンパ節だけが腫脹している場合は胸腔鏡下の生検になります．状況証拠としては IgG4 や IL-6, sIL-2R（☞208 ページ）をみておくと疾患特異性に問題があるものの参考にはなります．

肺野にびまん性に存在する粒状影・腫瘤影は腫瘍の血行性転移や粟粒結核などを考えます．粒状影の中に 1 カ所大きな腫瘤があったりすると，そこが原発巣かな，と考え，生検することになります．肺内に原発巣がなさそうな場合には，他臓器にも範囲を広げて原発巣を探す必要があります．

■参考文献

1) 重森保人．徳田安春，編．宮城征四郎，監．Dr 宮城の教育回診実況中継―ホンモノの診察技法と疾患を劇的に絞り込む思考プロセス．東京：羊土社；2006.
2) 宮城征四郎，徳田安春，編著．身体所見からの臨床診断―疾患を絞り込む・見抜く！ 東京：羊土社；2009.
3) Jane M. Orient．須藤博，藤田芳郎，徳田安春，他訳．サパイラ 身体診察のアートとサイエンス 原書 第 4 版．東京：医学書院；2013.
4) Lynn SB, Peter GS．ベイツ診察法 第 2 版．福井次矢，井部俊子，山内豊明，監．東京：メディカル・サイエンス・インターナショナル；2015.
5) スティーブン・マクギー．柴田寿彦，長田芳幸，訳．マクギーの身体診断学―エビデンスにもとづくグローバル・スタンダード 改訂第 2 版/原著第 3 版．東京：診断と治療社；2014.
6) デヴィッド L サイメル，ドルモンドレニー．MA 版 論理的診察の技術―エビデンスに基づく診断のノウハウ―．竹本毅，訳．東京：日経 BP 社；2010.
7) 岸田直樹．誰も教えてくれなかった「風邪」の診かた 重篤な疾患を見極める！ 東京：医学書院；2012.
8) 野口善令，監．横江正道，編．この 1 冊で極める不明熱の診断学―不明熱の不明率を下げるためのガイドブック．東京：文光堂；2012.
9) 源河いくみ，本郷偉元，編著．青木眞，監．感染症診療スタンダードマニュアル 第 2 版．東京：羊土社；2011.
10) 上田剛士．酒見英太，監．ジェネラリストのための内科診断リファレンス．東京：医学書院；2014.
11) 金城光代，金城紀与史，岸田直樹，編著．ジェネラリストのための内科外来マニュアル．東京：医学書院；2013.
12) 志水太郎．診断戦略．東京：医学書院；2014.
13) 長坂行雄．楽しく学ぶ身体所見．東京：克誠堂出版；2011.
14) 宮城征四郎，藤田次郎．ジェネラリストのための呼吸器診療勘どころ．東京：医学書院；2014.
15) 大曲貴夫，上田晃弘，藤田崇宏，他編著．編免疫不全者の呼吸器感染症．東京：南山堂；2011.
16) 長尾大志．レジデントのためのやさしイイ呼吸器教室第 2 版．東京：日本医事新報社；2015.
17) 長尾大志．レジデントのためのやさしイイ胸部画像教室．東京：日本医事新報社；2014.
18) KOKUTAI 月刊医師国試対策 2014 年 2・3 月合併号．東京：医学教育出版社；2014.
19) 松尾悟，高橋雅士，佐藤功，他．高橋雅士，監編．新 胸部画像診断の勘ドコロ．東京：メジカルビュー社；2014.
20) エキスパートナース 2014 年 9 月号巻頭特集 変化を見抜く！聴診テクニック．東京：照林社；2014.
21) 日本呼吸器学会肺生理専門委員会，編．呼吸機能検査ガイドラインースパイロメトリー，フローボリューム曲線，肺拡散能力．東京：日本呼吸器学会；2004.
22) 黄 文禧，藤井 宏，小栗 晋，他．羽白 高，編．呼吸器診療の疑問，これでスッキリ解決！ みんなが困る検査・手技，鑑別診断，治療のコツを教えます．レジデントノート増刊 2015；17(8).

索　引

■あ行

あえぎ様呼吸	80
悪性腫瘍	153
握雪感	88, 126
アスピリン喘息	47, 48
アスペルギルス	69, 202, 203
アスペルギルス抗原検査	203
アスペルギローマ	69
アデノシンデアミナーゼ	217
アトピー咳嗽	30, 38
アトピー型	201
アナフィラキシー	12, 15, 64
アルコール依存症	73
アレルギー性鼻炎	37
アンジオテンシンⅡ受容体拮抗薬	47
アンジオテンシン変換酵素（ACE）	198
アンジオテンシン変換酵素阻害薬	47
アンチトロンビン欠乏症	15
胃食道逆流症	28, 30, 34, 45
1日○箱×年数	72
1秒率	183, 184
1秒量	184
％1秒量	183, 185
一般細菌	180
異物誤嚥	15
イムノカード IgM	230
インターフェロンガンマ放出試験	199
インターロイキン6	208
右心負荷	182
うっ血性心不全	8, 34, 97
液性免疫	193
エストロゲン製剤	15
エヘン虫	37
エリスロマイシン	44
エリスロマイシン少量長期療法	43
嚥下困難	15
横隔神経	160
横隔神経麻痺	158, 271
横隔膜弛緩症	160
黄色ブドウ球菌	258
オーバーラップ	41
小川培地	241
悪寒戦慄	59
おくび	33
オプソニン化	70
オマリズマブ	201
オレンジジェリー様	32
温泉旅行	77

■か行

カーリーのB線	173
海外旅行歴	76
咳嗽に関するガイドライン	44
可逆性	17
拡散障害	53, 233
核酸増幅法検査	241
拡散能	183, 185, 233
喀痰検査	167
喀痰細胞診	52, 179
下行性静脈怒張	121
下肢静脈瘤	15
加湿器肺	76
かぜ症候群	37
喀血	9
化膿菌	189
過敏性肺炎	53, 170, 205
花粉症	64

可溶性インターロイキン2レセプター	209
換気血流不均衡	14
ガンシクロビル	204
カンジダ	203
間質性肺炎	30, 53, 231
間質性肺炎急性増悪	17, 19
桿状核球	189
感染後咳嗽	30
冠動脈疾患	16
乾酪壊死	259
奇異性運動	80
奇異性呼吸	80
気管支拡張症	10, 64, 97, 176
気管支拡張薬	220
気管支鏡検査	180, 214
気管支呼吸音	92, 94
気管支呼吸音化	95, 250
気管支洗浄	214
気管支喘息	97
気管支肺胞洗浄	61, 214
気管短縮	84
気胸	12, 95, 146
起座呼吸	22, 34
義歯誤嚥	15
喫煙	39
喫煙指数	72
喫煙歴	16
気道異物	12
気道可逆性試験	220
気道過敏性	17
気道狭窄	57
逆流性食道炎	28
急性咽頭炎・喉頭炎	6, 8
急性間質性肺炎	17, 20
急性気管支炎	6
急性好酸球性肺炎	20, 194
急性喉頭蓋炎	17, 23
急性循環不全	7
急性心筋梗塞	7, 12, 16
急性増悪	19
急性胆嚢炎	28
急性肺炎	6
急性肺血栓塞栓症	8
急性副鼻腔炎	6
胸郭運動の制限	125
胸腔鏡下生検	60, 180
胸腔内圧	149
胸骨角	87
胸鎖乳突筋	85, 116
狭心症	16, 22
胸水	95, 118
胸痛	16, 26
強皮症	235
頬部痛	6
胸部の圧迫感	16
胸膜炎	25
胸膜関連痛	25
胸膜痛	13
胸膜肥厚	95
胸膜摩擦音	96, 108
共鳴音	89
鏡面形成像	178
胸肋関節炎	27
虚血性心疾患	23
虚脱	151
キラーT細胞	66
菌球	69
筋障害	57
緊張性気胸	13, 125, 147
空洞	167
空洞形成	154
クォンティフェロン	198
口すぼめ呼吸	80, 115
苦悶様顔貌	79
クラリスロマイシン	44
クリプトコッカス	69, 202, 203
経気管支生検	60, 214

経気管支肺生検	61, 214
経口避妊薬	15
蛍光法	240
頸静脈圧	83
頸静脈怒張	83
形成不全	147
経皮針生検	60, 180
結核	50, 202
結節影	164
血痰	9, 26
嫌気性菌	267
健診発見	60
倦怠感	20, 25
抗MAC抗体	243
好塩基球	189
高音性連続性ラ音	96
広義間質	175
高血圧	22
膠原病関連間質性肺炎	205
後骨髄球	191
好酸球	180, 188
好酸球増多	194
抗酸菌	180
拘束性障害	125, 183, 233
叩打痛	90
好中球	66, 180, 188
喉頭違和感	33
後鼻漏	6, 30, 34, 36, 82
抗リン脂質抗体症候群	15
誤嚥	30, 48
鼓音	89, 115
呼気一酸化窒素(NO)	186, 222
呼気の延長	80, 95
呼吸音減弱	115
呼吸困難	12, 25

■さ行

細気管支	97
最大吸気位	183
最大呼気位	183
サイトメガロウイルス	69, 202
細胞性免疫	69, 193
索状影	171
サコマノ法	179
左室肥大	182
左心不全	7
左方移動	192, 193
サルコイドーシス	170, 272
シェーグレン症候群	235
子宮内膜症	11, 13
刺激ガス	75
自然気胸	63
シフラ・CYFRA21-1	210
シャワーヘッド	77
縦隔気腫	28, 126, 246
習慣性咳嗽	30, 49
重喫煙者	10
腫瘍随伴症候群	119
腫瘍マーカー	209
腫瘤影	164
上行性静脈怒張	121
上歯痛	6
上大静脈症候群	56, 119, 271
静脈怒張	122
正面性	163
職業性喘息	75
食後胃重感	33
食道疾患による胸痛	27
食道裂孔ヘルニア	46
触覚振盪	88, 250
心因性	30, 49
真菌	180
心筋梗塞や冠動脈疾患	22
真菌症	167
浸潤影	167
心尖拍動	88
じん肺	41, 74, 170
深部静脈血栓症	15

心不全	16, 22, 41
心房細動	22
蕁麻疹	15, 64
水泡音	96, 105
睡眠時無呼吸	82
ストリッピング	120
スパイロメトリー	222
すりガラス影	167, 232
声音振盪	88, 250
正常呼吸音	92, 94
声帯機能不全	103
咳	25
咳受容体	31
咳喘息	30, 35
咳反射の低下	20
接合菌症	203
線維化	148
線状影	171
喘息発作	17
線毛	64, 66
造血幹細胞	189
側副血行路	122
側彎	80, 86, 147

■た行

大酒家	73
帯状疱疹	27
大動脈解離	24
多音性	98
濁音	89
濁音界	90, 125
多中心性キャッスルマン病	208
脱水	20, 25
タバコ癌	171
多発血管炎性肉芽腫症	167
多発肺転移	166
樽状胸郭	80, 86, 113, 223
痰	25
単音性	98
短時間作用性 β_2 刺激薬	220
断続性ラ音	96, 104, 105
蛋白分解酵素	257
チール・ニールセン法	240
チェックバルブ	149
窒息	15
虫咬	15
中枢性鎮咳薬	49
中皮腫	217
中葉舌区症候群	67
長期臥床	14, 26
聴診三角	91
チョークサイン	16
直感的思考	1
ツベルクリン反応	199
ティースポット	198
低音性連続性ラ音	96
低酸素血症	14, 25, 203
低電位	182
滴状心	223
笛声音	96
鉄さび色	32
糖尿病	22
動脈硬化	16
特発性間質性肺炎群	205, 235
特発性肺線維症	118, 235
特発性肺動脈性肺高血圧症	42
吐血	10
特発性食道破裂	28
塗抹	180
塗抹検査陽性	240
トラムライン	176, 177
鳥飼病	76
努力肺活量	184
トロポニン	280
呑酸	28, 33
貪食像	181

■な行

内臓逆位	67
夏型過敏性肺炎	76
24時間風呂	77
ニボー	247
ニューモシスチス肺炎	69, 202
尿中抗原検査	213
粘液栓	176
捻髪音	53, 96, 105, 232
膿胸	260
脳血管障害	15
脳性ナトリウム利尿ペプチド	197
農夫肺	234
膿瘍	257

■は行

肺炎	25
肺炎球菌	213
肺炎随伴性胸水	255
肺活量	183
%肺活量	183
肺化膿症	55, 135
肺癌	30, 52
肺肝境界	90
肺気腫	170
背景因子	64
肺結核	10, 30, 136, 153
肺結核後遺症	183
肺血管性雑音	96
肺血栓塞栓症	12, 14, 273
肺高血圧症	55, 277
肺梗塞	14
肺サーファクタント蛋白	206
肺浸潤	63
肺生検	61
肺切除後	183
肺線維症	107, 148
肺動脈性肺高血圧症	55
肺の硬化	95, 129, 130, 135
肺非結核性抗酸菌症	10, 51, 136, 153
肺胞呼吸音	92, 94
肺胞蛋白症	205
培養	180
肺ランゲルハンス細胞組織球症	42
肺リンパ脈管筋腫症	42
バタフライ陰影	171
ばち指	118, 232
白血球数	188
発熱	25, 33, 59
発熱性好中球減少症	69
パパニコロウ分類	179
非・弱タバコ癌	171
ヒアルロン酸	217
ピークフロー	98, 220
皮下気腫	28, 88, 126
比較的徐脈	59
非結核性抗酸菌症	30, 50, 167
皮膚筋炎/多発性筋炎	235
被包化	263
肥満	57
びまん性食道痙攣	28
びまん性汎細気管支炎	43, 97
百日咳	30, 36, 44
鼻漏	36
ピンク色	32
貧血	57
頻呼吸	25, 80
頻脈	20, 25
不安	29
フィブリン分解産物	202
副雑音	95
副鼻腔炎	30
副鼻腔気管支症候群	30, 42
普通感冒	4
ぶどう膜炎	272
ブリンクマン指数	39, 72
プロカルシトニン	196

プロテアーゼ	257
プロテインC欠乏症	15
プロテインS欠乏症	15
分析的思考	1
分葉核球	189
ペア血清	211
閉塞性換気障害	95
閉塞性細気管支炎	42
閉塞性障害	145
ヘルパーT細胞	66
扁平上皮癌	167
扁平上皮細胞	181
放散痛	16
放射線肺炎	205
蜂巣肺	107
泡沫（あぶく）状	32
ポータブル写真	163

■ま行

マイコプラズマ	30, 36, 44, 230
マクロファージ	66
マクロライド少量長期療法	43
慢性過敏性肺炎	234
慢性関節リウマチ	235
慢性好酸球性肺炎	194
慢性膿胸	55
慢性副鼻腔炎	42
無気肺	118, 151, 269
胸やけ	28
免疫グロブリンG4	208
免疫低下状態	65
網状影	171, 232

■や行

夜間盗汗	33
夜間発作性呼吸困難	22
ヤギ声	132, 133
薬剤	30
薬剤性の咳	46
薬剤性肺障害	47, 232
薬剤リンパ球刺激試験	234

■ら行

ラ音	96
リゾチーム	61
粒状影	164
両側肺門リンパ節腫脹	171, 272
リンパ球	188
類鼾音	96
類上皮細胞肉芽腫	198
レイノー現象	125
レジオネラ	213
連続性ラ音	96
労作性呼吸困難	22
漏出性胸水	216
漏斗胸	80, 86
肋膜	63
肋間神経痛	27
肋骨骨折	26
肋骨腫瘍	27

■A

ACE(angiotensin converting enzyme)	61, 198
ACE阻害薬	198
ADA	217
AEP	194
*ALK*転座	268
AP像	163
ARB	47
A群β溶連菌	8

■B

β-D-グルカン	202
BAL(bronchoalveolar lavage)	61, 214
BHL(bilateral hilar lymphadenopathy)	272
BNP(brain natriuretic peptide)	197

索引 291

Boerhaave 症候群	28

■ C

C7-HRP	202
CA19-9	210
CAGE 質問票	74
CEA	209
Centor	8
CEP	194
CK-MB	280
coarse crackles	96, 105, 250
COPD	30, 39, 95, 183
COPD 増悪	17, 19
CRP	194
C 反応性蛋白	194

■ D

de-escalation	180
Diehr	7
D_{Lco}	183, 185, 233
D_{Lco}/V_A	186
DLST	234
DPB(diffuse panbronchiolitis)	43
D ダイマー	202, 274

■ E, F, G

EGFR 遺伝子変異	179, 268
EML4-ALK 融合遺伝子	179
FDP	202
FeNO	186
FEV_1%	183, 184
%FEV_1	183, 185
fine crackles	53, 96, 105, 232
FVC	184
GCV	204
Geckler 分類	180

■ H

Haemophilus influenzae	68
Hamman 徴候	96, 108, 126
HIV	77
Hoover 徴候	80
Horner 症候群	80
hot tub lung	77
HRP-C7	204

■ I

IgE	200
IgG4(immunoglobulin G4)	61, 208
IgG4 関連疾患	208
IGRAs(interferon gamma release assays)	199
IL-6(interleukin-6)	61, 208
inconsistent UIP パターン	236
IPF(idiopathic pulmonary fibrosis)	235

■ J, K, L, M

Johnson の分類	98
JVP(jugular venous pressure)	83
Kartagener 症候群	67
Kerley's B line	173
KL-6	61, 204, 233
Kohn 孔	250
Light の基準	216
MAC 症	44
MAC 特異的血清診断	243
MDS	189
MGIT 法	241
Miller & Jones の分類	180
monophonic	98
Moraxella catarrhalis	68

■ N, O, P

NICE study	41
NK 細胞	66
NSE	210
on-off	32

pack-years	39, 72
Pancoast 症候群	80, 119
PA 像	168
PCR	180
PCT	196
PEF	98, 220
Pneumocystis jirovecii	203
polyphonic	98
possible UIP パターン	236
pp65	204
ProGRP	210
PT-IgG	227

■ Q, R, S

QFT	198
RAST 法	201
rhonchi	96
SABA	220
SCC	210
sIL-2R(soluble interleukin-2 receptor)	61, 209
silent chest	99, 110
SLX	210
SP-A	61, 204, 233, 268
SP-D	61, 204, 233
squawk	102
SVC 症候群	56

■ T

T-SPOT	198
TBB(transbronchial biopsy)	214
TBLB(transbronchial lung biopsy)	214
tram line	176
Tricosporon asahii	76
Tricosporon mucoides	76
TTF-1	268
T 細胞	66

■ U, V, W

UIP パターン	236
%VC	183
WBC	188
Wells の基準	275
wheezes	96

■ Y, Z

YM 式	179
Ziehl-Neelsen 法	240

長尾 大志
ながお たいし

平成 5 年	京都大学医学部医学科　卒業
平成 5 年	京都大学胸部疾患研究所（現　京都大学呼吸器内科）研修医
平成 6 年	住友病院　内科　医員
平成 8 年	京都大学大学院博士課程
平成 12 年	京都大学医学部附属病院　呼吸器内科　医員
平成 13 年	KKR 京阪奈病院（現　枚方公済病院）内科　医員
平成 15 年	ブリティッシュコロンビア大学　博士研究員
平成 17 年	滋賀医科大学　呼吸器内科　医員
平成 18 年	同　助手
平成 19 年	同　助教
平成 25 年度	滋賀医科大学ベストティーチャー賞受賞
平成 27 年	同　講師

日本内科学会　指導医・専門医・認定医
日本呼吸器学会　指導医・専門医
日本呼吸ケア・リハビリテーション学会　代議員
日本医学教育学会

「やさしイイ呼吸器教室」ブログ
http://tnagao.sblo.jp/

呼吸器内科 ただいま診断中！
こきゅうきないか　　　　　しんだんちゅう

発　行　2015 年 10 月 1 日　　初版 1 刷

著　者　長尾大志
　　　　ながお たいし

発行者　株式会社　中外医学社
　　　　代表取締役　青木　滋

〒 162-0805　東京都新宿区矢来町 62
電　話　03-3268-2701（代）
振替口座　00190-1-98814 番

印刷・製本／三報社印刷（株）　　　　〈MM・SI〉
ISBN978-4-498-13020-3　　　　Printed in Japan

JCOPY　＜（社）出版者著作権管理機構　委託出版物＞

本書の無断複写は著作権法上での例外を除き禁じられています．
複写される場合は，そのつど事前に，（社）出版者著作権管理機構
（電話 03-3513-6969, FAX 03-3513-6979, e-mail: info@jcopy.
or.jp）の許諾を得てください．